SINTONIZ
el
biocamp
humanu

"*Sintoniza el biocampo humano* es una magnífica introducción al campo energético humano y a su modificación mediante vibraciones sonoras. El libro de McKusick es un recurso muy valioso tanto para los clientes como para los profesionales de la salud".

"Este libro lleva al lector de la mano en un rápido recorrido por el maravilloso mundo de la teoría cuántica, las terapias vibracionales, el universo eléctrico, la ciencia de los biocampos y otros temas científicos avanzados. Los fragmentos autobiográficos hacen amena y fácil la lec- tura de una modalidad prometedora para reducir el estrés y mejorar el flujo de energía hacia un mayor bienestar".

"Este libro integra verdades universales fundamentales con principios científicos para captar la esencia de la sanación mediante el sonido. Como pionera en el campo de la sanación con el sonido, la autora com- bina sus conocimientos, pericia, curiosidad y experiencia personal única en un método fácil de aprender que puede ofrecer cambios poderosos para el lector".

"Ha llegado la hora de que personas capacitadas, sensibles e intuitivas realicen exploraciones detalladas, que se aventuren hacia lo desconocido, que vayan más allá de la convencionalidad y que informen de los descubrimientos que hagan. Eileen McKusick posee todas las herramientas que necesita un explorador de este tipo, incluyendo una base escéptica y científica. Disfruta de este festín de nuevos conocimientos: ¡te aseguro que quedarás satisfecho!".

JAMES L. OSCHMAN, PH.D,
AUTOR DE *ENERGY MEDICINE: THE SCIENTIFIC BASIS*

"Una excelente explicación de cómo los diapasones pueden influir en los campos sutiles para la sanación. Estimulante y detallado en sus explicaciones, este libro es también una excelente guía de referencia para el uso de los diapasones como tratamiento para los diversos centros de energía de los chakras. Una lectura obligada para cualquiera que esté pensando en utilizar los diapasones como herramienta de sanación".

JEFFREY THOMPSON, D.C.,
CENTER FOR NEUROACOUSTIC RESEARCH

"Eileen Day McKusick ha recopilado con esmero investigaciones sobre el biocampo que respaldan la eficacia de su sintonización. *Sintoniza el biocampo humano* es un libro exhaustivo y a la vez fácil de leer. Con él, el sonido en el cuerpo se hace comprensible y práctico para terapeutas y la autosanación individual".

JOSHUA LEEDS,
AUTOR DE *THE POWER OF SOUND* Y *THROUGH A DOG'S EAR*

"*Sintoniza el biocampo humano* es una obra profundamente perspicaz e inspiradora, así como un tremendo salto adelante para las ciencias de la sanación. Si yo estuviera diseñando un plan de estudios de medicina alternativa, este texto sería de lectura obligatoria. En el que puede que sea el libro más completo jamás escrito sobre la terapia con diapasones, Eileen Day McKusick no solo nos muestra la puerta para sanarnos a nosotros mismos y desbloquear nuestro potencial como seres energé- ticos, sino que también nos lleva de la mano y, de forma brillante y elocuente, nos escolta hacia nuevos reinos de posibilidades".

SOL LUCKMAN,
AUTOR DE *CONSCIOUS HEALING* Y *POTENCIE SU ADN*

"La audacia y confianza de McKusick, unidas a su seria y profunda investigación y a su humildad, la sitúan a la vanguardia de la ciencia y la sanación. Este libro explica y aviva nuestra comprensión de la interconectividad y la consciencia y nos ayuda a entender a profundidad cómo funcionamos los seres humanos y cómo podemos funcionar mejor".

LAUREN WALKER,
AUTORA DE *ENERGY MEDICINE YOGA*

SINTONIZA el biocampo humano

Sanación con terapia de sonido vibracional

Eileen Day McKusick

Traducción por Victoria Rojas

Inner Traditions en Español
Rochester, Vermont

Inner Traditions en Español
One Park Street
Rochester, Vermont 05767
www.InnerTraditions.com

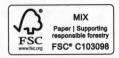

Inner Traditions en Español es un sello de Inner Traditions International

Título original: *Tuning the Human Biofield* publicado por Healing Arts Press, sello de Inner Traditions International.

Nota para el lector: este libro pretende ser una guía informativa. Los remedios, enfoques y técnicas que aquí se describen pretenden complementar, y no sustituir, la atención o el tratamiento médico profesional. No deben utilizarse para tratar una dolencia grave sin antes consultar a un profesional médico cualificado.

ISBN 979-8-88850-006-4 (impreso)
ISBN 979-8-88850-007-1 (libro electrónico)

Impreso y encuadernado en Estados Unidos por Lake Book Manufacturing, LLC.

10 9 8 7 6 5 4 3 2 1

Diseño del texto por Virginia Scott Bowman y maquetación por Kira Kariakin. Este libro fue tipografiado en Garamond Premier Pro y se utilizó Eurostile como tipo de letra de presentación.

Para enviar correspondencia a la autora de este libro, envíele una carta por correo a la atención de Inner Traditions • Bear & Company, One Park Street, Rochester, VT 05767, y le remitiremos la comunicación, o póngase en contacto con la autora a través de **www.eileenmckusick.com**.

ÍNDICE

PREFACIO A LA SEGUNDA EDICIÓN
Perfeccionando la sintonización
del biocampo   ix

Prólogo
Por doctor Karl H. Maret   xi

INTRODUCCIÓN
La verdad tiene 144 caras   1

1 El poder de las palabras   14
Redefinir nuestras premisas
volviendo a lo básico

2 El sonido, ¿qué es?   33
Comprensión de la ciencia del sonido
y por qué lo utilizamos con fines terapéuticos

3 Cómo surgió la sintonización
del biocampo   43
Mi viaje aprendiendo a cantar, descubriendo
el biocampo y compartiendo mi práctica

4 Uso terapéutico del sonido   71
Del ultrasonido a la musicoterapia:
cómo se utiliza el sonido en la medicina
convencional y alternativa

5 Ampliando mi comprensión
del plasma y del éter   84

Relación entre la teoría del universo eléctrico
y la resonancia Schumann con la sanación

6 Descubriendo el biocampo
en la ciencia   107

El concepto de biocampo
y el modelo de sintonización de biocampos

7 La anatomía del biocampo   130

Uso de los chakras y el biocampo
en la sanación mediante el sonido

8 Introducción al uso
de los diapasones   171

Elige tus diapasones y empieza a usarlos

9 Sabiduría de la anatomía
del biocampo   202

Aprender a cuidarse, a decir no, cultivar
la neutralidad y utilizar el amor como
la herramienta de sanación definitiva

CONCLUSIÓN
Continuar el viaje   221

APÉNDICE A
Casos prácticos   227

APÉNDICE B
Testimonios de mis alumnos   234

APÉNDICE C
Tablas de chakras y mapas
de la anatomía del biocampo

de la anatomía del biocampo   241

Referencias   247

Bibliografía   251

Índice analítico   258

PERFECCIONANDO LA SINTONIZACIÓN DEL BIOCAMPO

En 2015, poco después de escribir este libro, tuve la inspiración de cambiar el nombre del método de terapia de sonido que entonces llamaba equilibrio del sonido a sintonización del biocampo. En la primera edición de este libro, se hace referencia a la práctica con el término anterior; en esta edición se ha cambiado para reflejar el nuevo nombre.

El equilibrio del sonido se refiere a la idea general de que el sonido puede utilizarse para equilibrar las salidas tonales del cuerpo. Podemos equilibrar el sonido con cualquier instrumento, incluidos diapa- sones, gongs, cuencos, campanas, violonchelos, tambores y otros. Sin embargo, la sintonización de biocampo es un enfoque muy específico con un manual muy detallado, cuya práctica oficial requiere formación y certificación.

Los lectores de este libro son bienvenidos a utilizar con amigos y familiares el enfoque que aquí se comparte, y aquellos que ya tengan una práctica profesional establecida también son bienvenidos a incorpo- rar estas ideas a su práctica. Sin embargo, la información contenida en este libro no es suficiente para llamar a lo que estás haciendo sintoni- zación del biocampo, ya que ese término está reservado solo para los profesionales certificados.

Además, el enfoque del método también ha cambiado y, como resul- tado, el capítulo "Introducción al uso de los diapasones" se ha reformu- lado de manera considerable en esta edición.

1 DE JUNIO DE 2020

PRÓLOGO

DOCTOR KARL H. MARET

Este libro de Eileen McKusick es una pequeña joya, una valiosa contribución al campo de la sanación mediante el sonido y la medicina energética. La autora es una valiente pionera en el campo emergente de la ciencia del biocampo que investiga los efectos de los diapasones en la anatomía energética humana. También es la historia muy personal de una buscadora de la verdad, la comprensión y la síntesis en las fronteras de la sanación.

Conocí a Eileen en 2011 cuando me pidió que revisara su tesis para su máster en Educación, lo que me llevó a conocerla en persona en otoño de ese año. La encontré astuta, hablando desde el punto de vista científico, de mente inquisitiva, una profunda intuición y un sentido de la clariaudiencia inusualmente bien desarrollado, que le permitía escuchar y discernir aparentes desequilibrios en el biocampo que rodea a los seres humanos. A su favor hay que decir que trató de descubrir el significado de sus observaciones poco convencionales a través de fundamentos científicos y con mucho discernimiento, como verás al leer este libro. La suya es una historia de descubrimientos que van desde las observaciones originales obtenidas en su trabajo con personas que sufren diversas aflicciones, hasta la búsqueda de una comprensión y explicación de sus percepciones únicas. En este libro se relatan algunas de estas historias; Eileen ha sido capaz de compartir sus dones únicos con un número creciente de estudiantes que ahora también están aplicando este nuevo enfoque de sanación mediante el sonido con sus clientes.

Experimenté personalmente el poder de su enfoque curativo con diapasones y enseguida me di cuenta de que este método merecía una mayor investigación científica. Cuando trabajó con una serie de clientes en nuestra clínica de California, Eileen fue capaz de introducir profundos cambios en su fisiología, evidenciados por una disminución del dolor, una mayor movilidad y una sensación de profunda relajación y bienestar. Uno de mis clientes declaró tras una sesión de una hora de terapia de biocampo con Eileen: "Sentí como si me hubieran quitado un peso de encima". La mayoría de los clientes se sorprendían del nivel de detalle que Eileen era capaz de percibir sobre su historia pasada y los patrones traumáticos retenidos en su cuerpo. Parece que el biocampo del cuerpo "almacena" o tiene acceso a información histórica codificada a lo largo de toda una vida de experiencias. Si estos enfoques de sanación mediante el sonido pueden verificarse con más estudios científicos, pudiéramos estar ante un nuevo paradigma de sanación.

En 1962, Thomas Kuhn publicó el libro *La estructura de las revoluciones científicas* en el que informaba a la comunidad científica de la naturaleza de los cambios de paradigma. Un paradigma sirve como patrón o modelo de creencias existentes que ancla la realidad consensuada. Uno que se destaca en la medicina contemporánea es que, en esencia, somos seres bioquímicos. Bajo este paradigma establecido, ha surgido toda una industria farmacéutica que esencialmente dicta que los fármacos son uno de los enfoques más eficaces para lograr la modulación de los síntomas y (con suerte) la sanación de un organismo. Este paradigma está empezando a ser cuestionado por un número cada vez mayor de médicos y pacientes.

En las últimas tres décadas ha surgido un nuevo paradigma: que, en esencia, somos seres energéticos e informativos con sofisticados canales de comunicación de alta velocidad en nuestra matriz de tejido conectivo vivo, capaces de afectar con rapidez a los tejidos, los procesos celulares e incluso la expresión del ADN nuclear. Estos procesos se describen mejor utilizando el lenguaje y los principios de la física cuántica, incluyendo la resonancia cuántica, el entrelazamiento y la no localidad o acción a distancia, que están empezando a aplicarse a los procesos macroscópicos dentro de los organismos vivos. Esta nueva física describe un mundo cada vez más paradójico, contraintuitivo y confuso para nuestras percepciones sensoriales fundamentales. Nuestra medicina actual no utiliza estos conceptos, sino que se basa en la clásica física newtoniana y en la bioquímica de Lucrecio. Desde esta perspectiva más determinista y materialista, la ciencia médica moderna vería la idea de la sanación con diapasones como se describe en este libro, con considerable escepticismo.

No obstante, hoy en día está bien aceptado que vivimos en un océano invisible de energía espacial. Peter Higgs y François Englert ganaron el Premio Nobel de Física en 2013 por su descubrimiento teórico de un mecanismo que contribuye a nuestra comprensión de los orígenes de la masa y la diversidad en el universo. Esto se confirmó hace poco con el descubrimiento de la predicha partícula fundamental llamada bosón de Higgs en el Gran Colisionador de Hadrones del CERN en Ginebra. Lo que los físicos de vanguardia actuales están demostrando es que existimos en un océano de potencialidad y energía latente que está presente en el vacío cuántico, o en realidad el pleno cuántico, el mar de energía casi infinito en el que la materia y la masa se manifiestan y desaparecen continuamente. Toda manifestación, incluidos nuestros cuerpos, está inmersa en este océano energético invisible. En definitiva, interactuamos a través de procesos físicos cuánticos con estos campos energéticos que están incrustados dentro del espacio-tiempo. Conceptos de energía sanadora que antes se consideraban sospechosos e incluso ridículos están empezando a ganar respetabilidad y se están convirtiendo en objeto de investigación activa.

Una de las principales razones de este cambio de perspectiva es que se han desarrollado instrumentos electromagnéticos sensibles capaces de detectar minúsculos campos de energía alrededor del cuerpo humano. Uno de ellos es el magnetómetro SQUID (dispositivo superconductor de interferencia cuántica), capaz de detectar minúsculos campos biomagnéticos asociados a las actividades fisiológicas que tienen lugar dentro del cuerpo. Se trata del mismo campo que las personas sensibles han descrito durante miles de años y que los científicos ignoraban porque no había forma objetiva de medirlo.

Durante más de cien años, los científicos han demostrado que las células y los tejidos generan campos eléctricos que pueden medirse en la superficie de la piel. Todas las células generan diminutas corrientes eléctricas como resultado del flujo de carga que hace posible la vida. A su vez, las corrientes eléctricas generan diminutos campos magnéticos en el espacio circundante: el electrocardiograma, medido a partir de electrodos colocados en la superficie del cuerpo, informa a los médicos sobre las actividades eléctricas del corazón, y el electroencefalograma (EEG) capta corrientes y potenciales aún más pequeñas alrededor de la cabeza. En salas adecuadamente aisladas, con las tecnologías SQUID antes descritas, los científicos también pueden registrar los diminutos campos magnéticos que se originan en el cerebro o el corazón a cierta distancia del cuerpo: se trata de la magnetoencefalografía y la magnetocardiografía, respectivamente. Es muy probable que en el futuro los científicos estudien el efecto de los campos sonoros en el cuerpo mediante instrumentos tan sofisticados para profundizar en los descubrimientos pioneros descritos en este libro.

Ahora sabemos que todos los tejidos y órganos producen pulsaciones magnéticas específicas que, en conjunto, se denominan campos biomagnéticos. El mapeo de los campos magnéticos en el espacio que rodea al cuerpo suele ofrecer una indicación más precisa de los estados fisiológicos y patológicos en comparación con las mediciones más tradicionales del campo eléctrico en la superficie del cuerpo. Por ejemplo, en la década de 1980, el doctor John Zimmerman, entonces en la Facultad de Medicina de la Universidad de Colorado, utilizó magnetómetros SQUID para medir el campo biomagnético pulsante que emanaba de las manos de los profesionales del toque terapéutico. Descubrió que estos sanadores energéticos producían frecuencias de pulsaciones que oscilaban entre 0,3 y 30 hercios (ciclos por segundo), la misma gama de frecuencias extremadamente bajas (o ELF, acrónimo del inglés: Extremely Low Frequency) en la que funciona el cerebro. Estas mismas frecuencias son capaces de crear potentes respuestas sanadoras en cualquier parte del cuerpo.

Este trabajo fue confirmado en 1992 por Seto y sus colegas en Japón, que estudiaron las "emisiones del qì" en practicantes de diversas artes marciales y métodos curativos, utilizando magnetómetros compuestos por dos bobinas de alambre con 80.000 vueltas. Desde entonces se han realizado otros estudios que amplían estas investigaciones a los campos sonoros, luminosos y térmicos emitidos por los practicantes de chi kung. Frecuencias específicas estimulan el crecimiento de nervios, huesos, capilares sanguíneos, ligamentos, tejido conjuntivo y piel. Los cirujanos ortopédicos llevan varias décadas utilizando estimuladores óseos magnéticos de baja intensidad para curar fracturas óseas no consolidadas. Aunque conocemos las ondas cerebrales desde 1929 gracias al trabajo pionero del psiquiatra alemán Hans Berger, que condujo al descubrimiento del electroencefalógrafo, ahora sabemos que estas ondas de baja frecuencia no se limitan solo al cerebro, sino que se propagan por todo el cuerpo a través del sistema perineural, el tejido conjuntivo que rodea todos los nervios. El difunto doctor Robert Becker describió este sistema como regulador de los procesos de reparación de lesiones en todo el cuerpo[1]. Desde esta perspectiva, se puede visualizar todo el sistema nervioso como una antena gigante que percibe e incluso proyecta pulsaciones biomagnéticas en todo el cuerpo y en el biocampo corporal. El sistema perineural está integrado en toda la matriz viva, es el sistema de comunicación energética del cuerpo.

El origen del concepto de matriz viva se remonta a Claude Bernard, uno de los pioneros de la fisiología del siglo XIX, que acuñó el término *le milieu intérieur* o "el entorno interno del cuerpo". Bernard no creía en la idea de energía vital y pretendía describir la regulación y la comunicación fisiológicas estrictamente en términos bioquímicos y biofísicos. Introdujo el concepto de homeostasis, acuñado en 1926 por Walter Cannon, para referirse a la capacidad de regulación interna del cuerpo que garantiza un entorno estable para los tejidos y órganos.

El ganador del Premio Nobel Albert Szent-Györgyi siguió investigando los aspectos energéticos de este sistema de comunicación interior. Llegó a la conclusión de que la comunicación orgánica no podía explicarse solo por la colisión aleatoria de moléculas y procesos puramente químicos. Ya en 1941 describió los procesos físicos cuánticos y bioenergéticos que acompañan a la compleja regulación dentro de la matriz del tejido conjuntivo a través de electrones y protones que fluyen como transferencia de carga a lo largo de proteínas hidratadas que actúan como semiconductores. Al principio, esta idea fue recibida con escepticismo, pero ahora se acepta generalmente que la mayoría o todas las partes de la matriz extracelular tienen propiedades semiconductoras. Esto hace que la matriz viva parezca un complejo sistema de procesamiento de información análogo a los chips de los ordenadores modernos, pero mucho más complejo.

En la década de 1950, el doctor Szent-Györgyi expuso la teoría de la bioenergética, en la que describía cómo la energía puede fluir a través de campos electromagnéticos en el interior de los organismos vivos, que, como resultado de la naturaleza ubicua del agua en el interior del organismo, forma la matriz de la vida. Escribió: "La transmisión de energías de excitación entre moléculas a través del acoplamiento electromagnético no es una mera cuestión de especulación"[2]. Estas energías fluyen a través de canales de agua dentro del cuerpo, ya que más del 99% de las moléculas dentro del cuerpo son moléculas de agua y el cuerpo es dos tercios de agua en volumen. Todas las proteínas, ya constituyan huesos, tendones o cualquier otro tejido, existen de forma hidratada. Cuando el contenido de agua del cuerpo disminuye a menos del 50%, morimos. Los protones y los electrones se separan a lo largo de las membranas para crear capas cargadas, análogas a una batería diminuta, como ha demostrado hace poco el revolucionario trabajo de Gerald Pollack en la Universidad de Washington[3]. En este entorno eléctrico interno de nuestros cuerpos se desarrolla la magia de la vida y este entorno también puede verse influido de forma poderosa a través de las vibraciones sonoras.

En el pasado, a los estudiantes de Medicina se les enseñaba que las interacciones bioquímicas son la base de la vida y que las moléculas que encajan en los receptores desencadenan respuestas celulares, tanto dentro como fuera de las células. Sin embargo, científicos como Szent-Györgyi, James Oschman y el doctor Albrecht-Buehler han señalado que los procesos vitales son demasiado rápidos para ser explicados por moléculas que deambulan y se difunden dentro y fuera de las células[4]. En su lugar, las moléculas interactúan a través de resonancias electromagnéticas muy similares a diapasones o relojes de péndulo que comienzan a oscilar al unísono a través de procesos de resonancia. Los fenómenos de resonancia se producen con muchos tipos de vibración y en todo tipo de medios. Los tejidos presentan resonancias mecánicas, acústicas, eléctricas y magnéticas, por nombrar solo algunas. Las resonancias magnéticas nucleares se utilizan en medicina para excitar átomos de hidrógeno dentro del agua del cuerpo y crear imágenes de resonancia visibles de la anatomía interna con fines de diagnóstico.

Todo en el universo está en vibración. La ciencia de la espectroscopia nos permite caracterizar átomos y moléculas a través de las emisiones y absorciones de diferentes ondas electromagnéticas, incluyendo la luz visible e invisible. Cuando los electrones de las moléculas vibran, producen campos electromagnéticos que dependen de su frecuencia y de la forma en que interactúan con sus electrones vecinos y las moléculas cercanas. Los químicos utilizan los espectros para identificar elementos, mientras que los biofísicos los emplean para describir las interacciones moleculares en el interior de células y tejidos.

Los trabajos del difunto Ross Adey demostraron que existen ventanas de resonancia específicas en las que los efectos biológicos tienden a producirse con mayor frecuencia. Las reacciones celulares biológicas se producen justo en la frecuencia y amplitud adecuadas, a menudo con intensidades muy bajas. Una señal demasiado potente podría no crear una respuesta biológica, pero una señal diminuta a la frecuencia justa es capaz de activar las proteínas de la membrana celular para crear una respuesta amplificada dentro de una célula o del material genético de su ADN[5]. Por lo tanto, no sorprende que las sutiles emanaciones energéticas de un diapasón a una frecuencia de resonancia específica puedan tener un efecto curativo inesperado en el cuerpo.

También es importante diferenciar entre energía e información o, en sí, energía sutil. La información es energía modelada que puede ser transportada por ondas electromagnéticas moduladas de diferentes maneras. Pensemos en un receptor de televisión conectado a una antena en el tejado: podemos utilizar un dispositivo de detección sensible llamado analizador de espectro y medir toda una gama de frecuencias diferentes, así como sus distintas intensidades a lo largo del tiempo. Sin embargo, la simple medición de estas intensidades de energía o de campo no permite saber mucho sobre el contenido de datos o información que transportan estas ondas electromagnéticas. Para comprender cómo reaparece esta información en forma de imagen de televisión, es necesario conocer los algoritmos exclusivos utilizados en la estación transmisora para codificar originalmente la información. Una vez descifrada o descodificada esta información en el receptor, se puede saber si un determinado canal contenía un programa de noticias, un drama o un partido deportivo. La información es lo importante para el espectador, aunque las resonancias electromagnéticas u ondas portadoras sean necesarias para llevar los datos al receptor sintonizado debidamente. El cuerpo funciona de manera similar: es capaz de descodificar flujos complejos de información ambiental que pueden conducir a la salud o a la enfermedad. El código genético humano o genoma, presente en casi todas las células de nuestro cuerpo, puede activarse por señales ambientales mediante un proceso de señalización epigenética.

La mayoría de las personas piensa que el sonido se transmite a través del aire como una sucesión de ondas de presión longitudinales atravesadas por las moléculas de aire que presentan zonas alternas de compresión y rarefacción. Un micrófono es un simple transductor que traduce las ondas de presión en señales eléctricas que pueden amplificarse y reproducirse a través de un altavoz. Sin embargo, esta visión de las ondas sonoras es errónea porque el sonido se propaga a través de frentes de onda esféricos que se expanden como una serie de burbujas concéntricas desde la fuente sonora. Visto desde esta perspectiva, el sonido es análogo a las ondas electromagnéticas, que también se expanden como campos esféricos, pero viajan mucho más rápido, a la velocidad de la luz (300 millones de metros por segundo), en comparación con la velocidad mucho más lenta de propagación del sonido en el aire (alrededor de 343 metros por segundo o 1.234,37 kilómetros por hora).

En el agua y en los sólidos acuosos, como el cuerpo humano, el sonido viaja cuatro veces más rápido, en forma de fonones u ondas sónicas. Cuando el sonido que emana de los diapasones golpea la interfaz de la piel del cuerpo, se producen complejas interacciones eléctricas y de fonones que pueden alterar las propiedades dieléctricas del tejido, incluyendo varios meridianos de acupuntura. Los meridianos tienen propiedades eléctricas diferentes a las del tejido que los rodea. Así, cuando un campo sonoro holográfico como el producido por un diapasón, que contiene complejas estructuras de datos de frecuencias puras con relaciones de fase cambiantes, incide en el biocampo de una persona, las memorias celulares de diversos tejidos pueden volver a despertarse, lo que podría dar lugar a una respuesta curativa. La teoría del campo físico cuántico predice la aparición de una serie de fenómenos dinámicos coherentes en el agua líquida del interior de las células y los tejidos que pueden ser estimulados por el sonido. Este proceso afecta a las nubes de electrones libres que existen dentro de estos dominios de agua coherente[6]. Así, el sonido interactuará con regiones de la membrana denominadas zonas de exclusión acuosa (o capas ZE) que, a su vez, pueden modificar los procesos celulares a través de su interacción con las capas de hidratación que rodean a los receptores de la membrana celular.

La física cuántica aplicada a sistemas vivos no es un concepto nuevo. Uno de los sus pioneros fue Herbert Fröhlich, quien sugirió que la coherencia cuántica existía en los sistemas vivos. Varios grupos que trabajaban con él ayudaron a dilucidar que los componentes cristalinos líquidos del cuerpo pueden producir condensación de Bose- Einstein de modos eléctricos longitudinales muy excitados, coherencia de largo alcance y almacenamiento de energía en el interior de células y tejidos[7]. Esto permite respuestas biológicas a campos electromagnéticos extremadamente débiles, que incluye interacciones energéticas sutiles con el entorno. Hace poco, una nueva generación de físicos cuánticos ha desarrollado la teoría del autocampo, al aplicar nuevos modelos de física cuántica ampliada a las moléculas biológicas y a la evolución biológica. Los campos de la teoría del autocampo son flujos discretos de fotones con una estructura interna bispinoral, en lugar de los campos continuos de la electrodinámica clásica de Maxwell[8]. En este nuevo modelo del fotón, portador de fuerza en el electromagnetismo, existen tres tipos de interacciones con la materia, en concreto, eléctricas, magnéticas y acústicas. Desde este punto de vista, las nuevas explicaciones de las interacciones acústicas con la materia podrían conducir pronto a un fundamento teórico más aceptable de la biofísica de la sanación mediante el sonido. Estos enfoques ya se han aplicado con éxito a la sanación mediante el sonido en animales[9].

Las ciencias yóguicas orientales tienen una larga historia de incorporación de modelos de consciencia en sus descripciones de la naturaleza de la realidad. La ciencia occidental apenas empezó a abordar activamente el tema de la consciencia y el efecto observador en la mecánica cuántica durante el siglo XX. Esta nueva física ha cambiado toda nuestra visión de la realidad al incorporar la consciencia al proceso de medición. Según la física cuántica Elizabeth Rauscher, la consciencia puede afectar tanto a los fenómenos microcósmicos como a los macrocósmicos[10]. La doctora Rauscher propuso un modelo ampliado de procesos físicos cuánticos en los que interviene la consciencia, estos incluyen procesos no lineales en un espacio-tiempo superior a cuatro dimensiones. En concreto, describe un complejo espacio geométrico matemático de ocho dimensiones que contiene un dominio de acción de aspectos locales y no locales de la consciencia. Este enfoque teórico alternativo podría ayudarnos a comprender cómo el uso de diapasones en el biocampo, tal y como se describe en este libro, podría conducir los resultados únicos que esta autora ha sido capaz de lograr y que, a primera vista, parecen desafiar la lógica científica y médica moderna.

La transmisión del sonido existe en el interior del cuerpo desde los primeros momentos del desarrollo embrionario dentro del útero. Estas sinfonías sónicas y pulsaciones transmitidas de la madre al bebé en desarrollo ayudan a moldear su sentido del oído y a desarrollar las percepciones sensoriales de la vibración, el tacto y la textura. Estos últimos sentidos forman las principales vías de la columna dorsal y del cerebro en crecimiento. Así, todo nuestro sistema nervioso está totalmente condicionado desde su más temprano desarrollo para absorber modalidades terapéuticas de vibración a través de resonancias acústicas y vibratorias. De hecho, cuando el sonido penetra en los tejidos, todas las moléculas de la región del cuerpo tratado transmiten los datos sonoros, entre ellas las proteínas integrales de la membrana e incluso el ADN de las células[11]. Las señales sonoras ambientales pueden actuar a través de procesos de señalización epigenética aún por definir para modular el genoma, el código genético dentro del núcleo de cada célula, de forma análoga a los demás campos electromagnéticos que pueden afectar a las proteínas de membrana[12].

Los investigadores en bioelectromagnetismo han descubierto que los pulsos electromagnéticos digitales de nuestros modernos dispositivos inalámbricos pueden activar los canales de calcio dependientes de voltaje integrados en todas las membranas celulares[13]. La plétora actual de señales electromagnéticas de microondas modernas ha demostrado que pudiera tener efectos adversos en nuestras células y tejidos. La radiación de microondas de fondo en nuestro entorno procedente de las tecnologías de comunicación inalámbrica es elevada sobre todo en nuestras ciudades. En la actualidad, esta radiación de fondo es casi un millón de veces superior a la que había hace apenas treinta años, antes de la llegada de los celulares, los teléfonos inalámbricos, el wifi y los medidores inteligentes inalámbricos que están saturando las ondas aéreas con radiación de microondas. Estas tecnologías utilizan campos electromagnéticos pulsantes que pueden afectar de manera negativa al sistema nervioso y al cerebro. No es descabellado sugerir que los sonidos analógicos puros de tonos continuos o la música melodiosa podrían tener el potencial de corregir los desequilibrios energéticos que puedan estar presentes en el cuerpo o en el biocampo de una persona, quizá incluso conducirían a la reparación del material genético de ADN o ARN desequilibrado en las células.

No se trata en absoluto de una idea meramente especulativa. En 2007 se concedió la patente estadounidense número 7280874 a Charlene Boehm por un método para determinar frecuencias resonantes terapéuticas en diversos entornos. Se afirma que estas frecuencias resonantes terapéuticas son útiles para modular genomas completos y materiales genómicos parciales y pueden utilizarse en diversos medios con diferentes refractividades. Si estas ideas se imponen en nuestra medicina moderna, pudiera llegar un momento en que la sanación mediante el sonido sea tan común como lo son hoy los productos farmacéuticos actuales. Esperamos que este libro contribuya de manera significativa a una revolución de sanación mediante el sonido. Ojalá encuentre un amplio público en Norteamérica y en el resto del mundo.

El doctor Karl H. Maret practica la medicina complementaria y alternativa (MCA), se especializa en nutrición, medicina funcional y medicina energética. Tiene un doctorado en Medicina de la Universidad de Toronto, un máster en Ingeniería Biomédica y es licenciado en Ingeniería Eléctrica. Completó una beca postdoctoral de cuatro años en la Universidad de California en San Diego, y desarrolló la instrumentación biomédica para la exitosa expedición de investigación médica estadounidense de 1981 al monte Everest. El doctor Maret ha impartido numerosas conferencias en Europa y Estados Unidos sobre enfoques de sanación electromagnética, nuevas tecnologías del agua, desafíos del *electrosmog* y nuevas terapias de medicina energética integradora.

LA VERDAD
TIENE 144 CARAS

La sintonización de biocampo es un método terapéutico que utiliza las frecuencias producidas por los diapasones para detectar y corregir desajustes y desequilibrios en el campo energético biomagnético, o biocampo, que rodea el cuerpo humano. Es un proceso que ha ido evolucionando desde que sostuve por primera vez un juego de diapasones y empecé a incorporarlos a mi práctica de masoterapia en 1996.

La sintonización de biocampo se basa en la hipótesis de la anatomía del biocampo, la premisa de que nuestro biocampo, que se extiende casi metro y medio a ambos lados del cuerpo y un metro por encima de la cabeza y por debajo de los pies y tiene forma toroidal, contiene el registro de todos nuestros recuerdos, incorporados como energía e información en ondas estacionarias dentro de esta estructura. Al igual que el cerebro está segmentado en diferentes áreas responsables de distintas funciones, el biocampo también lo está, con áreas específicas que contienen información relacionada con emociones, estados mentales y relaciones concretas (véase el mapa de la anatomía del biocampo en el apéndice C).

Además de nuestros recuerdos, el biocampo contiene el mapa en torno al cual se organiza el cuerpo físico. Las experiencias traumáticas en los aspectos físico, mental y emocional dan lugar a oscilaciones patológicas en las ondas estacionarias que actúan como una especie de ruido en la señal y pueden causar una ruptura en el orden, la estructura y la función de la fisiología.

Los diapasones se utilizan como un sonar (del acrónimo en inglés de *sound navigation and ranging* o navegación por sonido), al pasarlos por el campo, sus fluctuantes sobretonos reflejan los cambios en el terreno del biocampo. Los bloqueos del flujo y las distorsiones del campo se manifiestan como una disonancia que perciben con facilidad tanto el terapeuta como el cliente. De este modo, se utilizan con fines diagnósticos. Sin embargo, la frecuencia coherente de los diapasones también actúa en forma terapéutica y muy específica cuando se sostienen en zonas concretas de distorsión aguda, induciendo un mayor orden en el sistema.

En más de veinticinco años de práctica clínica, este método ha demostrado ser beneficioso para una amplia gama de síntomas: trastorno de estrés postraumático (TEPT), ansiedad, depresión, dolor, trastornos digestivos, vértigo, migrañas, trastornos emocionales, entre otros. Es delicado, no invasivo, sencillo y eficaz y puede aprenderse con relativa facilidad. Su premisa básica es que ayuda al cuerpo y a la mente a relajarse y salir de los patrones habituales de tensión, desequilibrio y respuesta al estrés y, al hacerlo, facilita la autosanación.

Aunque en su mayor parte este proceso es sutil y delicado, también pudiera sorprender su poder. Los lectores deben tener en cuenta desde el principio que he encontrado algunas situaciones en las que la sintonización de biocampo está contraindicada: cuando hay un marcapasos, existe un embarazo o un cáncer. Tampoco parece ser apropiado para los cuidados paliativos o para pacientes terminales. Algunas fuentes también señalan como contraindicaciones los tornillos metálicos, las placas y elementos similares, pero yo no he encontrado ningún problema con estos.

El sonido es capaz de restablecer los ritmos del cuerpo, lo que pudiera interferir con el trabajo de un marcapasos, por lo que quienes lo lleven deberían considerar evitarlo. Sin embargo, los marcapasos más modernos están mejor protegidos de las influencias externas y en algunos casos pueden no suponer un problema. Aun así, es mejor evitar trabajar directamente sobre cualquier dispositivo electrónico implantado en el cuerpo para mayor seguridad.

En el embarazo está contraindicado debido al potencial de desintoxicación que supone este trabajo. Aunque la mayoría de las personas no tienen reacciones de desintoxicación fuertes, algunas sí, y esto es algo por lo que no se debería hacer pasar a una mujer embarazada.

Se pueden aplicar algunos diapasones ponderados sobre los hombros tensos o los pies adoloridos de una futura madre, pero se debe evitar una sesión completa de sintonización de biocampo con peinado de campo, el cual describiré más adelante en este libro.

Este potencial de desintoxicación es la misma razón por la que las personas con cáncer (o cualquier persona que esté muy enferma) no deberían someterse a un trabajo de sintonización de biocampo. La verdad es que no he trabajado mucho con pacientes de cáncer, pero he descubierto que el trabajo que he realizado con quienes lo tienen les ha dejado exhaustos. Es como si el cuerpo no tuviera las reservas necesarias para llevar a cabo el proceso y la energía se quedará estancada. Estaría dispuesta a trabajar con pacientes de cáncer en un centro en el que recibieran otro tipo de apoyo, como asesoramiento nutricional, trabajo corporal y orientación, pero, según mi experiencia, la sintonización de biocampo tal y como la he desarrollado no funciona como práctica independiente para personas con un alto grado de enfermedad.

He notado que cuando he compartido estos hallazgos con mis estudiantes de sintonización de biocampo, algunos se resisten a lo que digo e insisten en querer trabajar con personas que tienen cáncer o están muy enfermas. Cuando menos, si tienes un ser querido al que quieres ayudar a aliviar, ten en cuenta que, al trabajar con personas con sistemas comprometidos, menos es más. No sugiero peinar en la zona del hígado o los riñones ni utilizar los diapasones durante más de 15 o 20 minutos seguidos. Piensa más en ayudarles a relajarse que en curarlos.

Sin embargo, las personas que están relativamente sanas suelen manifestar más energía, mayor claridad, una mayor sensación de ecuanimidad, más paz interior, entre otros beneficios. He llegado a la conclusión de que la sanación es un proceso de recobrar nuestro poder y ser capaces de experimentar mayores grados de libertad. La sintonización de biocampo en definitiva apoya este proceso.

Pero ¿cómo lo hace? ¿Y por qué? ¿Qué ocurre exactamente en una sesión de sintonización de biocampo? ¿Existe de verdad este patrón del sistema de almacenamiento de memoria segmentado que he descubierto inconscientemente en mi investigación? ¿Qué leyes físicas rigen esta estructura y el modo en que el sonido interactúa con ella? ¿De qué está compuesto el campo de energía? Son preguntas que me he planteado y que he intentado comprender desde que empecé a utilizar los diapasones, sobre todo en los últimos años.

He seguido esta línea de investigación tanto de forma independiente, como a través de una investigación académica más formal para mi tesis de maestría, la cual se tituló "Exploración de los efectos del sonido audible en el cuerpo y su biocampo". A pesar de los muchos años de práctica clínica y de los muchos libros que he leído, todavía tengo más preguntas que respuestas y me considero más una estudiante que una experta en este campo.

Por ello, este libro es principalmente una historia, más arte que ciencia: la historia de cómo y por qué me inicié en la terapia de sonido, el desarrollo de un proceso que denomino sintonización de biocampo, la historia de mi investigación y lo que he aprendido, de cómo descubrí lo que denomino la anatomía del biocampo (que puede resultarte muy valiosa si te dedicas a la salud o al bienestar), junto con algunas historias de clientes y estudiantes. Es la explicación de algo que ha surgido en su mayor parte de la intuición, la primera etapa de un proceso expresado muy bien en esta cita del científico, estadístico e investigador astrológico Michel Gauquelin: "El científico sabe que, en la historia de las ideas, la magia siempre precede a la ciencia y la intuición de los fenómenos anticipa su conocimiento objetivo".

Mi intención es, de aquí en adelante, poner en práctica el método científico y cierto apoyo tecnológico al proceso y formar equipo con otras personas que se plantean el mismo tipo de preguntas, de modo que mis esfuerzos posteriores en este campo deberían darnos más respuestas (y sin duda, generarnos más preguntas). Pero mientras tanto, antes de llegar a ese lugar donde la ciencia nos revelará una comprensión más objetiva de lo que compartiré aquí, nos enfrentamos al escepticismo de lo desconocido.

CIENCIA Y ESPÍRITU

Mientras escribo esto, TED Talks (charlas de tecnología, entretenimiento y diseño), un popular foro televisado para "difundir ideas que merece la pena compartir", nos aconseja evitar cualquier cosa que pretenda unificar ciencia y espiritualidad. Al tratar de comprender la ciencia del campo de energía sutil que parece rodear el cuerpo, pudiera estar haciendo exactamente lo que ellos desaconsejan. ¿Cuál es la peculiar aversión cultural a esta unificación? Hace poco le pedí a un amigo adolescente de mi hijo que expresara lo primero que viniera a su mente cuando yo dijera "medicina energética" y su respuesta fue: "Tabú". Esta división entre lo metafísico y lo físico, entre lo chiflado y lo no chiflado, define en cierto modo nuestra cultura: están los del campo metafísico y los del campo científico. ¿Qué supondría la disolución de esta división?

Tal vez por ser Libra, un signo caracterizado por su deseo de buscar el equilibrio y armonizar los opuestos, me ha preocupado la división entre ciencia y espíritu desde que era adolescente. Y, como tal, he tratado tanto de entender la división como de hacer lo que he podido para reconciliarla. Un territorio que, según los conferencistas de TED, aparentemente está prohibido y cualquiera que informe desde este territorio es sospechoso y no es de fiar. No entendía por qué la división se ha mantenido tan firme hasta que, mientras investigaba para mi tesis, me topé con un pasaje de un artículo académico que afirmaba que las traducciones al español de las palabras chi, qì, prana y otros términos en otros idiomas para designar la energía sutil, incluyen "espíritu" y "Espíritu Santo". Como a la ciencia moderna le está prohibido llegar hasta ahí —el espíritu es supuestamente dominio de la religión, no de la ciencia— la línea divisoria cae de lleno en el límite de lo que llamamos energía o energía sutil.

He aquí algunas de las razones de esta línea divisoria, tal y como la describe el doctor Scott Virdin Anderson en su artículo "The Emerging Science of Subtle Energy":

- No existe una definición científica establecida de energía sutil y, por tanto, tampoco una metodología fiable para detectar o medir las energías así definidas.
- No existe una *teoría científica ampliamente aceptada* sobre dichas energías.
- La propia noción de energía sutil *tiene su origen en tradiciones esotéricas precientíficas,* que han sido sistemáticamente marginadas por entidades científicas durante más de un siglo.
- Así, la noción se considera *demasiado subjetiva* o, peor aún, *un punto de creencia religiosa* o, incluso peor, *una mera superstición*[1].

La resolución de este enigma es bastante sencilla: solo necesitamos una definición científica de la energía sutil y, ¡bingo!, se acabaron las divisiones. Sin embargo, hay muchas fuerzas poderosas que tienen intereses particulares en mantener el statu quo, lo que complica bastante lo que debería ser sencillo. Una de ellas es la de los escépticos.

EL VALOR DEL ESCEPTICISMO

El doctor Gary Schwartz, profesor de psicología, medicina, neurología, psiquiatría y cirugía en la Universidad de Arizona y director de su laboratorio de avances en consciencia y salud, distingue entre lo que él llama "verdaderos escépticos" y "seudoescépticos":

> Los verdaderos escépticos no solo reconocen que no saben algo con certeza, sino que están abiertos de verdad a cambiar de opinión y a crecer a la luz de nuevas pruebas; en el fondo, son humildes y abiertos de mente. Los pseudoescépticos suelen ser incrédulos, es decir, están firmemente atrincherados en el "no" sobre ciertas cosas. Aunque puedan "afirmar" estar abiertos a nueva información, suelen reaccionar con críticas muy poco amistosas, si no hostiles, cuando sus creencias y suposiciones se ven cuestionadas por nuevas ideas y pruebas[2].

Todos somos escépticos en mayor o menor medida. Nos lo ha inculcado la educación, la publicidad y el carácter de nuestra cultura. Yo lo llevo dentro, de hecho, soy muy escéptica por naturaleza y siempre lo he sido. Recuerdo que mi madre exclamaba a menudo, exasperada: "¡A esa niña no se le puede decir nada, tiene que descubrirlo por sí misma!". Es cierto, no me gusta creer lo que dicen los demás. Me gusta investigar un tema a fondo, determinar lo que tiene sentido, lo que se sienta real y formarme mi propia perspectiva al respecto. Aun así, siempre estoy abierta a nuevas ideas que pudiesen tener más sentido.

En la ciencia, la verdad es, idealmente, un proceso evolutivo, no un destino absoluto. Sin embargo, siendo honesta e incluso después de veinticinco años de trabajo con diapasones, a veces me horrorizo al ver que otras personas los usan. La cuestión es que, si mi trabajo con los diapasones no hubiera sido tan fascinante y no hubiera producido resultados tan convincentes, nunca habría seguido haciéndolo todos estos años.

He sido testigo de muchos cambios extraordinarios y poderosos en personas a partir de este trabajo: la disminución o erradicación del dolor, la ansiedad, el malestar digestivo, el vértigo, el síndrome de piernas inquietas, los ataques de pánico y diversas formas de "estancamiento". Dolores de cabeza, trastornos de la articulación temporomandibular, tensión en la espalda, problemas de rodilla y brotes de herpes han disminuido o se han disipado totalmente a través de la sintonización de biocampo. El trabajo que he realizado con personas que sufren de TEPT y síntomas de contusiones cerebrales ha sido particularmente fascinante. He descubierto que se trata de un proceso eficaz, elegante, no invasivo y un medio interesante de demostrar que, efectivamente, parece existir un campo de energía e información que rodea el cuerpo. El hecho es que, cuando se trata de la energía sutil, la persona que se considera escéptica a menudo no lo es en realidad. Más bien, simplemente está reaccionando a partir de lo que le han dicho, lo que lo vuelve un "pseudoescéptico", como lo denomina el doctor Schwartz. En ocasiones he preguntado a algunas de estas personas: "¿Has determinado que el método científico demostró en concreto que la energía sutil no existe?

¿Has leído estudios que hayan demostrado que el sonido audible no tiene ningún efecto terapéutico perceptible en el cuerpo? ¿Por qué estás tan seguro de que tu respuesta instintiva es válida, porque otras personas te lo han dicho y tú les crees? ¿Dónde está tu escepticismo sobre lo que te han dicho?".

Lo que nos han dicho a todos es más o menos lo siguiente:

Los cuerpos humanos no tienen un campo de energía, de hecho, ni siquiera existe el tal campo de energía. Los campos son estructuras en las que se mide alguna dirección o intensidad en cada punto: gravedad, viento, magnetismo, alguna expresión de energía. La energía es solo una medición; no existe por sí misma como una nube, un campo u otra entidad. La idea de que las frecuencias pueden interactuar con el campo energético del cuerpo es completamente falsa[3].

Este tipo de afirmaciones, presentadas como hechos, contradicen directamente lo que me manifiestan mis sentidos, y no solo los míos, sino los de casi todas las personas que han recibido alguna vez una sesión o una lección mía. Sin embargo, a menudo se nos dice que no podemos confiar en nuestros sentidos, y que, en su lugar, debemos escuchar a los "expertos" (es decir, a los científicos que nos dicen qué es válido y qué no lo es). Me resulta sorprendente cuánta gente no confía en sus propios sentidos y, sin embargo —he aquí otra paradoja— los escépticos a menudo no creen en algo hasta que lo oyen con sus propios oídos y lo ven con sus propios ojos o, en otras palabras, lo perciben con sus propios sentidos. Es entonces cuando creen.

También nos enfrentamos al problema de la semántica. De hecho, me atrevería a decir que las palabras son nuestro mayor problema. Hay mucha confusión, e incluso hostilidad por parte de los escépticos, en torno a palabras como energía, frecuencia, cuántico y otras por el estilo. Así que tenemos que definir algunos términos y ponernos de acuerdo en esas definiciones antes de empezar a utilizarlos. Para tal fin, hace poco encontré esta cita de Paul John Rosch, presidente de la junta del American Institute of Stress, profesor clínico de medicina y psiquiatría del Colegio Médico de Nueva York y vicepresidente honorario de la International Stress Management Association:

Existe una desafortunada tendencia a creer que, por el mero hecho de haber dado un nombre a algo, de alguna manera ya lo hemos definido o, peor aún, que todo el mundo entenderá lo que significa. El estrés es un buen ejemplo. Después de casi cincuenta años en este campo, puedo asegurar que intentar definir o explicar el estrés a satisfacción de un científico es como pedir peras al olmo. A Hans Selye, que acuñó el término estrés tal y como se utiliza en la actualidad y luchó contra este problema durante toda su vida, le gustaba señalar que "todo el mundo sabe lo que es el estrés, pero nadie lo comprende en realidad"[4].

La mejor manera de conocer algo es examinándolo desde múltiples perspectivas. Como en la analogía de los ciegos que examinan el elefante (véase la figura I.1), hacen falta muchas visiones unidas para ver el panorama completo.

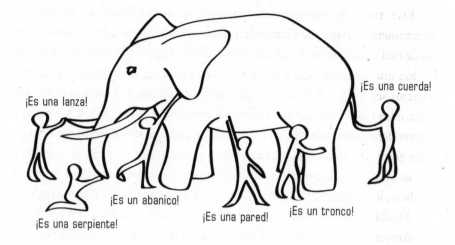

Figura I.1. Los ciegos y el elefante
Illustración by Kimberly Lipinski

LAS MÚLTIPLES CARAS DE LA VERDAD

En cierto momento de mi investigación, me topé con el concepto de los biofotones y empecé a interesarme bastante por ellos, por lo que leía todo lo que encontraba sobre el tema y también veía algunos videos en YouTube. Uno de los videos que encontré era del doctor Johan Boswinkel, de los Países Bajos, donde hablaba sobre la terapia de biofotones, un método que él había desarrollado. Este sabio hombre dijo tantas cosas profundas en los primeros diez minutos de la conferencia que tuve que pararla para buscar un cuaderno de notas y reiniciarla para poder tomar apuntes.

Entre sus muchas joyas de sabiduría, el doctor Boswinkel dijo, sin demasiada elaboración: "Creo que la verdad tiene 144 caras".

Aquella enigmática afirmación se me clavó en la cabeza como una flecha. No pude dejar de pensar en ella durante días. ¿La verdad tiene 144 caras? ¿Qué significa eso? Cuanto más pensaba en ello, más a profundidad empezaba a moldear mi perspectiva. Si es así, entonces lo que yo percibo es solo una faceta, una pizca de la "verdad" de cualquier situación. De repente, las perspectivas de los demás, en lugar de ser algo contra lo que discutir, me parecieron cruciales para entender las cosas. Dejé de discutir con mi marido (bueno, al menos en gran parte), porque de pronto comencé a valorar su punto de vista mucho más de lo que lo había hecho hasta entonces.

También me hizo pensar en el llamado número de Dunbar, llamado así por el antropólogo británico Robin Dunbar. Se refiere al límite cognitivo del número de personas con las que se pueden mantener relaciones sociales estables (aproximadamente 150); es decir, relaciones en las que cada persona sabe quién es cada una de las demás y cómo se relaciona con cada una de ellas. Se ha observado que, para mantener un grupo estable y unido, un número de personas superior a este límite suele requerir normas más restrictivas.

Las observaciones de Dunbar sobre diversos pueblos, tribus y grupos incluían el tamaño estimado de una aldea agrícola neolítica, el punto de división de los asentamientos huteritas (un grupo similar a los amish), el tamaño de la unidad básica del ejército romano y aproximaciones al tamaño ideal de una compañía o división de compañía. Numerosos estudios apuntan a la legitimidad de su teoría. Así que este concepto de tamaño ideal de una comunidad u organización humana y el concepto de que la verdad es un constructo que tiene 144 caras me hacen pensar que necesitamos las perspectivas individuales de esa gran cantidad de personas para formar un marco cohesivo de funcionamiento colectivo. La perspectiva de cada persona es necesaria y válida, pero obviamente diferente.

MI PERSPECTIVA

Ofrezco este concepto como una especie de rama de olivo, porque mi experiencia me ha revelado una forma de percibir que es contraria tanto a las creencias convencionales sobre la naturaleza de la mente y el biocampo, como a la visión esotérica. En pocas palabras, he llegado a creer que los recuerdos de nuestra experiencia vital no se graban en el cerebro, sino más bien de forma magnética en la burbuja bioplásmica de nuestro biocampo (es decir, el campo energético humano o aura) y que este campo está segmentado y sigue una línea temporal (a medida que generamos información, se aleja de nuestro centro hacia la periferia, como los anillos de un árbol). Trataré este tema con mucho más detalle en capítulos posteriores.

Al tratar de comprender los fenómenos que he encontrado trabajando alrededor del cuerpo con diapasones, he descubierto una cosmología totalmente diferente, el panorama general sobre la naturaleza de la vida.

Incluye el abandonado concepto de éter y el ignorado concepto de plasma y, de más está decir que va en contra de nuestro modelo convencional. Como esta perspectiva es inusual y no encaja en nuestro paradigma científico y materialista actual, tenemos que dedicar tiempo a examinar y redefinir el paradigma para que sí encaje. Al final tenemos que contemplar mucho más que el sonido audible y cómo y por qué puede tener aplicaciones terapéuticas para el cuerpo humano.

¿Cuáles son las credenciales que tengo y que informan mi perspectiva? De niña me consideraban superdotada y me adelantaron unos cuantos cursos, de modo que me gradué de la secundaria a los dieciséis años. A esa edad no tenía ni idea de lo que quería estudiar, así que me abstuve de ir a la universidad y opté por trabajar y ahorrar dinero para viajar, luego creé y vendí algunos negocios exitosos y formé una familia. Hasta que por fin se me ocurrió, a los treinta y siete años, que quería ser profesora universitaria y para ello necesitaba varios títulos. Así que en 2007 ingresé a la universidad como estudiante adulta. Tuve la suerte de participar en un programa llamado Assessment of Prior Learning (evaluación del aprendizaje previo o APL, por sus siglas en inglés) impartido por el Community College of Vermont (CCV). El programa APL ofrece créditos universitarios por experiencias vitales bien documentadas. Gracias a este programa y a algunas otras clases en el CCV, obtuve suficientes créditos para entrar como estudiante de último año en la Universidad Northern Vermont, aquí en mi ciudad natal de Vermont.

Debido a mi variada formación tanto en negocios como en sanación, obtuve un título en Estudios Generales, aunque mis asignaturas electivas estaban en el programa de Bienestar y Medicina Alternativa, uno de los pocos programas de este tipo en una universidad pública de pregrado del país. Debo confesar que me da un poco de vergüenza la denominación de mi título (desde entonces le cambiaron el nombre a Estudios Profesionales). Vivimos en una cultura que aplaude y premia a los especialistas, por lo que ser generalista, que es lo que yo soy, no está tan bien visto. Mi maestría, de la misma universidad, es en Educación y, como seguí un itinerario independiente, sin licenciatura, pude adaptarlo un poco a mis propios intereses. Lo llamé "Educación Integradora" y me dediqué a estudios independientes, enfocándome en lo que conecta las disciplinas. Un punto de vista integrador examina cómo las cosas se conectan entre sí, en lugar de la ruta académica tradicional que tiende a producir especialistas, no generalistas.

Por lo tanto, académicamente estoy acreditada para enseñar temas de naturaleza general relacionados con la salud y el bienestar y la interrelación de las cosas, que es en gran parte lo que estoy haciendo en este libro. Sin embargo, también soy algo parecido a una especialista gracias a mis muchos años de investigación independiente, específicamente sobre cómo las frecuencias acústicas puras aplicadas en forma terapéuticas afectan al cuerpo y a la mente. En este libro trataré este tema con cierto detalle.

No es por argumentar a favor de mis limitaciones, pero parece ser una tendencia general que cuando se es sobresaliente en un área se suele sufrir un detrimento en otras. Me encantan las palabras, los libros y el aprendizaje, pero soy un caso perdido cuando se trata de matemáticas. Las partes del cerebro que te ayudan a comprender conceptos matemáticos superiores (la música, el ajedrez, cualquier cosa que requiera inteligencia espacial) es casi inaccesible para mí. Recuerdo un suceso especialmente traumático en quinto grado, en el que fui incapaz de comprender una división larga y fue la primera vez que me enfrenté a mi dislexia. Pasé muchos meses frustrada y luchando por abrirme camino a través de las hojas de ejercicios de división, lo que representaba un duro golpe en mi ego, ya que hasta ese momento me había acostumbrado a ser una "niña genio", por delante de todo el mundo en la curva de aprendizaje de casi cualquier asignatura. No transpongo palabras o letras como en la forma más común de dislexia. Transpongo números, izquierda y derecha, cosas aleatorias como Star Wars y Star Trek, incluso los nombres de los amigos de mi hijo, Henry y Andy.

Así que, en mi afán por comprender mejor la vida, el universo y lo que significa ser humano, y en especial un humano sano, temas que me interesan desde que era adolescente, he tenido que pasar por alto las matemáticas, sencillamente porque me desconciertan y parece que no puedo avanzar, a pesar de intentarlo con todas mis fuerzas. Por eso me salté clases de física, química y todas las de matemáticas que pude evitar en la escuela secundaria y en la universidad. Dado que las matemáticas y la ciencia están muy de moda en la actualidad como medios para investigar este tipo de cosas, he tenido que tratar de entender y comunicar mi comprensión de estas cosas con palabras.

Para ello, he leído bastante. Diría que he tenido entre uno o tres libros de no ficción en mi mesa de noche durante los últimos treinta y cuatro años; es decir, desde que tenía dieciocho. Hace poco, mi hijo Quinn entró en mi habitación con una novela que acababa de terminar y me sugirió que la leyera, a lo que respondí señalando con la cabeza mi habitual pila de libros de investigación y le dije que tenía mucho que leer en ese momento. "Mamá", dijo, "incluso los vulcanos leen literatura". Estuve de acuerdo en que tenía razón e intenté empezar la novela, pero mi cerebro volvió a hacer sus preguntas y, antes de darme cuenta, mi nariz estaba de nuevo en la no ficción.

Así, mi perspectiva se nutre de muchas lecturas, sobre todo de lo que, a falta de un término mejor, se ha denominado ciencia de la nueva era, que me ha resultado especialmente interesante. La división entre ciencia y religión, entre lo secular y lo espiritual, es un muro invisible pero poderoso que nos separa. Es un constructo curioso, como el territorio de una pandilla: la gente tiende a inclinarse hacia un lado u otro, pero ¿alguien sabe en realidad de qué habla el otro bando? Se lanzan palabras como energía, cuántico, Dios y alma, y mucha gente se conmueve, pero en realidad, ¿de qué rayos estamos hablando? Quizá sea de lo mismo, pero con palabras diferentes. Quizá solo haya una verdad y necesitemos escucharnos unos a otros para verla.

De todas formas, no se trata de las palabras. Se trata del patrón vibracional subyacente, el tono, la experiencia electromagnética subjetiva interna que es tu percepción, que intentamos comprender y describir con palabras. Todos nos hemos perdido tanto en las palabras que hemos olvidado que son una pobre aproximación a verdades más profundas. Así que, en ese sentido, en el capítulo 1, echaremos un vistazo a algunas de las palabras que utilizaremos en esta práctica.

1

EL PODER
DE LAS PALABRAS

Redefinir nuestras premisas
volviendo a lo básico

*Cualquier problema, grande o pequeño, siempre parece
comenzar con una mala comunicación. Alguien no está
escuchando.*

EMMA THOMPSON

El uso terapéutico del sonido entra dentro de una categoría
denominada *medicina energética*. También podría llamarse
*medicina del sonido, medicina vibracional, sanación mediante
el sonido, terapia del sonido, medicina de las frecuencias, medicina integrativa, medicina alternativa* y probablemente algunos
otros nombres más. Esto ya de por sí es confuso. Empecemos
con el término *medicina energética* y desglosémoslo según sus
componentes.

He aquí la definición del diccionario *Merriam-Webster* de
la palabra *energía:*

1. Capacidad para una actividad vigorosa; potencia
   disponible.
2. Sensación de tener una cantidad adecuada o abundante de
   dicha potencia.
3. Un ejercicio de tal poder; esfuerzo: *dedicó sus energías al
   trabajo.*

4. El hábito de una actividad vigorosa; vigor.

5. La capacidad de actuar, dirigir a otros o efectuar cosas con fuerza.

6. Fuerza de expresión.

7. *Física:* capacidad de realizar un trabajo; símbolo: E.

8. Fuente de energía utilizable, como combustible fósil o electricidad.

Ninguna de estas definiciones explica realmente la energía de la que hablamos en la medicina energética. Ese es parte del problema: como hemos dicho antes, no existe una definición estandarizada del término tal y como se utiliza aquí. Todas estas son definiciones de nuestro paradigma científico y materialista y, dentro de este paradigma, la energía en la medicina energética no está definida. Así que, para avanzar, necesitamos darle una definición. Esta es una tarea sumamente complicada y sin duda esta complicación es la razón por la que no lo hemos hecho todos juntos de una manera en la que todos estemos de acuerdo.

¿QUÉ ES LA ENERGÍA?

La energía pura es radiación electromagnética, luz. Es simplemente frecuencia, movimiento, o, dicho de otro modo, sonido (más adelante veremos la definición de esta palabra). En definitiva, todo procede de las estrellas, que están hechas de plasma (también definiremos esta palabra después). Y al final, todo puede volver a su estado de plasma quemándose. Por lo tanto, todo es una forma de luz encarnada.

Mira a tu alrededor. Todo lo que ves es energía: este libro, la silla en la que estás sentado, el edificio en el que te encuentras, el planeta en el que estás, el sistema solar, el universo. Todo es, en última instancia, energía electromagnética que vibra a diferentes frecuencias. Todas las cosas de nuestro universo observable están en movimiento, incluso las que aparentemente no se mueven, como las rocas. Todos sabemos que, a nivel atómico y subatómico, la roca está en constante movimiento. En palabras del difunto gran físico Richard Feynman: "Todo se mueve", o también podríamos decir: "Todo baila", lo que sería una definición más adecuada, porque es la interacción dinámica entre las fuerzas positivas y negativas lo que da lugar a esta danza de energía.

Aunque en teoría la energía se divide en diferentes categorías (térmica, química, cinética, potencial, etc.) a efectos de esta conversación, cuando nos referimos a la *energía*, hablamos de energía electromagnética. Pero ¿qué ocurre con la energía sutil? ¿Qué es exactamente la energía sutil? También es un tema difícil, que mucha gente ha intentado definir, lo que ha dado lugar a un montón de palabras diferentes y a ninguna definición sencilla y clara.

He aquí algunas de las palabras que la gente utiliza para definir estas energías sutiles: *chi, ki, prana, orgón, od, taquión,* éter, *Akasha, ondas longitudinales, ondas Tesla, ondas escalares, espíritu, Espíritu Santo, campo de punto cero, el orden implicado, el campo de Higgs, el campo fuente, el campo de torsión, el campo, ondas gravitatorias, neutrinos.* De nuevo, ¡confuso!

En mi opinión, la energía sutil es lo mismo que el electromagnetismo en el sentido de que es luz, pero se diferencia en que es luz a frecuencias muy altas (y posiblemente muy bajas), en las que se comporta de forma diferente y responde a leyes diferentes. Por ejemplo, las personas que han hecho estudios sobre la energía sutil han observado que lo semejante atrae a lo semejante, lo que significa que las cargas positivas son atraídas por otras cargas positivas y viceversa, pero a un cierto umbral clave de frecuencia esto cambia y entonces los opuestos se atraen.

Una analogía que me viene a la mente es que la energía sutil es para nuestra comprensión actual de la electricidad, también denominada electromagnetismo clásico, lo que el vapor de agua es para el agua. En esencia es lo mismo, solo que más fino, más difuso y obedece a leyes diferentes. A partir de cierto umbral clave, la forma del agua cambia: 0 grados centígrados para congelarse, 100 grados centígrados para convertirse en vapor. La energía sutil está presente en todas partes donde hay energía electromagnética, igual que el vapor de agua está presente donde hay agua. Y al igual que el vapor de agua es agua difusa, la energía sutil es electromagnetismo difuso. No se puede medir la energía sutil con un voltímetro, al igual que no se puede medir el vapor con un recipiente de medición.

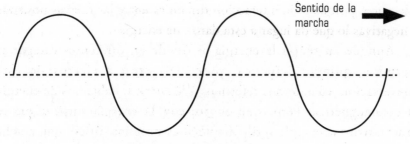

Sentido de la marcha

Figura 1.1. Onda transversal

Sentido de la marcha

Figura 1.2. Onda longitudinal

Otra perspectiva, un poco más difícil de entender, es que esta energía se propaga de forma diferente al electromagnetismo clásico, al moverse en ondas longitudinales en lugar de transversales. Las ondas transversales se propagan o viajan hacia arriba y hacia abajo en ángulos de 90 grados respecto a la dirección en la que viajan (véase la figura 1.1). Las ondas longitudinales se propagan en la dirección en la que van, sin subir ni bajar. El sonido se describe como longitudinal, pero suele representarse como una onda sinusoidal transversal (véase la figura 1.2).

En general, se considera que el electromagnetismo es una onda transversal y no se le asignan propiedades longitudinales. James Clerk Maxwell (1831-1879) fue un físico teórico escocés cuyas teorías y ecuaciones matemáticas demostraron que la electricidad, el magnetismo y la luz son manifestaciones del mismo fenómeno: el campo electromagnético. Lo que es menos conocido sobre el trabajo de Maxwell es que en sus veinte ecuaciones originales también tenía fórmulas para estas ondas longitudinales. Sin embargo, el matemático y físico británico Oliver Heaviside (1850-1925) reescribió y simplificó las ecuaciones a solo cuatro, que son las que utilizamos hoy en día y no incluyen las ecuaciones para los aspectos longitudinales que Maxwell percibió y trató de describir.

Al parecer, la energía sutil puede ser simplemente una forma de electromagnetismo no reconocida hoy en día, ya que las fórmulas que la describen fueron borradas de la ciencia contemporánea. Son estas frecuencias las que pueden comprender lo que conocemos como *energía sutil*.

Veamos de nuevo algunas de las palabras antes mencionadas y aprendamos un poco sobre ellas:

Chi y *ki* son, respectivamente, las palabras china y japonesa cuya definición simple es "la fuerza vital inherente a todas las cosas". Se considera que esta fuerza vital circula tanto por el cuerpo como por la tierra en formas yin (femenina/negativa) y yang (masculina/positiva). *Prana* es la palabra sánscrita para el mismo concepto y *ka* es la palabra egipcia. *Orgón* fue el nombre que le dio el psicoanalista austriaco Wilhelm Reich y *od* fue el que le asignó el químico, geólogo y metalúrgico alemán Carl von Reichenbach. El *éter*, o *éter luminífero*, es su denominación clásica, el medio de luz líquida que llena todo el espacio. El concepto de éter estuvo presente en la ciencia hasta que se suprimió a principios del siglo pasado.

En última instancia, lo que cada una de estas palabras describe es el mismo fenómeno: energías de alta frecuencia (y quizás también de frecuencias muy bajas) que están presentes en todas partes a la vez, pueden estar presentes en diferentes densidades y cargas, se comportan de formas que han sido estudiadas y reproducidas con éxito por científicos de todo el mundo y son el estado básico primordial del que surgen todos los fenómenos explicables o visibles. Otra propiedad atribuida a la energía sutil en muchas de estas definiciones es la consciencia, otra de nuestras palabras escurridizas. Definiremos consciencia en breve, pero antes terminemos con la *energía*.

Así pues, a efectos de este libro, cuando me refiero a la energía en el contexto de la medicina energética, me refiero tanto al electromagnetismo clásico (descrito por las cuatro ecuaciones de

Heaviside) como a la energía sutil. También utilizaré otros términos para aludir a la energía sutil: *chi*, *éter* y *fuerza vital*. Aunque nuestra ciencia popular actual afirma que estas energías no existen (la razón principal es que no se han medido) vamos a renunciar a esta incredulidad por varias razones: si millones o quizás miles de millones de personas a lo largo del tiempo y en todo el mundo han percibido y descrito estas energías y hay un denominador común en todas estas descripciones, debe haber alguna validez en ello. Nuestra cultura nos ha hecho creer que nuestra perspectiva científica actual es el pináculo del pensamiento y la evolución, y que, si la ciencia actual dice que no hay fuerza vital, ni campos de energía, entonces debe ser cierto. Y puede que lo sea, sin embargo, cuando uno examina las pruebas con detenimiento, sobre todo las que encontramos "bajo la alfombra", es bastante difícil negar que la energía sutil existe. La razón principal por la que la academia (es decir, nuestro sistema educativo) lo sigue negando, por lo que yo sé, es que tiene una historia de negación. La educación occidental está arraigada en la separación de ciencia y espíritu, lo que significa que los sólidos, líquidos y gases son "reales" y las frecuencias más altas y finas que uno podría llamar *alma* o *espíritu* "no son reales".

Este punto de vista suele ser frecuente cuando se trata de nuestro actual sistema médico. La ciencia médica, en particular, considera la vida en términos de sólidos, líquidos y gases. Lo que nos lleva a la palabra *medicina*...

¿QUÉ ES LA MEDICINA?

Esta es la definición del diccionario *Merriam-Webster*:

1. La ciencia de diagnosticar, tratar o prevenir enfermedades y otros daños al cuerpo o a la mente; la rama de esta ciencia que abarca el tratamiento mediante fármacos, dieta, ejercicio y otros medios no quirúrgicos.
2. La práctica de la medicina.
3. Un agente, como un fármaco, utilizado para tratar enfermedades o lesiones.

4. Algo que sirve de remedio o correctivo: *medicina para reconstruir la economía; medidas que fueron medicina dura.*

5. Prácticas o creencias chamánicas, especialmente entre los nativos americanos; algo, como una práctica ritual o un objeto sagrado, que se cree que controla los poderes naturales o sobrenaturales o sirve como preventivo o remedio.

Esta es una definición buena y amplia que incluye las prácticas y creencias chamánicas. Los chamanes son los curanderos sonoros originales que, con canciones, cantos, tambores, sonajas y didyeridús, aprovechan el poder del sonido para sanar. Aunque los beneficios del sonido pueden ser puramente físicos, como aliviar el dolor o mejorar la digestión, también puede ser sanador en lo que podríamos llamar un nivel espiritual. Funciona tanto con la energía clásica como con la sutil.

Todo lo que contribuye a la sanación o a pasar de un estado incoherente e insano a un estado coherente y sano puede llamarse medicina. Nuestro modelo actual de medicina alopática (fármacos y cirugía) trata el cuerpo como una máquina y elimina de la ecuación la consciencia que anima el cuerpo. Lo que nos lleva de nuevo a la consciencia.

¿QUÉ ES LA CONSCIENCIA?

Veamos que dice *Merriam-Webster* sobre la consciencia:

1. El estado de ser consciente; percepción.

2. Los pensamientos y sentimientos, en colectivo, de un individuo o de un conjunto de personas.

3. Plena actividad de la mente y los sentidos, como en la vida consciente: *recobrar la consciencia.*

4. Consciencia de algo tal y como es; conocimiento interno: *consciencia de haber obrado mal.*

5. Preocupación, interés o consciencia: *consciencia de clase.*

6. La actividad mental de la que una persona es consciente, en contraste con el pensamiento inconsciente.

7. *Filosofía:* la mente o las facultades mentales, caracterizadas por el pensamiento, los sentimientos y la volición.

En esencia, el paradigma o visión del mundo en el que se nos educa en nuestra cultura occidental (llamado *materialismo científico*) nos enseña que la consciencia surge de la actividad del cerebro, es completamente local y está dentro de nuestro cuerpo y se disuelve al morir junto con el cuerpo físico. No tenemos alma eterna, no hay cielo ni infierno y no existe Dios. Un punto de vista alternativo es que la consciencia precede al cuerpo humano, sobrevive después de la muerte y que el cuerpo existe dentro de nuestra consciencia. La pregunta es: ¿la consciencia es función de lo que llamaríamos *alma* (otra palabra escurridiza) o de lo que llamamos *cerebro*? ¿Cómo podemos saberlo?

A la hora de la verdad, aquí y ahora, no lo sabemos en realidad, en la medida en que no hay consenso científico sobre el tema más allá de la suposición de que la consciencia surge en el cerebro, por lo que cualquier ciencia que demuestre lo contrario es poco probable que llegue a aparecer en publicaciones revisadas por pares. Quiero dejar claro que me refiero a la ciencia dominante, o a la ciencia popular desde la perspectiva de un aficionado. Soy consciente de que hay mucha gente en el mundo académico que está estudiando a fondo este tema, pero todavía no ha llegado a nuestra percepción popular.

"Sabemos que la gente tiene ideas que van más allá de lo convencional", afirma la socióloga Harriet Zuckerman, autora de *Scientific Elite: Nobel Laureates in the United States* y vicepresidenta de la Fundación Andrew W. Mellon, "pero si quieren fondos para la investigación tienen que pasar por la revisión por pares y el sistema va a ser muy escéptico con las ideas que no concuerden con lo que ya se sabe"[1].

Como se puede ver en esta cita, la financiación de la investigación y el proceso de revisión por pares se establecen en gran medida para reforzar sus propios supuestos. Una de las charlas que TED retiró de su canal TEDx de YouTube (y luego reinstauró tras las protestas del público) fue la del científico británico, prolífico autor e investigador Rupert Sheldrake, que resumió las ideas que presentó su libro *Science Set Free*, en el que cuestiona lo que él llama los "diez dogmas, o supuestos, del materialismo científico". Uno de estos supuestos es que, aparte de los seres humanos, nada tiene consciencia. Sin embargo, cabe señalar que el año pasado un grupo de científicos prominentes se reunió y acordó que los animales tienen consciencia, ¡así que al menos estamos llegando a algo! Sin embargo, la ciencia aún no ha atribuido sensibilidad a los árboles, las rocas, el agua o las estrellas: ninguna de estas cosas es consciente. Esto va en contra de las creencias de los pueblos indígenas de todo el mundo, que han vivido en mayor armonía con el mundo natural, muchos antes de que apareciera la influencia corruptora del hombre blanco.

La conclusión es que no podemos esperar que la ciencia reduccionista actual nos diga nada sobre la consciencia más allá del hecho de que supuestamente se origina en el cerebro y muere cuando mueren nuestros cuerpos. Existe una firme renuencia a mirar más allá de esta suposición porque esto significaría mirar al espíritu o a la energía sutil y la ciencia tiene prohibido meterse ahí: ese territorio entra en la categoría de la espiritualidad. Esta separación entre ciencia y espíritu ha existido durante cientos de años y, en cierto modo, ha sido útil, pero también tiene sus limitaciones.

Esto es lo que Sheldrake está denunciando y por lo que está siendo perseguido. Está diciendo que analicemos estas suposiciones y cómo impiden que la ciencia avance, en lugar de defenderlas obstinadamente como una especie de doctrina. Echemos un vistazo científico a la energía sutil en lugar de descartarla como si no existiera. Hay toneladas de pruebas de que la intención humana puede influir en los generadores de números aleatorios, de que la sanación energética produce beneficios sistemáticos en ratones de laboratorio, de que una persona corriente es capaz de percibir cuando alguien le mira fijamente, de que la visión a distancia puede ser muy precisa. Y si consultamos otras tradiciones, vemos amplia evidencia que apoya la teoría del alma eterna que continúa y ocupa diferentes cuerpos en su viaje a través del tiempo. Con respecto a esto, hay un libro muy popular escrito por el neurocirujano Eben Alexander titulado *La prueba del cielo: el viaje de un neurocirujano a la vida después de la vida*, que hoy es día es un *bestseller* número 1. Alexander era un reduccionista científico de éxito que creía que la consciencia surgía en el cerebro hasta que tuvo una profunda experiencia cercana a la muerte que le demostró lo contrario. Y aunque al final un libro como este no puede ofrecer pruebas tangibles, su popularidad dice mucho del hambre de las personas por escuchar que realmente tienen almas eternas.

Lo cierto es que no podemos saber qué es lo que ocurre después de la muerte, si existe el cielo o el infierno, si reencarnamos o simplemente nos disolvemos en la sopa cósmica y nuestros átomos renacen como parte de un gusano, un poco de tierra y un árbol. He estado indecisa sobre la reencarnación durante la mayor parte de mi carrera porque, como escéptica práctica, no suelo creer en cosas de las que no tengo pruebas claras. Esto contrasta con mi opinión sobre la energía sutil, porque he tenido las manos en la masa durante años y mi experiencia coincide con la de innumerables personas.

Puesto que la consciencia se describe como una propiedad de la energía sutil y la ciencia niega la existencia de la energía sutil, es fácil ver por qué es un asunto tan complejo de describir y comprender. A veces, cuando no entiendo algo, pregunto a mis hijos. He obtenido muchas enseñanzas al involucrarlos en mis reflexiones filosóficas, así que mientras escribía sobre esto, les pregunté a ellos y algunos de sus amigos qué pensaban que significaba el término *estado de consciencia*. El más pequeño, amigo de mi hijo de diez años, contestó inmediatamente: "Ser consciente de tus necesidades o deseos", mientras que mi hijo de doce años dijo: "Autoconsciencia". Los dos mayores confundieron lo que les preguntaba con la palabra *conciencia*: "Bueno, la parte de ti que te dice que hagas lo correcto, aunque puedas estar haciendo voluntariamente lo incorrecto".

Esta perspectiva me lleva a esta cita de Thoreau: "Creo que hay un magnetismo sutil en la naturaleza, que, si cedemos inconscientemente a él, nos guiará por el camino correcto". Visto desde ese punto de vista, nuestra consciencia es un suave empujón que trata de guiarnos para que nos alineemos con la consciencia mayor que está presente en todas partes.

Haz un pequeño experimento: imagina que tienes un aspecto luminoso y expansivo de ti mismo que llamaremos consciencia que no puede morir y, además, que está conectado luminosamente con todo lo que existe. Ahora imagina que no la tienes, que eres una diminuta unidad individual en un mundo sin sentido, desconectado y que una vez que se acaba, se acaba. ¿Qué escenario te parece mejor?

Ahora imagina que tienes una empresa muy poderosa que vende pastillas para ayudar a las personas que se sienten deprimidas, impotentes y asustadas, y que financias investigaciones que ayudan a conformar la percepción colectiva de la realidad. Desde una perspectiva empresarial, ¿qué visión del mundo te gustaría que cultivara tu investigación? Tenemos que ser realistas cuando analizamos la investigación financiada y el proceso de revisión por pares y sus resultados, porque, aunque existen personas curiosas de verdad, que buscan el conocimiento por el conocimiento mismo, también hay un componente muy importante de investigación impulsada por intereses corporativos que buscan generar beneficios.

Hay una frase de Karl Marx que dice que "la religión es el opio de las masas". En este caso, elegir alinearse con la creencia espiritual de que tenemos un alma inmortal que puede seguir poniéndose el traje humano hasta que dominemos la experiencia, es reconfortante. Para mucha gente, es mucho mejor que la alternativa. Podría decirse que es una especie de opiáceo, que, si uno está muy alineado con él, sin importar el sistema de creencias en el que se enmarque, crea una especie de dicha que evita la necesidad de antidepresivos.

Así que, para definir el término *estado de consciencia*, para el propósito de nuestra discusión, vamos a asumir que se refiere a la autoconsciencia y que todos los seres vivos la experimentan en algún grado, incluso las cosas que consideramos inorgánicas. Implica una dimensión adicional, más allá de nuestra pequeña "máquina de carne y hueso", donde tenemos el potencial de conectar con la consciencia mayor, o todo lo que existe. Queda abierto el debate sobre si continúa después de la muerte y de qué manera.

La forma en que elegimos enmarcar nuestra experiencia sobre el estado de consciencia depende en gran medida de nuestro paradigma. Veamos ahora la palabra *paradigma*.

¿QUÉ ES UN PARADIGMA?

De nuevo, la definición de *Merriam-Webster*: "Marco filosófico y teórico de una escuela o disciplina científica dentro del cual se formulan teorías, leyes y generalizaciones y los experimentos realizados en apoyo de las mismas; en sentido amplio, un marco filosófico o teórico de cualquier tipo".

He aquí otra definición: "Un paradigma es una visión del mundo, una perspectiva general, una forma de descomponer la complejidad del mundo real. Como tales, los paradigmas están profundamente arraigados en la socialización de los adeptos y los profesionales: los paradigmas les dicen lo que es importante, legítimo y razonable"[2].

Hoy en día se nos educa en el marco del materialismo científico, que considera la vida en términos de sólidos, líquidos y gases; ve el universo y todo lo que hay en él como una máquina; niega la existencia de la energía sutil y todos los fenómenos asociados a ella (como la visión remota, la sanación a distancia, la telepatía, la sincronicidad, etc.); y, en general, considera que todo es independiente y está separado, incluidos la mente y el cuerpo.

Los conceptos de alma, espíritu, energía sutil, consciencia de unidad e incluso, como he descubierto, sintonización de biocampo, no encajan en nuestro paradigma convencional. Una vez más, la gente se divide en bandos a este respecto: la mayoría acepta lo que se le dice sin cuestionarlo ni mirar más allá, pero para aquellos de nosotros que insistimos obstinadamente en cuestionar lo que se nos dice, nuestro paradigma oficial no nos satisface, se siente incompleto e incluso resulta deprimente.

Esa sensación de que no se me estaba contando toda la historia y, de que no conocer toda la historia estaba contribuyendo a que no estuviera saludable, ha sido el motor de mi búsqueda de la visión completa y lo que me ha llevado, de forma un tanto inesperada, al siguiente nivel, si se quiere, más allá del paradigma: a la cosmología.

¿QUÉ ES LA COSMOLOGÍA?

Merriam-Webster la define como:

1. Rama de la metafísica que estudia la naturaleza del universo; teoría o doctrina que describe el orden natural del universo.
2. Rama de la astronomía que trata del origen, la estructura y las relaciones espacio-temporales del universo; también, teoría que trata estos temas.

Yo añadiría otra definición: el estudio del universo en su totalidad y, por extensión, del papel del ser humano en él. Curiosamente, no se habla mucho de cosmología, sobre todo en la escuela. Nuestras suposiciones sobre la naturaleza de la realidad y del universo forman parte de todas las ciencias, todas y cada una de las disciplinas humanas están influidas por la cosmología que las rige. Es el escenario en el que se desarrolla el drama humano.

Nuestra comprensión del universo y de nuestra relación con él da lugar a nuestros valores, que definen y guían las decisiones que tomamos. Por eso es un concepto tan importante que, sin embargo, pasa desapercibido; en nuestra cultura, en nuestra era de especialistas, el cosmólogo filosófico es prácticamente desconocido. Voy a hablar mucho de cosmología a medida que avancemos, porque en todas mis investigaciones y estudios, he descubierto que es un campo con el que resueno con más fuerza y por eso creo que es importante que le echemos un buen vistazo.

Hace unos años, cuando llevaba a mi hijo de entonces trece años a la escuela, me preguntó: "Mamá, ¿eres una sanadora de sonido o eres una física?".

A lo que respondí: "Bueno, soy una sanadora de sonido que intenta comprender la física de la sanación mediante el sonido. Pero en realidad lo que soy es una narradora cosmológica".

"Creo que le diré a la gente que eres física", dijo.

Es fácil entender por qué mi hijo prefiere decir a sus amigos y profesores que su madre es física. Un científico es un miembro válido y estimado de nuestra comunidad, los físicos en particular. Un sanador mediante el sonido, al igual que el término *medicina energética*, levanta sospechas de inmediato. Lo sé de primera mano. Cuando me comprometí por primera vez a elegir el sonido terapéutico como mi vocación principal y le dije a la gente que era sanadora mediante el sonido, casi siempre noté un rechazo ideológico sutil pero perceptible por parte de la mayoría de la gente. Incluso cuando lo cambié por *terapeuta del sonido*, hubo una especie de rechazo escéptico, un "nunca he oído hablar de eso". Al final fui inteligente y lo cambié por *investigadora que ha estado estudiando los efectos del sonido audible en el cuerpo humano*. Así fue bien recibido por todo el mundo. "Ya, eres científica (lo apruebo). ¿Qué has aprendido?". No tendría sentido decirle a la gente que soy narradora cosmológica porque nadie sabría lo que eso significa, además, suena un poco tonto, así que lo reservo para mí. Pero de todos los diferentes sombreros que he llevado y facetas que tengo (mi marido me llama "la mujer de los 10.000 epitafios"), es lo que me resuena más profundamente.

Lo que he aprendido de la gran pila de libros que he leído, de los muchos maestros que me han enseñado y las percepciones directas de la síntesis de toda esta información, va mucho más allá de la simple comprensión del cómo y el porqué del sonido terapéutico. Es que nuestra historia cosmológica predominante no solo es errónea y limitada y en gran medida no examinada, sino también subconscientemente destructiva, deprimente y desalentadora. Y que cuando la gente conoce esta nueva cosmología, se entusiasma y se llena de energía.

Hace poco di unas conferencias en Nueva York tituladas "Electric You, Electric Universe", en las que presenté esta nueva cosmología (para que se hagan una idea de cuánto más me he interesado por la cosmología filosófica que por la sonora, la presentación PowerPoint de esta conferencia tiene sesenta y dos diapositivas sobre cosmología y tres sobre cómo se relaciona con la sintonización de biocampo). Contar la historia de esta nueva cosmología a la gente es un proceso muy interesante. "Es la pieza que faltaba", me decían, "¡es tan emocionante e inspirador!". Hace que muchas cosas encajen para la gente, y lo que más he oído cada vez que doy esta conferencia es: "Esto tiene sentido".

Nuestra cosmología debería tener sentido. Debería resonar en nosotros a un nivel profundo. Cuando la oigamos, deberíamos saber que la conocemos, aunque aún no la hayamos aprendido. No debería ser difícil de entender.

Y esto me lleva a la siguiente palabra, que me ha resultado muy difícil de entender: *cuántico*.

CUÁNTICO, ¿UNA PALABRA QUE SE USA DEMASIADO?

Una de las quejas clásicas de los escépticos es la forma en que los partidarios de las prácticas alternativas utilizan la palabra cuántico en la descripción de los métodos y materiales relacionados con ellas. He optado por no usar mucho esta palabra, si es que la uso, en mi práctica y en este libro, y hay varias razones para ello.

Una de ellas es que, a pesar de mis muchos intentos de adentrarme en la física cuántica, sigo sin entender realmente lo que dice, aparte de las citas que he escogido que apoyan mi perspectiva de que "todo es, en definitiva, frecuencias". Le compré a mi hijo un libro titulado *Alice in QuantumLand* con la esperanza de que ambos lo leyéramos y juntos llegáramos a comprender la física cuántica. Tal vez sea uno de los terrenos en los que mi dislexia entra en acción, pero, cada vez que intento ir allí, me siento como si estuviera atravesando un pantano.

Veamos la definición de *Merriam-Webster* de la palabra cuántico:

1. Cantidad, porción, parte; cantidad bruta; bulto.
2. Cualquiera de los pequeñísimos incrementos o parcelas en que se subdividen muchas formas de energía; cualquiera de las pequeñas subdivisiones de una magnitud física cuantizada (como el momento magnético).

Así que, básicamente, *cuántico* significa lo más diminuto de lo diminuto. Bien, entonces la física cuántica es: "El estudio de la física a escala subatómica". Pero eso no nos dice mucho, ¿verdad?

He aquí una definición interesante de *A Lazy Layman's Guide to Quantum Physics*. El escritor, James Higgo, un pensador crítico y hombre del renacimiento que filosofó sobre la vida, incluida la física cuántica, dice que las siguientes afirmaciones pueden derivarse de los descubrimientos de la física cuántica:

Tu consciencia afecta al comportamiento de las partículas subatómicas,

o

Las partículas retroceden y avanzan en el tiempo y aparecen en todos los lugares posibles a la vez,

o

El universo se está dividiendo, cada tiempo de Planck (10 E-43 segundos) en miles de millones de universos paralelos,

o

El universo está interconectado con transferencias de información más rápidas que la luz[3].

Higgo continúa explicando que el problema de la física cuántica (por qué a los observadores casuales nos resulta igual que atravesar un pantano) es que hay muchas interpretaciones diferentes de lo que es. Podría seguir describiendo en detalle algunas de las diferentes interpretaciones, pero eso sería adentrarme en la parte confusa que esperamos evitar. Si quieres saber más sobre la física cuántica, no dudes en investigarla y formarte tu propia opinión. Yo, por mi parte, voy a optar por evitar traerla a esta discusión.

Sin embargo, antes de llegar a esta conclusión, para ilustrar mi punto de vista sobre por qué el sonido es un medio terapéutico útil, he utilizado la siguiente cita del físico cuántico Max Planck, quien, al recibir el Premio Nobel de Física en 1918, dijo: "Hemos descubierto que no existe tal cosa como la materia, todo existe como diferentes velocidades de vibración diseñadas por una inteligencia invisible". Citas como esa, que considero física cuántica pop, son las que me hicieron pensar que, puesto que todo es en esencia vibración, incluido el cuerpo humano, tratar la vibración con vibración es lógico y elegante.

Otra palabra para *vibración* es *frecuencia*. Echémosle un vistazo.

¿QUÉ ES UNA FRECUENCIA?

He aquí la definición de *Merriam-Webster*:

> Número de ondas que pasan por un punto fijo por unidad de tiempo; también, número de ciclos o vibraciones sufridas en una unidad de tiempo por un cuerpo en movimiento periódico. La frecuencia f es recíproca del tiempo T necesario para completar un ciclo (el periodo), o $1/T$. La frecuencia con la que gira la tierra es de una vez cada 24 horas. La frecuencia suele expresarse en unidades denominadas hercios (Hz). Un hercio equivale a un ciclo por segundo, un kilohercio (kHz) a 1.000 Hz y un megahercio (MHz) a 1.000.000 Hz.

La frecuencia es simplemente la cantidad de vibraciones que se producen en un periodo de tiempo determinado. Tengo una gran variedad de frecuencias de diapasones, por ejemplo. Como todo vibra, o baila, todo tiene una frecuencia. Cada órgano y cada sistema de nuestro cuerpo resuena a una frecuencia determinada y estas frecuencias generadas se propagan o se alejan de su punto de origen. La frecuencia de nuestro corazón, o latido, es quizá la más fácil de relacionar con este concepto: a menudo podemos oír los latidos de nuestro corazón, sobre todo cuando tenemos miedo o hemos hecho un gran esfuerzo. Sin embargo, cada parte del cuerpo humano, incluido el cerebro, tiene su propio ritmo, su propia gama óptima de frecuencias. De este modo, el cuerpo humano es como una sinfonía con muchos instrumentos. Lo ideal es que todo esté sintonizado y en armonía, pero los factores estresantes pueden hacer que distintas partes de nuestro ser pierdan su frecuencia coherente. Al igual que un coche o un instrumento pueden desentonarse o desafinarse, el cuerpo humano también. Y los diapasones, al aportar una frecuencia coherente con la que el cuerpo puede afinarse, ofrecen una forma muy sencilla y no invasiva de volver a "sintonizarse".

Se nos ha condicionado tanto a pensar en nosotros mismos en términos de nuestras propiedades mecánicas y químicas que, al principio, esta noción de "conjuntos de frecuencias" es un poco difícil de conceptualizar para algunos. Pero si piensas un poco en ello, llegarás a reconocer el aspecto de frecuencia de tu composición interior.

Ya casi hemos terminado con las palabras. Presentaré otras palabras a medida que avancemos y daré sus definiciones, pero antes de seguir adelante echemos un vistazo a un término más: *palabra*.

¿QUÉ ES UNA PALABRA?

Cuando acudimos al diccionario *Merriam-Webster* encontramos una mareante variedad de definiciones para palabra. En aras de la sencillez, tomemos solo la primera de esta fuente y luego vayamos a una fuente más divertida: *The Urban Dictionary*.

> *Merriam-Webster:* Algo que se dice.

> *Urban Dictionary* (en línea): *Word* (palabra) es la forma abreviada de la expresión en inglés *"my word is my bond"* (mi palabra es sagrada), proveniente de los reclusos de las cárceles estadounidenses. La frase luego se acortó a *"word is bond"* (la palabra es sagrada), antes de convertirse en *"word"* (palabra), cuyo uso es más común. Básicamente significa "de verdad" o "decir la verdad".

En los últimos años, este significado de palabra como la expresión en inglés "word", tal y como lo define *Urban Dictionary*, ha entrado en el léxico popular, principalmente por los jóvenes afroamericanos y extendido después a la cultura en general. Es interesante ver cómo se relaciona con la Biblia, que afirma: "En el principio existió la palabra".

Ahora bien, no hay un solo libro sobre la sanación mediante el sonido que no hable de este concepto: que casi todas las historias de la creación de todo el mundo comienzan con algún tipo de deidad que lo crea con la palabra. Nuestra narrativa cosmológica secular estándar excluye a Dios, pero un sonido (el Big Bang) crea algo de la nada. He aquí una forma novedosa de contemplarlo: repite *word* en voz alta, muy despacio, prolongando la *r* como *rrrrr* todo lo que puedas. ¿En qué te hace pensar?

A mí me recuerda a una antigua batidora de huevos con dos palas, una en el sentido de las agujas del reloj y otra en sentido contrario, que emiten el sonido rrrrr. En la historia védica de la creación, prana es "la palabra", las ondas sonoras que surgen del océano luminoso del ser puro, el reposo o el movimiento que da lugar a la realidad explicada siempre cambiante nacida de la realidad implicada inmutable*. Entonces la palabra (la frecuencia) es movimiento, la danza de dos (masculino y femenino, positivo y negativo) que surge de uno.

Hay un dicho védico, "Nada Brahma", que se traduce como "todo es sonido" o "el sonido es Dios" que significa que todo surge por la frecuencia, por el sonido. El sonido ofrece el patrón y el movimiento por el que surgen todas las formas.

Así que, a partir de aquí, vamos a profundizar en el sonido.

---

*El físico David Bohm definió el *orden explicado* como el orden del mundo físico externo y visible. Y el *orden implicado* como la fuente del orden explicado, un todo subyacente a partir del cual la forma física se despliega y se repliega constantemente.

2

EL SONIDO,
¿QUÉ ES?

Comprensión de la ciencia del sonido y por qué lo utilizamos con fines terapéuticos

Puedes ver la enfermedad como una falta de armonía.
Y no hay ningún órgano del cuerpo que no se vea afectado
por el sonido, la música y las vibraciones.

DOCTOR MITCHELL GAYNOR
SONIDOS QUE CURAN

Antes de empezar a hablar de cómo se puede utilizar el sonido en forma terapéutica, hablemos un poco de lo que es. A continuación, se enumeran esencialmente dos definiciones de sonido. La primera describe las vibraciones dentro del alcance de la audición humana, la segunda las vibraciones en general.

1. Vibraciones transmitidas a través de un sólido elástico, un líquido o un gas, con frecuencias en el rango aproximado de 20 a 20.000 Hz, capaces de ser detectadas por los órganos auditivos humanos.
2. Vibraciones transmitidas de cualquier frecuencia.

A efectos de nuestro estudio sobre la sintonización de biocampo, nos referiremos a la segunda definición.

Las frecuencias superiores a 20.000 hercios (abreviado como Hz) se denominan *ultrasónicas* y las inferiores a 20 Hz, *infrasónicas*.

33

Hercios se refiere a ciclos por segundo, término que debe su nombre al físico alemán Heinrich Hertz (1857-1894), que hizo importantes contribuciones al estudio del electromagnetismo. Por ejemplo, un diapasón de 500 Hz oscila 500 veces por segundo.

Las frecuencias producen sobretonos o armonías. Una frecuencia armónica es un múltiplo de una frecuencia fundamental. Una frecuencia fundamental de 500 Hz tiene una primera frecuencia armónica de 1000 Hz (2f), el doble de la frecuencia fundamental. Su segunda frecuencia armónica es de 1500 Hz (3f), la tercera frecuencia armónica es de 2000 Hz (4f) y así sucesivamente. Un instrumento musical produce tanto tonos fundamentales como sobretonos. En realidad, cada tono produce infinitos sobretonos,

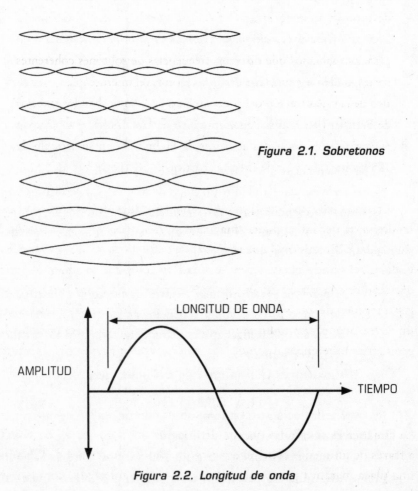

Figura 2.1. Sobretonos

Figura 2.2. Longitud de onda

aunque solo oímos los primeros, concepto ilustrado en la figura 2.1. Cuando pensamos en las ondas sonoras, tendemos a pensar en ellas como se representa en la imagen de la figura 2.2.

La figura 2.2 es la clásica representación de una onda sinusoidal. Pero en realidad el sonido se propaga de manera esférica desde su fuente y puede viajar en formas tridimensionales en espiral. Al respecto, hace poco me topé con esta alucinante descripción:

> Por ejemplo, el sonido no es una vibración del aire. Una onda sonora, como sabemos hoy, es un proceso electromagnético que implica poder ensamblar y desensamblar rápidamente configuraciones geométricas de moléculas. En la física moderna, este tipo de proceso autoorganizado se conoce como "solitón". Aunque es necesario realizar trabajos experimentales mucho más detallados, en principio sabemos que distintas frecuencias de solitones coherentes corresponden a geometrías distintas en el nivel microscópico o cuántico de la organización del proceso. Esto ya lo indicaban los trabajos de Bernhard Riemann, contemporáneo de Helmholtz, que refutó la mayoría de las doctrinas acústicas de Helmholtz en su artículo de 1859 sobre las ondas de choque acústicas[1].

En otras palabras, en lugar del frente de ondas de presión en el que tendemos a pensar cuando imaginamos el sonido que viaja (la onda sinusoidal bidimensional que muestran la mayoría de las representaciones visuales), el sonido puede ser en realidad un complejo patrón geométrico que se mueve a través del medio que atraviesa. Si alguna vez has visto las imágenes de un video de cimática, especialmente las creadas con un CymaScope, un instrumento de laboratorio que hace visibles las geometrías inherentes al sonido y la música, este concepto tiene sentido.

LA CIMÁTICA

La cimática es el estudio del sonido y la vibración que se hacen visibles a través de un medio como el agua en un plato, o una placa de Chladni, una placa metálica plana sobre la que se coloca un medio como la sal, con un altavoz debajo. A medida que cambian las frecuencias emitidas a través del altavoz, las imágenes geométricas producidas por las frecuencias también cambian, de forma espontánea y hasta algo sorprendente. Cuanto más altas son las frecuencias, más compleja es la geometría producida.

La primera vez que vi el clásico video de cimática de Hans Jenny, médico suizo pionero en este campo, quedé estupefacta. Había oído decir que "la corriente sonora subyace a toda la creación", pero no entendí realmente lo que significaba hasta que vi aparecer y desaparecer esos patrones geométricos y reaparecer de forma completamente distinta en respuesta al sonido que se producía. Hay una escena en particular en la que unas limaduras de hierro que parecen personas que bailan se desploman de repente, sin vida, cuando se detiene el sonido, como marionetas a las que se les han cortado las cuerdas. Recomiendo encarecidamente ir a YouTube y ver varios videos de cimática para experimentarlo por cuenta propia, porque en realidad abre los ojos (y los oídos) a este fascinante fenómeno.

Cuando vemos cómo afecta el sonido a las sustancias, resulta lógico que la gente cante mantras. Como los seres humanos somos en su mayor parte agua, cualquier sonido que produzcamos reverbera a través de nosotros, y afecta a todas las estructuras de nuestro cuerpo. Desde el tono de nuestra voz hasta las palabras que pronunciamos y el sentimiento con que las decimos, los sonidos que emitimos provocan una continua estructuración creativa en nuestro cuerpo. Si has visto el trabajo del doctor Masuru Emoto con cristales de hielo, como se muestra en su libro *Los mensajes ocultos del agua*, puedes ver, en formas cristalizadas, los efectos de la diferencia entre palabras y entonaciones beneficiosas y no beneficiosas y cómo eso se traduce hipotéticamente al agua de nuestro propio cuerpo.

El sonido viaja por el aire a unos 350 metros por segundo y por el agua a unos 1.500 metros por segundo, pero esto depende de muchos factores, como la humedad y la temperatura. Cuanto más caliente y húmedo esté el aire, más rápido viajará el sonido a través de él. En general, cuanto más denso es el medio, más rápido viaja el sonido a través de él. Por ejemplo, se puede oír mucho antes la llegada de un tren si se acerca la oreja a la vía metálica en lugar de simplemente escuchar a través del aire.

FRECUENCIAS COHERENTES
VS. FRECUENCIAS INCOHERENTES

La palabra *coherente* se utiliza mucho en la sintonización de biocampo. Aquí tenemos la definición del diccionario *Merriam-Webster*:

1. Ordenado o integrado lógica o estéticamente; consistente: estilo *coherente; un argumento coherente*; que tiene claridad o inteligibilidad; comprensible: *una persona coherente*; *un pasaje coherente.*
2. Que tiene la cualidad de mantenerse unido o coherente; cohesivo, coordinado: *un plan de acción coherente.*
3. Relativo a, o compuesto por, ondas que tienen una diferencia constante de fase: *luz coherente*; producir luz coherente: *una fuente coherente.*

Por lo tanto, una frecuencia coherente es una frecuencia ordenada, consistente, clara y en fase. *En fase* significa "que opera en la misma frecuencia o longitud de onda". Una frecuencia incoherente es desordenada, inconsistente, no clara y fuera de fase (todos conocemos a personas coherentes e incoherentes). Un diapasón produce una frecuencia coherente y por eso es útil como herramienta sanadora.

Las investigaciones del Instituto HeartMath han descubierto que el corazón produce patrones de frecuencia coherentes o incoherentes en función de las emociones que siente una persona. Los sentimientos de amor, aprecio y gratitud hacen que el corazón produzca frecuencias coherentes, mientras que la frustración, la ira y otras emociones denominadas negativas, hacen que el corazón produzca frecuencias incoherentes.

Experimenté por mí misma una tecnología del HeartMath, un sencillo dispositivo que mide y muestra el grado de coherencia producido por lo que se denomina nuestra *variabilidad del ritmo cardíaco*. El HeartMath era uno de los expositores en una conferencia a la que asistí hace unos años y me interesaba probar si su tecnología pudiese ser útil para medir biomarcadores en mi investigación. Me senté a la mesa y me conecté al dispositivo, un pequeño sensor que se sujetaba a la oreja, y empecé a charlar con el representante sobre mi investigación. El resultado en la pantalla del ordenador parecía un gráfico bursátil: era irregular y dentado. Entonces, el representante me hizo pensar en algo que me produjera sentimientos afectivos, así que recordé cómo me despedía de mis hijos antes de salir de viaje. Tuve que despertarlos a las 4 de la mañana para despedirme de ellos y estaban adormitados, se veían adorables. Mientras mi corazón se hinchaba con este recuerdo, la lectura cambió de repente para mostrar una onda sinusoidal ordenada y equilibrada.

Se trata de una herramienta tan hermosa y elegante para mostrar a la gente la diferencia que marcan sus pensamientos y sentimientos con respecto a su salud. Si tenemos en cuenta que el corazón es el ritmo que impulsa todo el cuerpo y, como veremos más adelante, que cada célula está bañada en su campo electromagnético, su "estado de ánimo" afecta al bienestar de todos los órganos y sistemas del cuerpo.

Así pues, no solo nos vemos afectados por el grado de coherencia o incoherencia de nuestro entorno interior, sino también por nuestro entorno exterior.

RUIDO

Mientras escribo esta página desde la mesa de mi cocina, escucho mi refrigerador. Está emitiendo diferentes sonidos: una especie de zumbido bajo y luego un sonido fluctuante, brr BRRR brrr BRR. La verdad es que suena fatal y cuando me concentro en él me doy cuenta de que tengo una tensión en el cuello y los hombros generada por eso.

También tengo dos luces fluorescentes en la cocina que hacen ruido. A veces, si estoy ocupada, no me fijo en ellas, pero otras veces me doy cuenta de que están encendidas y noto que me irritan.

Una vez fui dueña de un restaurante y cuando trabajaba en la cocina, había ruidos diferentes todo el tiempo: los compresores de todas las unidades de refrigeración, las luces del techo, la comida chisporroteando, el estruendo de las voces de los comensales, la música sonando, el lavavajillas en marcha, etc. De vez en cuando, se cortaba la electricidad y todo quedaba en silencio. Siempre que esto ocurría, soltaba un gran suspiro y bajaba los hombros. Todo este ruido era un constante factor de estrés de bajo nivel en mi cuerpo, que creaba tensión muscular, seguida por una falta de flujo energético en mi cuerpo. La tensión crónica provoca fatiga crónica y otros trastornos.

Lo lamentable es que la mayoría de los motores mecánicos y eléctricos se construyen teniendo poco en cuenta la calidad de los sonidos que emiten (pensemos en los sopladores de hojas). Con la excepción de los motores de los submarinos nucleares y otras máquinas de alto rendimiento, la mayoría de las cosas que funcionan a motor, emiten sonidos disonantes y estresantes. Nuestro mundo moderno está tan lleno de ruido, tanto en casa como en el exterior, en un espectro tan amplio de frecuencias, que es un milagro que algunos de nosotros estemos cuerdos o sanos. El caos que nos rodea nos golpea sin cesar mientras nuestros cuerpos luchan por mantener la armonía interior dictada por nuestros "ajustes de fábrica", nuestras frecuencias principales.

El estudio científico de la propagación, absorción y reflexión de las ondas sonoras se denomina *acústica*. Ruido es un término utilizado a menudo para referirse a un sonido no deseado. En ciencia e ingeniería, el ruido es un componente indeseable que oscurece una señal deseada.

Entonces, ¿cuál es la señal deseada? En general, lo que la gente parece buscar como señal deseada son los sonidos de la naturaleza. Lejos del bullicio constante de la civilización, encontramos la restauración en, por ejemplo, el océano, con el estruendo de las olas; en el bosque, junto a la cascada de un arroyo; o en la cima de una montaña, disfrutando del silencio. Este tipo de sonidos se incorporan a menudo a la música sanadora, pero en la actualidad hay un creciente número de profesionales y clientes que están descubriendo el poder de los tonos acústicos puros mediante el uso de gongs, cuencos tibetanos y de cristal, tambores nativos y otros instrumentos acústicos.

¿POR QUÉ UTILIZAR EL SONIDO DE FORMA TERAPÉUTICA?

El cuerpo humano está programado para ser excepcionalmente sensible al sonido. La facultad auditiva es uno de los primeros sentidos que se desarrollan en el útero y el último que desaparece antes de la muerte. Además de percibir el sonido a través de los oídos, también "oímos" las ondas de presión del sonido a través de la piel; y el agua, que constituye cercas del 70 por ciento del cuerpo humano, conduce el sonido cuatro a cinco veces más rápido que el aire.

Nuestros huesos también conducen el sonido, como demuestran los audífonos más modernos, que transportan el sonido a través del cráneo directamente hasta la cóclea; o la técnica de utilizar un diapasón vibratorio para determinar si un hueso está fracturado: en esta técnica, el diapasón se coloca distal a la presunta fractura y el estetoscopio se coloca proximal a la lesión en el mismo hueso; un tono claro indica un hueso no lesionado, mientras que, si el sonido está disminuido o ausente, indica la presencia de una fractura[2].

Se ha descubierto que, además de la estructura que se conoce de receptores en las membranas celulares que reciben y responden a moléculas físicas, también existen estructuras similares a antenas (es decir, cilios primarios) que responden a frecuencias vibratorias. El biólogo Bruce Lipton escribe en *La biología de la creencia*:

Las antenas receptoras también pueden leer campos de energía vibracional como la luz, el sonido y las radiofrecuencias. Las antenas de estos receptores de energía vibran como diapasones. Si una vibración energética del entorno resuena con la antena de un receptor, alterará la carga de la proteína, haciendo que el receptor cambie de forma. Como estos receptores pueden leer los campos de energía, la idea de que solo las moléculas físicas pueden influir en la fisiología celular ha quedado obsoleta. El comportamiento biológico puede ser controlado tanto por fuerzas invisibles como por moléculas físicas como la penicilina, un hecho que proporciona la base científica para la medicina energética sin fármacos[3].

Cuando me encontré por primera vez con este párrafo, tuve que sentarme y mirar por la ventana durante mucho tiempo. Era una explicación de lo que llevaba años observando con mis diapasones, sin comprender muy bien lo que ocurría: diapasones recíprocos diminutos en cada membrana celular, que producían frecuencias incoherentes o coherentes y "cambiaban de tono", por así decirlo, cuando se bañaban en un sonido coherente.

También se me ocurrió que este podría ser el mecanismo biológico de lo que llamamos intuición. Todos percibimos "vibras" procedentes de otras personas, pero ¿cómo las percibimos? La idea de pequeñas antenas en nuestras células que captan las frecuencias ambientales lo explica a la perfección. Una de mis estudiantes, una chica de dieciséis años, nos habló de un programa en la naturaleza al que había asistido y en el que uno de los ejercicios consistía en caminar con los ojos vendados por el bosque mientras algunos de sus compañeros se escondían y emitían señales malintencionadas. El proceso estaba diseñado para sensibilizar a los estudiantes a captar estas frecuencias.

Así es como funciona toda la naturaleza, prestando atención a este tipo de señales. Los que tenemos mascotas sabemos que pueden leer nuestras vibras sin necesidad de usar palabras, y la investigación sobre las plantas ha demostrado que ellas también pueden leerlas: en el libro *La vida secreta de las plantas*, el autor Peter Tompkins cuenta cómo conecta unas plantas a una máquina poligráfica y descubre, entre otras muchas cosas interesantes, que las plantas registraban alarma cuando él tenía la intención de quemarlas con fósforos.

El verano pasado tuve una experiencia memorable con diapasones y plantas conectadas a un polígrafo (no hubo fósforos involucrados). Estaba visitando a unos amigos en Colorado y fuimos a ver a uno de sus compañeros, Luiz, que estaba realizando una investigación para su doctorado en la Universidad de Colorado similar al trabajo de Tompkins. Tenía dos plantas diferentes en su laboratorio, conectadas por finas sondas metálicas a un sistema poligráfico en su computadora. Queríamos ver cómo responderían las plantas al "recibir una sintonización".

Empecé, como hago con mis clientes, localicé el borde del campo, que estaba a unos 70 centímetros de la planta y me fui acercando lentamente, y casi de inmediato, la lectura del polígrafo empezó a bajar. "Eso significa que la planta se está relajando", me explicó Luiz. La lectura continuó descendiendo a medida que me acercaba más y más a la planta y, entonces, ocurrió algo curioso: en el proceso de sintonización de biocampo, el tono se aclara o se ilumina una vez finalizado el trabajo en un chakra determinado, una especie de liberación del proceso. Percibí que esto sucedía con la planta, pero de todos modos volví a golpearla con el diapasón y al instante la lectura empezó a subir. La planta parecía saber que el tratamiento había terminado y empezó a resistirse a mis continuos avances.

La siguiente planta nos brindó otra experiencia bastante curiosa: mientras que la primera era una planta medicinal amazónica, la segunda no era más que una planta ornamental de bambú. Cuando me acerqué a ella con el diapasón, la lectura de la computadora apenas cambió; si acaso, subió ligeramente, y lo que encontré fue algo que no había previsto en absoluto: el diapasón reflejaba en sus sobretonos la frecuencia típica que he llegado a reconocer en las personas como miedo, con una cualidad pulsante en el sonido. ¡Parecía que la pobre planta me tenía miedo! Se lo dije a Luiz y me contestó: "Es interesante que digas eso, porque la semana pasada vino una vidente muy buena, una mujer que trabaja con la policía del estado de Colorado, que también me dijo que la planta tenía miedo". Las implicaciones de esto eran profundas, al parecer, existe un lenguaje emocional vibracional común no solo entre las personas y los animales, sino también con la flora. Esto explica cómo y por qué las plantas de Tompkin percibieron su intención de hacerles daño. También me hizo pensar en cómo decimos "los perros huelen el miedo" y, aunque sin duda lo hacen, también sienten el miedo, junto con cualquier otra emoción vibracional que emitamos, porque todos hablamos el mismo lenguaje a nivel vibracional.

Antes de seguir explorando cómo y por qué actúa el sonido en el cuerpo, vamos a responder a una pregunta que me hacen a menudo: ¿cómo empecé a trabajar con el sonido?

3

CÓMO SURGIÓ LA SINTONIZACIÓN DEL BIOCAMPO

Mi viaje aprendiendo a cantar,
descubriendo el biocampo y
compartiendo mi práctica

*¿Escoge el caminante el camino o el camino
al caminante?*

GARTH NIX, *SABRIEL*

Nunca fue mi intención sanar con sonido, pero a veces la vida tiene una forma de guiarnos hacia las cosas, tanto si creemos que queremos ir por ese camino como si no. Mi viaje ha progresado, como un rastro de migas, de un libro a otro, de un taller y una práctica de bienestar a otra, y me ha llevado a donde estoy ahora, con un punto de vista inusual que no esperaba encontrar cuando emprendí mi viaje.

Mi camino ha sido el de la sanación y surgió por primera vez cuando tenía dieciocho años. Era bulímica desde hacía más de un año: empezó de forma bastante inocente, cuando trabajaba en una pizzería y también iba a la escuela de modelaje. Me encantaba y quería comer pizza, pero el pesaje semanal de la escuela me dejaba claro que, si quería tener algo que ver con el modelaje, tenía que estar más delgada. Un día, una de mis compañeras de trabajo me dijo: "Sé cómo puedes comer lo que quieras y no engordar. Solo tienes que meterte el dedo en la garganta después de cada comida". Había oído hablar de la bulimia y sabía que algunas chicas de

43

la secundaria lo hacían, pero nunca se me había ocurrido hacerlo yo misma hasta ese momento. Al parecer resolvería mi problema, así que decidí intentarlo.

Esta simple aquiescencia me llevó a un infierno de atracones y purgas durante tres años. Por fuera era guapa, segura de mí misma y muy funcional, pero por dentro me convertí en un caos de obsesión constante por saber qué iba a comer, dónde y cuándo y cómo iba a ocultar el hecho de ir a vomitar. Después del primer año, se lo confesé a mi madre, que había crecido en Belfast, Irlanda del Norte, durante la Segunda Guerra Mundial y nunca había tenido suficiente para comer; era delgadísima y siempre lo había sido. Intentó ayudarme concertando una cita con el médico que entonces cubría el seguro y me dijo: "No lo entiendo. Esta es una enfermedad de tu generación".

Durante mi visita a este médico, tuve una discusión con él sobre si la realidad era subjetiva u objetiva: él insistía en que había una realidad objetiva; yo insistía en que el proceso de observarla y definirla hacía que la realidad fuera subjetiva. Tras unos minutos de debate, levantó las manos y exclamó: "¡No puedo ayudarte!".

A partir de ese momento, tuve que arreglármelas sola. Así que empecé a buscar respuestas a mis preguntas: "¿Por qué no puedo dejar de hacer esto?". "¿Cómo es que he perdido el control de mí misma?". "¿Cómo hago para detener este tortuoso diálogo interno en mi cerebro?". "¿Cómo puedo controlarme?". "¿Qué es lo que pasa conmigo?".

Hasta ese momento siempre había sido una nerd: con frenillos, gafas y la nariz metida en un libro. De pequeña nunca tuve lo que yo llamo el "síndrome de la chica linda" porque siempre me había identificado con mi cerebrito. Me salté dos cursos y me gradué en una prestigiosa escuela a los dieciséis años. Pero aquel verano, después de graduarme, cuando me quitaron los frenillos y las gafas dieron paso a lentes de contacto, me di cuenta de repente que no tenía tan mal aspecto y solo por divertirme un poco acabé participando en el concurso Miss Teen Connecticut. Para mi asombro, gané el segundo premio y también el de Miss Fotogénica. De repente, era linda. Y si bien esto aumentó mi autoestima, vino con un imprevisto inconveniente: ser una chica linda significaba ser delgada. En realidad, no lo era; tenía huesos grandes, muñecas y tobillos gruesos, pies anchos y propensión a ser más maciza que esbelta. Me había esforzado por perder algunos kilos para el concurso (y además había mentido sobre mi peso), pero ahora me sentía presionada como nunca para lucir e interpretar realmente el papel. Las revistas *Vogue* y *Mademoiselle* se amontonaban sobre mi mesa de noche, y el maquillaje, los zapatos y la ropa consumían el dinero que ganaba trabajando de camarera.

Cuando empezó la bulimia, yo medía 1,65 y pesaba unos 60 kilos, lo que según las tablas estándar de altura/peso es el peso ideal para una mujer, pero yo tenía en la cabeza, alentada por las revistas de moda que no podía dejar de leer, que debía pesar 50 o incluso menos. Así que empecé a obsesionarme con mi peso, me pesaba varias veces al día y me agobiaba si la aguja se alejaba de mi peso ideal. No pasó mucho tiempo hasta que esto se transformó en un comportamiento obsesivo-compulsivo y, para cuando comencé a purgarme, ya había comenzado a darme atracones de comida. Al final, la bulimia no me hizo perder peso, sino que me impidió ganarlo. Era un ciclo tortuoso que no llevaba a ninguna parte.

Así que, a los dieciocho años, tras la fallida visita al médico de cabecera, obtuve mi primer libro de autoayuda: *TNT: el poder está en tu mente*. Después de años de leer ficción vorazmente, ahora dirigía esa capacidad de devorar libros hacia todo lo que podía encontrar en la categoría de autoayuda; luego se extendió a la ciencia y la espiritualidad, la salud y el bienestar y el potencial humano. Leí a Edgar Cayce, Carlos Castaneda, Tony Robbins, Wayne Dyer, Marianne Williamson, Deepak Chopra, Louise Hay, Caroline Myss y muchos más, y como resultado me di cuenta de dos cosas muy importantes. La primera fue que mi comportamiento autodestructivo había sido programado en mí: nuestra cultura envía dos señales a las mujeres: consumir y adelgazar, y yo me las había arreglado para hacer ambas cosas. No era tan controladora como para volverme anoréxica, ni tan descontrolada como para ser obesa. Como una clásica persona del signo Libra, había descubierto cómo conciliar los opuestos.

Darme cuenta de que estaba respondiendo a una programación me ayudó a quitarme la vergüenza de "¿qué hay de malo conmigo?", pero no repercutió en mi comportamiento de inmediato. Lo que al final me hizo abandonar el hábito de atracón y purga fue la segunda reflexión:

que era mi mano y mi boca y que, si yo no tenía el control, ¿quién lo tenía? Me di cuenta de que tenía que aceptar la responsabilidad de mis elecciones y encontrar dentro de mí la manera de entrar en el ciclo de comportamiento y romperlo.

A los veinte años había dejado de vomitar, pero los atracones no eran tan fáciles de parar. Para complicar las cosas aún más, ese año había abierto una cafetería con mi familia. Antes de cumplir los diecinueve, hice un viaje sola por Europa de ocho meses como mochilera, tras el cual intenté descifrar qué hacer con mi vida. Fui a Europa para encontrarme a mí misma y, hasta cierto punto, lo había conseguido: me di cuenta de que era una escritora después de encontrarme, bolígrafo en mano, escribiendo furiosamente en cuadernos en cafés de toda Europa. Pero también me di cuenta de que aún no tenía nada significativo sobre lo que escribir, que necesitaba pasar un poco de agua bajo el puente antes de que la escritura pudiera dar frutos en mi vida. Mientras tanto, necesitaba ocupar mi tiempo.

Un día, mientras caminaba, poco después de volver de Europa, un destello proverbial de inspiración iluminó mi cerebro: la idea del Vanilla Bean Café vino a mí, completamente formada. Toda mi vida me habían apodado Bean (Frijol). Al ser la menor de seis hermanos y la más pequeña de mi clase en el colegio, el nombre se había quedado conmigo y nadie me llamaba por mi nombre real, Eileen. La idea me entusiasmó tanto que corrí el último kilómetro hasta el edificio que mis padres habían comprado cuando yo estaba en Europa y al que habían trasladado su negocio de venta por correo.

"¡Mamá, papá, abramos una cafetería en la otra mitad del edificio!", exclamé sin aliento y aceptaron en el acto. En realidad, no fue algo tan inesperado, éramos una familia de amantes de la gastronomía: mi madre era una gran cocinera y yo había hecho mi primer menú de restaurante cuando solo tenía siete años (de hecho, todavía lo conservo; tiene, entre otras cosas extrañas, escargot como aperitivo). El edificio estaba muy bien situado para este tipo de negocio, era un antiguo granero de carruajes que había estado adosado a una gran casa que se había quemado, situado en una esquina de la ciudad, con mucho sitio para aparcar y que ya había tenido varias encarnaciones como diferentes negocios.

Mi madre reclutó a dos de mis cuatro hermanos mayores para que la ayudaran y, después de pasar por todo tipo de obstáculos para abrirlo, "the Bean", como llegó a conocerse, abrió sus puertas en Pomfret, Connecticut, en agosto de 1989, con dieciséis sillas y solo nosotros cuatro al timón. Teníamos sopas y sándwiches, café *espresso*, panadería, postres (¡vaya si teníamos postres!), helados y una máquina de yogur helado. Mi madre hacía quiche, mis hermanos sopas y chili y yo me encargaba de hornear.

Decir que los primeros años de Vanilla Bean fueron estresantes para mí sería quedarme muy corta. En cuatro años teníamos, incluyendo las mesas exteriores, 140 puestos y más de treinta empleados. No parábamos de hacer reformas, ampliamos nuestra mitad del edificio a otro tercio y, finalmente, dejamos atrás por completo el negocio de venta por correo, además de construir un gran anexo en la parte trasera que duplicó el tamaño de la cocina.

El primer año trabajé desde las seis de la mañana hasta las diez de la noche casi todos los días. Horneaba por la mañana, trabajaba en todas las comidas y coleteaba el suelo por la noche, para levantarme y volver a hacerlo todo al día siguiente, y al siguiente. Y aunque crecíamos y crecíamos como locos, había largos ratos durante el día, sobre todo en invierno, en los que no había clientes a los que atender. Durante esos periodos, luchaba una furiosa batalla interior: "¿Brownie? ¿Tarta de zanahoria? ¿Magdalena de limón y semillas de amapola? ¿Tarta de mousse de chocolate? ¿Helado?".

El estrés del negocio, los clientes, mis hermanos mayores, los empleados y los horarios incesantes acabaron con mi fuerza de voluntad y mi peso se disparó hasta casi 80 kilos. Puede que no parezca mucho, pero para una reina de belleza adolescente era un destino peor que la muerte. Era incapaz de alimentarme bien y simplemente pasaba el día comiendo azúcar, harina, chocolate, lácteos y café. Mis glándulas adrenales estaban cada vez más saturadas, mis nervios cada vez más crispados, hasta que por fin me di cuenta de que me estaba matando y que tenía que parar.

Había seguido leyendo libros de no ficción y me di cuenta de que en mi búsqueda del bienestar personal había desarrollado un interés por la medicina natural. Me planteé estudiar naturopatía, pero no me entusiasmaba la idea de volver a la escuela por doce años o lo que fuera necesario para ello. En lugar de eso, decidí dejar la cafetería y estudiar masoterapia en Cambridge, Massachusetts.

Fue muy difícil dejar la cafetería. Mis hermanos no estaban nada contentos con mi decisión. Me sentí muy culpable por haber tenido la idea, haber involucrado a todo el mundo, habernos hecho pasar por una lucha épica y marcharme. Pero no podía evitar el hecho de que estaba hecha polvo: tenía la espalda completamente destrozada por estar siempre de pie junto al fregadero, la barra de sándwiches, la cocina y el cubo de los trapeadores. Tenía un dolor constante y crónico. También sufría una disfunción temporomandibular aguda que me producía dolores punzantes en los oídos al azar. Tenía el colesterol por encima de 220, las glándulas adrenales quemadas y las emociones a flor de piel por casi todo.

La escuela de masoterapia parecía un buen antídoto contra todo eso, además de una oportunidad para comenzar una educación en el campo de la salud y el bienestar. Y así fue: conseguí un trabajo de camarera en el House of Blues de Harvard Square y un apartamento en Somerville y bajé sin esfuerzo a la talla cuatro. Comía con regularidad, iba en bicicleta al trabajo, disfrutaba del ambiente en la escuela y empecé a ir a clases de yoga. También recibí diez sesiones de Rolfing (una forma de trabajo corporal profundo que crea un mayor grado de integración estructural). Conseguí estar sana, en forma y más feliz.

Pero en febrero empecé a sentir que la depresión volvía a apoderarse de mí. Me di cuenta de que el problema no había sido solo la comida. Llevaba sufriendo depresión en distintos grados desde que tenía diecisiete años más o menos. Era peor en invierno, pero también aparecía en otras épocas. Seguí sufriendo depresión, esa pesada sensación de que algo te oprime el corazón, hasta que tuve a mi primer hijo, a los veintinueve años, y entonces cesó, como por arte de magia. Puede que haya sido algo hormonal, pero también creo que se debió a que cuando nació Quinn tuve que dejar de pensar tanto en mí misma. Lo que me deprimía era pensar en mí misma y en mis penas, las historias que siempre me contaba. De repente, tenía a otra persona en la que pensar y algo importante que hacer a tiempo completo y el sinsentido disfuncional, depresivo y obsesivo con la comida y el peso desapareció. También me ayudó el hecho de haber estado practicando y enseñando yoga durante un par de años antes de quedar embarazada. El yoga me había ayudado enormemente en mi empeño por comer bien y sentirme mejor con mi cuerpo, entre otras cosas, al ponerme de nuevo en contacto con el interruptor que me dice "estoy satisfecha", que años de atracones me habían hecho anular y desactivar.

Pero antes de eso, e incluso en los años posteriores, el invierno, en especial febrero, era demasiado deprimente para mí. En retrospectiva, es fácil ver que una parte significativa de mi sufrimiento era una deficiencia de vitamina D. Ahora sé que tomar vitamina D3 durante los meses de invierno puede hacer maravillas, pero en 1995 no tenía ni idea. Todo lo que sabía era que la sensación familiar de depresión y estancamiento regresaba después de muchos meses de haber desaparecido por completo. Y entonces recibí una fatídica llamada telefónica que lo cambió todo: mi madre, que nunca había pedido ayuda, estaba del otro lado del teléfono llorando y diciéndome que necesitaba ayuda, que había desarrollado síntomas que parecían indicar que había sufrido un derrame cerebral.

A mi madre le diagnosticaron un glioblastoma, el tipo más agresivo de tumor cerebral, que duplica su tamaño cada treinta o sesenta días. Cuando vimos la tomografía, ya tenía el tamaño de un limón y presionaba la parte del cerebro que controla el habla y la motricidad fina. Optamos por la cirugía, pero empeoró mucho las cosas: el cirujano nos dijo que quizá viviría seis meses, pero murió a las seis semanas y, de repente, me encontré de nuevo en Pomfret, tratando de ocupar el enorme vacío que mi madre dejó.

Mi madre había sido un pilar de la comunidad que dirigía dos negocios y que además cuidaba de mi padre discapacitado a tiempo completo. Mi padre había sufrido un derrame cerebral masivo cuando tenía cincuenta y nueve años y yo diez, que lo dejó paralizado del lado derecho y, al principio, le quitó el habla por completo. Gracias a la rehabilitación, aprendió a andar con bastón y a hablar de nuevo, pero siempre le costaba encontrar las palabras, aunque no tenía problemas para maldecir o cantar. Mi madre había cuidado de él desde entonces, todos los días durante los últimos dieciséis años. Lo levantaba, lo vestía, lo alimentaba y lo llevaba al trabajo, donde tecleaba con su única mano buena, y por las noches lo bañaba, le ponía el pijama y lo metía en la cama. Todos pensábamos que en algún momento papá moriría y mamá recuperaría su vida. Ninguno de nosotros consideró nunca que mamá moriría primero.

Así que de repente allí estaba yo, de vuelta en el restaurante, ahora cuidando de mi padre y, para completar, del negocio de venta por correo. Pero había aprendido algunas cosas en la escuela de masaje sobre los límites y sobre el cuidado personal y estaba decidida a no volver al restaurante, sino a mantener mi interés y mi búsqueda de las artes sanadoras.

APRENDIENDO A CANTAR

Empecé a dar algunos masajes a la semana y también volví a tomar clases de canto. A los veinte años recibí una clara instrucción de mi guía interior de que debía aprender a cantar. Nunca había tenido una buena voz para cantar. Era la chica de la clase de música que tocaba las palmas fuera de compás, desafinaba y hacía rechinar el clarinete. No era nada musical e incluso me avergonzaba de mi voz, pero ahí estaba, esa guía interior que no dejaba de darme codazos (ese "magnetismo sutil" de Thoreau, o lo que más tarde llamaría "el buzón interno") hasta que tomé cartas en el asunto, concreté mi primera cita y acudí con el corazón en un puño. El profesor de música tocaba el do central en el piano una y otra vez, intentaba que yo igualara el tono con un la. No podía emitir ningún sonido, me temblaban las rodillas y me sudaban las palmas de las manos, hasta que finalmente emití un sonido estrangulado y rompí a llorar.

Durante los siete años siguientes, acudí a siete profesores de canto diferentes. Los cinco primeros me dijeron que nunca podría cantar porque tenía sordera tonal: no podía oír las notas con claridad ni reproducirlas correctamente y siempre estaba desafinando. Sin embargo, no podía quitarme de la cabeza el proverbio africano: "Si puedes andar, puedes bailar; si puedes hablar, puedes cantar". Para mí, cantar era como un derecho humano de nacimiento y estaba convencida de que podía, de que todo el mundo podía; solo tenía que encontrar al profesor adecuado.

Muchas veces regresaba a casa llorando después de las clases, preguntándome qué me pasaba o qué me había ocurrido para estar tan reprimida. Muchas de mis clases me parecían una tortura, pero volvía una y otra vez. Cuando llegué a la sexta profesora, había hecho algunos pequeños progresos, pero seguía desafinando la mayor parte del tiempo. Lo que diferenciaba a mi sexta profesora, aparte del hecho de que creía que podíamos llegar a algún sitio, era que en ese periodo de tiempo había empezado a hacer yoga y había realizado las diez sesiones de Rolfing. Los patrones de tensión de mi cuerpo que se reflejaban en mi voz empezaron a aflojarse y suavizarse.

Había pasado la mayor parte de mi infancia a la defensiva. Como la menor de seis hermanos, con entre seis y doce años de diferencia con el resto de la manada, era a la vez vulnerable y sensible (según mi madre, era "demasiado sensible" y "me lo tomaba todo a pecho") y estaba siempre defendiéndome de cosas como bromas pesadas, ataques de cosquillas, "la garra", mordiscos de camello y el sarcasmo mordaz. El hecho de saltarme dos cursos en la escuela también me había colocado en lo más bajo de la jerarquía y muchos días volvía a casa llorando de la crueldad que sufría por ser mucho más pequeña y más nerd que los demás (no di por fin un estirón y dejé de parecer de sexto curso hasta que cumplí los dieciséis años y estaba en el último curso de secundaria).

Y a partir de los diez años, después de que mi padre sufriera un derrame cerebral, mis padres, que nunca habían sido una fuente de estrés para mí, ahora lo eran, constantemente. Tras el derrame, mi padre empezó a sufrir crisis epilépticas imprevisibles, aterradoras y violentas, e incluso después de controlarlas con medicación, de vez en cuando dejaba de tomarla sin avisarnos porque no le gustaba tener que tomar fármacos, lo que provocaba otro ataque imprevisto y alarmante.

Mi madre sufrió una crisis nerviosa tras el derrame de mi padre. Siempre había sido paciente, fiable y cariñosa conmigo, pero ahora, abrumada por tener que cargar de repente con un marido gravemente discapacitado, más las responsabilidades de llevar el negocio de mi padre (que debido a la inflación de los años 70 estaba en números rojos por primera vez en su larga historia), mantener una casa grande, cuidar de cuatro hijos adolescentes (la mayoría de los cuales eran propensos a beber y conducir) y de mí a los diez años, mi madre empezó a pasearse por los pasillos por la noche, gritando que ojalá estuviera muerta. Trasladé mi cama a su habitación para que dejara de gritar por la noche y funcionó, pero antes de que se me ocurriera esa idea, me quedaba tumbada en la cama de mi habitación, conteniendo la respiración, con todos los músculos tensos como la cuerda de un piano. Deseaba fervientemente que mi padre mejorara y que la pesadilla terminara y, aunque se recuperó un poco, a partir de entonces siempre necesitaría cuidados constantes.

Así que todas estas experiencias se combinaron para reprimirme por dentro, lo que creó una fisiología blindada. Una vez, hablando con mi marido de esto, le dije que tenía una "buena defensa", a lo cual él respondió: "No tienes una buena defensa; estás supremamente acorazada".

En mi consulta he observado que cuanto más inteligente es una persona, más elaboradas son sus defensas, tanto para protegerse de recuerdos desagradables internos como de estímulos desagradables externos. Yo había construido un elaborado sistema de defensa para hacer frente al constante bombardeo de estrés, que implicaba el bloqueo de muchas partes de mi cuerpo. Las señales cerebrales responsables del movimiento de la laringe viajan a través del nervio vago, también llamado "nervio errante" porque recorre gran parte del cuerpo. Cuando hay constricción en el cuerpo, esto se refleja en la voz: todos sabemos lo fácil que es saber cuándo alguien está estresado cuando oímos su voz por teléfono; la constricción física contrae el sistema nervioso y se refleja en la calidad tonal de la voz. Además, en medicina china, los riñones "se abren a los oídos". También se dice que contienen las vibraciones del shock y del miedo. Mis riñones siempre han sido un eslabón débil y varios practicantes de medicina energética han aludido a energía bloqueada allí. Sin duda, esto también influyó en mi deficiencia auditiva.

Así que, durante el tiempo que estuve trabajando con mi sexta profesora de canto, experimenté una serie de avances que me permitieron relajarme lo suficiente como para oír con más claridad y empezar a ser capaz de cantar afinado con más regularidad. Seguía sintiéndome atada, como si tuviera un nudo en la garganta, pero al menos estaba avanzando. Cuando llegué a mi séptima profesora, después de nuestra primera práctica juntas, me dijo: "Puedes oír y cantar bien". Fue un alivio enorme escuchar por fin esas palabras. Así que, basándome en esta experiencia, creo que es posible para la mayoría de las personas que no tienen una deficiencia física real en su sistema auditivo aprender a cantar. Puede que se necesite una cantidad ridícula de perseverancia, pero la sordera tonal no tiene por qué ser una sentencia de por vida.

Hoy en día, la gente suele sorprenderse al descubrir que tuve que aprender a oír y que no soy musical por naturaleza, aunque parece haber una suposición general de que sí lo soy. He descubierto que, aunque tengo paciencia para enseñar lo que me costó aprender, tengo muy poca para enseñar lo que me resulta fácil (una lección de repostería mía es algo así como: "Agregas un poco de esto con un poco de esto otro, lo mezclas y lo dejas en el horno hasta que huela a listo"). He tenido que trabajar mucho para poder oír con claridad.

Y en definitiva no tengo una afinación perfecta; incluso después de usar la escala do de los diapasones durante quince años, no puedo identificar qué nota se está tocando si alguien coge un diapasón al azar y lo activa. Siempre me he centrado más en la información de los sobretonos que en el sonido real de la nota en sí, lo que puede tener algo que ver con esto. Dicho eso, desde la primera vez que tomé un diapasón, pude "oír las historias" en la disonancia de los sobretonos cuando pasaban por el cuerpo. Lo que nos lleva a esta parte de nuestra historia: cómo empezó y evolucionó el proceso que yo llamo *sintonización del biocampo*.

CÓMO SURGIÓ LA SINTONIZACIÓN DEL BIOCAMPO

Soy investigadora por naturaleza y, cuando me interesa un tema concreto, tiendo a leer todo lo que encuentro al respecto. En 1996, poco después de conocer la física cuántica y la idea de que todo es vibración, alguien me regaló un libro sobre el uso del color y el sonido en la sanación. Enseguida se me ocurrió que, si todo es vibración, tratar la vibración con vibración es lógico y elegante, así que procedí a leer todo lo que pude encontrar sobre el tema. Cuando estaba llegando al final de mi lectura, recibí por correo un catálogo en el que se anunciaba un juego de "diapasones para la sanación", los cuales ordené impulsivamente. Los diapasones se llamaban Espectro Armónico Solar: ocho diapasones en la octava de la escala de do mayor. Venían con instrucciones muy sencillas: utilizar la nota do sobre el chakra raíz, la nota re sobre el chakra sacro y así sucesivamente, hasta la nota si en el chakra coronario. Según la tradición védica y otras tradiciones antiguas, hay siete centros energéticos principales, o chakras, que recorren la columna vertebral, los cuales se consideran parte de la anatomía sutil del cuerpo.

Empecé a experimentar con los diapasones con algunos de mis clientes de masajes terapéuticos. Activé los diapasones golpeándolos contra un disco de hockey y luego los sostuve sobre el cuerpo según las instrucciones. Enseguida me di cuenta de que la calidad del sonido (el volumen, el tono y el timbre) cambiaba en función de dónde se sujetara el diapasón. Esto me sorprendió mucho, ya que esperaba que el diapasón produjera un tono constante y regular. Un solo golpe podía producir tonos planos, agudos, apagados, fuertes, suaves o llenos de estática a medida que movía el diapasón por el cuerpo.

Además, descubrí que, si un cliente se quejaba de dolor en una zona concreta, el diapasón producía un tono fuerte y agudo o un tono lleno de estática y "ruido". Después de sostener el diapasón sobre la zona, unos quince centímetros por encima del cuerpo, descubrí que al cabo de unos instantes el tono se volvía claro. De nuevo, para mi sorpresa, el cliente volvía a la semana siguiente y me decía que todo su dolor había desaparecido después de la sesión. Las personas también me decían que se sentían más tranquilas, despejadas y "más ligeras" después de las sesiones.

Otro fenómeno curioso que observé fue que sí podía "arrastrar" los puntos que estaban más energizados, lo que supuse que ocurría en las zonas donde el tono se hacía más fuerte. Por ejemplo, si pasaba el diapasón por la cadera de una persona y el tono se hacía más fuerte allí, podía hacer algo parecido a "enganchar" la zona energizada y tirar de ella con el diapasón. Para mí tenía sentido que sonara más fuerte en el centro del cuerpo, a lo largo de la columna vertebral, en las zonas donde se encuentran los chakras y los plexos nerviosos.

Desarrollé una técnica que denominé "pulsar, arrastrar y soltar", que en esencia consiste en "peinar" lo que solo puedo describir como energía desde la periferia del cuerpo hasta la línea media vertical. El proceso era similar a utilizar un imán para mover limaduras de hierro por una superficie. Noté un claro aumento en el volumen del diapasón en la zona sobre cada chakra después de completar este proceso de arrastre.

Los chakras

La palabra *chakra* significa "rueda" y estos centros energéticos se consideran ruedas giratorias o vórtices de flujo de energía sutil. Como puede verse en la figura 3.1 de la página 56, estos centros se sitúan en los mismos lugares o cerca de nuestros plexos nerviosos (piensa en la energía sutil como una armonía superior de la electricidad presente en un grupo nervioso).

A decir verdad, no me gusta utilizar la palabra *chakra* porque es una de esas palabras que para mucha gente tiene la carga de lo desconocido. En mi esfuerzo por tender puentes entre los ámbitos de la ciencia y la espiritualidad, intento, siempre que es posible, elegir palabras o frases que me resulten más familiares. Sin embargo, no hay equivalente en nuestra lengua para la palabra *chakra*, porque el concepto de esta característica de nuestra anatomía energética no existe en este idioma.

Los clientes empezaron a pedirme que utilizara cada vez más el sonido y, al cabo de unos meses, me encontré haciendo más sesiones de sonido que de masaje. Como me encontraba en un terreno totalmente nuevo, sin más mapa de ruta que las sencillas instrucciones que venían con los diapasones, tuve que confiar en mis sentidos y en mi guía intuitiva a medida que avanzaba en el proceso.

EL BUZÓN INTERNO

El buzón interno es la metáfora que utilizo para describir la orientación intuitiva. Una vez me topé con este concepto en un libro, cuyo título no recuerdo, en el que el autor hablaba de su experiencia con el proceso

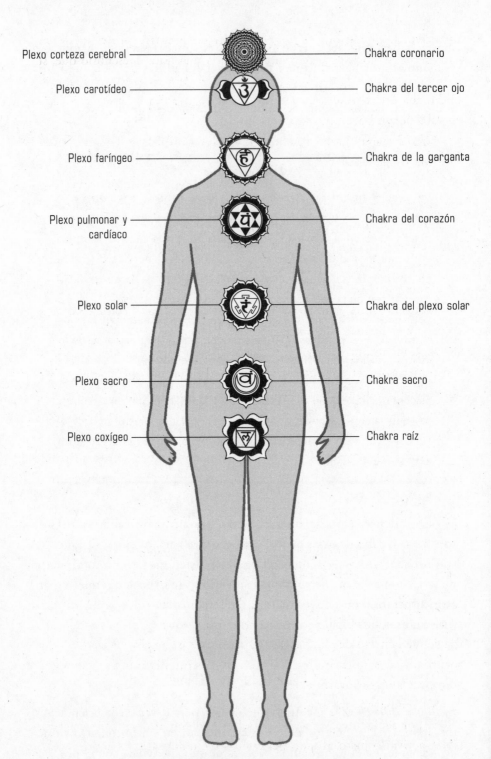

Figura 3.1. Chakras y plexos nerviosos

intuitivo. Lo describió como un buzón en la parte posterior de su cabeza que se abría al azar y en el que caía una nota. Descubrió que, si la nota contenía instrucciones para hacer algo, por ejemplo, y él lo hacía, observaba un resultado beneficioso. Así, aprendió a confiar en lo que entraba por su buzón interno y a seguirlo.

Creo que esa es una gran manera de describir lo que llamamos guía interior, o maestro interior, y como alguien que ha sido autodidacta en el uso de diapasones, diría que esta también ha sido mi experiencia. No me siento cómoda cuando la gente habla de guías, ya sean angelicales, animales o de otro tipo, porque desde mi punto de vista no podemos saber en realidad qué hay detrás de esta gota de información. Y yo, por mi parte, me conformo con este misterio.

Traigo a colación el buzón interno porque fue este proceso el que determinó en gran medida el desarrollo de este trabajo. Quizá se deba a la forma en que me criaron: después de tener cinco hijos, y ser yo la menor, mis padres ya se habían dado cuenta de algunas cosas y me dieron mucho espacio para "hacer lo que me apeteciera", y, en consecuencia, siempre he estado muy en sintonía con mi consciencia interior. También viajé mucho por mi cuenta entre los diecisiete y los veinte años y tuve que confiar por completo en mi propia consciencia e intuición para navegar en este proceso. Por todo esto, no sufro el miedo, la duda y la incertidumbre que muchas personas experimentan cuando se trata de escuchar y confiar en su guía interior.

DESCUBRIENDO EL CAMPO ENERGÉTICO ALREDEDOR DEL CUERPO

Seguí utilizando el sencillo método de pulsar, arrastrar y soltar en los siete chakras principales de la parte frontal del cuerpo hasta que un día se me ocurrió dar la vuelta a la persona y bajar por la espalda. Me sorprendió descubrir un terreno completamente distinto en la espalda y empecé a incorporarlo a cada sesión.

Sin embargo, mi mayor descubrimiento se produjo un día de 2005, por accidente. Me acercaba a la mesa con el diapasón activado (solía activarlo justo al lado del cuerpo), cuando a unos centímetros de un lado de la garganta de mi cliente el tono del diapasón se disparó y se volvió bastante alto y agudo. Investigué la zona y descubrí una "bolsa" de unos diez centímetros de ancho que, cuando el diapasón la recorría, el volumen subía. Cuando el diapasón se alejaba, el volumen volvía a bajar. Intrigada, empleé el método de pulsar, arrastrar y soltar tirando de la bolsa hacia el chakra de la garganta, donde sentí como si fuera succionada por el cuerpo. Esta persona en particular se quejaba de dolor en la mandíbula, el cuello y los hombros de ese lado. Cuando en un principio investigué la zona, me sorprendió no encontrar ningún ruido en ella y estaba dándole vueltas a esta observación cuando descubrí que, de hecho, el ruido estaba en el campo energético del cliente, que era lo que había supuesto basándome en lo que había leído en la literatura esotérica hasta ese momento.

Esta persona había acudido a muchos tipos diferentes de médicos, entre ellos un osteópata, un acupuntor, un quiropráctico y un masajista, sin encontrar alivio para esta incómoda dolencia. Me llamó al día siguiente de la sesión para decirme que, para su sorpresa (y la mía), el dolor había desaparecido por completo. Y solo volvía a aparecer, brevemente y de vez en cuando, si se estresaba.

Después, empecé a explorar la zona que rodeaba el cuerpo. Me alejé todo lo que me permitía el espacio (alrededor de dos metros) y desde allí fui peinando el plano de la camilla hacia el cuerpo. Empecé a encontrar fenómenos que percibía como "bolsas", "muros" y "campos" y diferentes tipos de información vibratoria expresada a través de los sobretonos en cada persona con la que trabajaba, en varias posiciones alrededor del cuerpo. Descubrí que tenía la capacidad de traducir la información o de "oír la historia" que contaban los diapasones. Esta capacidad de oír más que una persona normal se denomina *clariaudiencia*, en contraste con la *clarividencia*, que describe el fenómeno de ver más allá, como en el caso de ver colores en los campos energéticos de las personas. En ciertas zonas, el tono sonaba o parecía triste, enfadado, temeroso o cualquier otra emoción. Al igual que una tercera menor en música es una expresión universal de tristeza, la interfaz entre lo que me parecía un patrón de información almacenada en el campo y el sonido de los diapasones evocaba una sensación de emoción, al igual que la música. Y, para mi sorpresa, empecé a descubrir que las mismas emociones parecen residir en los mismos lugares de cada persona.

Por ejemplo, seguía observando, o más bien, oyendo, la emoción de la tristeza en la zona del hombro izquierdo, las emociones de la culpa o la vergüenza en la zona derecha de la cadera, una sensación de preocupación en el lado izquierdo de la cabeza, y así en todo el cuerpo. Tardé varios años, pero, como si fuera un rompecabezas, surgió la imagen completa de lo que ahora llamo la *anatomía del biocampo*, que detallaré en el capítulo 7.

Muy a menudo, cuando encontraba una bolsa de energía e información, podía "oír", a través del buzón interno, no solo cuál era la emoción implicada, sino también la edad a la que se generó por primera vez. Me di cuenta de que la información generada en la actualidad o en el pasado reciente estaba más cerca del cuerpo, mientras que la información de la infancia, incluyendo la gestación y el nacimiento, se encontraba en el borde exterior del campo, que en la mayoría de las personas está a un metro y medio de distancia; y el resto de la historia vital quedaba en el medio, como los anillos de los árboles. Estas observaciones no concordaban con la literatura esotérica tradicional, en la que no encontré nada parecido a una descripción de este fenómeno de la línea temporal, o de la segmentación de emociones específicas en lugares determinados a los lados de los chakras. Aunque gran parte de lo que encontré coincidía con la descripción de Caroline Myss de las emociones que residen en cada chakra, que se encuentra en su libro *Anatomía del espíritu*, no había encontrado ninguna otra referencia a este fenómeno en particular, a pesar de haber leído mucho sobre el tema. Así pues, partí de la idea de que lo que observaba era un fenómeno objetivo. Solo tras haber visto cómo los patrones se repetían una y otra vez en cientos de personas, y ahora que mis alumnos observan el mismo fenómeno, me siento más segura de que esta estructura de almacenamiento de información puede existir de hecho en el campo energético del cuerpo, al menos en el nivel donde interactúa con las frecuencias audibles producidas por los diapasones.

Dicho esto, quiero señalar que también existe la posibilidad de que esto pueda ser un constructo de mi imaginación. Un cliente mío que es zahorí y enseña radiestesia me contó una historia sobre cómo en una de

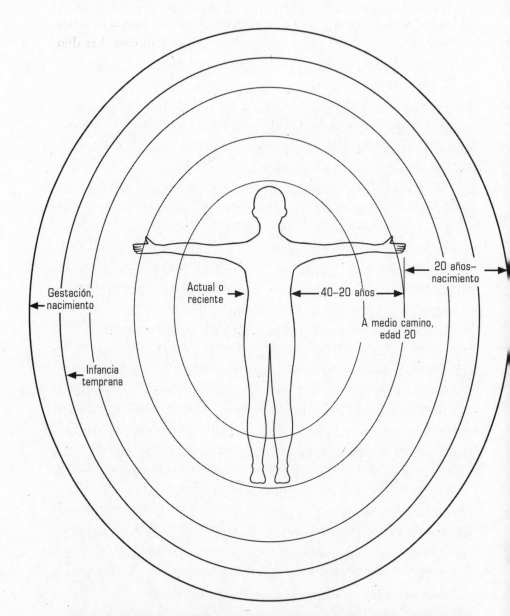

Figura 3.2. Anillos de edad del biocampo de una persona de cuarenta años. Al igual que los anillos de los árboles, el registro de nuestros primeros años se desplaza hacia el exterior, y se aleja del cuerpo, a medida que envejecemos
Ilustración de Kimberly Lipinski

sus clases había construido con su mente una línea de energía terrestre en un lugar concreto del campo que había detrás de su casa. Les dijo a sus alumnos que esa línea estaba presente en algún lugar, pero no les dijo que la había construido con su imaginación. Luego, todos volvieron allí y la encontraron con sus varillas de radiestesia. Luego, él la deconstruyó con su mente, tras lo cual ninguno de sus alumnos pudo volver a encontrarla. La mente es muy poderosa y capaz de cosas que van mucho más allá de lo que nos han enseñado. Este ejemplo demuestra que toda esta estructura que yo llamo *anatomía del biocampo* puede existir solo como un constructo que parece presentarse cuando trabajo con personas y que, de hecho, no existe realmente.

Un pequeño experimento que realicé apunta a esta posibilidad. Estaba demostrando la técnica a un profesor de física que me sugirió que probara a sujetar el diapasón con una pinza en lugar de con la mano para ver qué ocurría. Me quedé atónita al comprobar que el cambio de volumen en el que había llegado a confiar como indicación de que estaba encontrando "energía" o "carga" no se producía cuando no tocaba el diapasón con las manos. Podía oír los cambios en los sobretonos, pero el volumen producido por el diapasón permanecía constante a medida que atravesaba el campo. Esto me demuestra que mi energía influye claramente en el proceso, ya que el uso de la pinza interrumpe el circuito de intercambio de energía. Así que, a fin de cuentas, no entiendo lo que está pasando y es por este desconocimiento que deseo continuar mi investigación, mediante equipos de grabación sensibles y, posiblemente, un brazo mecánico y un diapasón que se golpee a sí mismo. Aunque, como han señalado mis alumnos, sin importar que el biocampo exista de forma real y objetiva o no, el método y la estructura pueden enseñarse, reproducirse y producir resultados beneficiosos.

COMPROMISO CON EL SONIDO

En 2006 llegué a una interesante encrucijada en mi práctica. Llevaba diez años ejerciendo a tiempo parcial, por recomendación de boca en boca, y atendía como mucho a dos o tres personas a la semana. Era una curiosidad, un pasatiempo, pero nada que me apeteciera hacer como vocación. En primer lugar, me resultaba muy difícil conciliar a la capitalista con la sanadora que llevaba dentro, simplemente no parecían encajar. Y luego estaba el hecho de que la práctica era extraña y difícil de explicar, así que parecía mucho más fácil mantenerla como un pasatiempo ocasional.

Vendí mi parte del Vanilla Bean Café a mis hermanos en 2002, después de que Coca-Cola nos sorprendiera al elegir nuestro local para el lanzamiento de la Coca-Cola con sabor a vainilla. Al parecer, como querían algo fuera de lo común para este lanzamiento, hicieron una búsqueda en internet de la palabra vainilla y dieron con nuestro sitio web. En mayo de 2002 llegaron las primeras cajas de Coca-Cola de vainilla al Vanilla Bean Café de Pomfret, Connecticut, lo que lo convirtió brevemente en lo que los medios llamaron "el centro de refrescos del universo". Después, aparecimos en todos los periódicos importantes de Nueva Inglaterra y durante varias semanas fue el único lugar donde se podía comprar Coca-Cola de vainilla. Nuestro restaurante, ya muy concurrido, se llenó aún más de gente y aproveché la oportunidad para retirarme por completo y traspasar el negocio a mis hermanos. Como nuestro padre había muerto en 1998, después de tres años de cuidar de él, no tenía nada que me retuviera en Pomfret y mi marido y yo decidimos cumplir nuestro sueño de vivir en Vermont.

Nos instalamos en una ciudad llamada Johnson, en el norte del estado, y tras unos años de vivir de forma sencilla, trabajar a media jornada y disfrutar de mis hijos, que tenían uno y cuatro años cuando nos mudamos, sentí el impulso empresarial de montar otro negocio. Como ya tenía experiencia con la comida, pero no quería volver al negocio de los restaurantes, decidí crear algún tipo de empresa de alimentación especializada. Iba a los supermercados los domingos por la tarde y me fijaba en los tipos de productos que habían tenido "éxito", que se habían vendido más que otros. Buscaba un nicho sin cubrir, un mercado prometedor y un buen margen de beneficios.

La idea de hacer palomitas dulces (y saladas a la vez) se me ocurrió un día mientras estaba en la cocina pensando en un aperitivo para los niños. La verdad es que nunca había comido palomitas dulces, pero había visto a la gente hacer largas filas para comprarlas en ferias y festivales y nunca las había encontrado en ninguna tienda. Así que me propuse poner en marcha un negocio de palomitas dulces: conseguí un caldero comercial, algunos ingredientes y empecé a preparar lotes. Como estaba en Vermont, tenía sentido que fueran de arce y, como me orientaba en esa dirección, también orgánicas. Empecé a llevar muestras a las tiendas locales y, en relativamente poco tiempo, ya abastecía a más de cincuenta establecimientos, algunos de ellos grandes supermercados.

Después de menos de dos años, llegué a una coyuntura con las palomitas en la que hacerlas a mano se había convertido en algo engorroso. Las palomitas volaban de las estanterías y la demanda no paraba de crecer, por lo que mi infraestructura original no daba abasto. Necesitaba ampliarla y automatizarla en cierta medida, pero no disponía de recursos para hacerlo sola, así que necesitaba inversores. Elaboré un plan de negocio y comencé a buscar ayuda, pero no paraba de toparme con obstáculos. Empecé a tener la sensación de que el universo me iba poniendo piedras en el camino, hasta que un día me paré y me dije: "Si algo tiene que pasar, pasa. Esto no está ocurriendo, así que quizá deba ocurrir otra cosa, en cuyo caso estoy abierta a lo que sea".

A veces recibo mensajes por el buzón interno que son como correo certificado en vez depósitos. La idea del Vanilla Bean Café, la idea de mudarme a Vermont, los mensajes de correo que llegan en momentos cruciales como estos tienen una cierta potencia adicional. Pocos días después de cuestionarme la conveniencia de intentar superar los obstáculos con los que me estaba encontrando, recibí una orientación muy clara a través del buzón interno: "El mundo necesita más la armonía que otro refrigerio. Vende el negocio de las palomitas tal como está, ve a la escuela, obtén algunos títulos y aprende y enseña sobre el sonido". ¿Cómo podía discutir eso?

Era un viernes por la mañana. Ese día me encontré con una conocida y acabé comiendo con ella. Me preguntó cómo iban las cosas con mi negocio de palomitas y le dije que estaba planeando venderlo, que iba a publicar algunos anuncios la semana siguiente. Fue la única persona a la que se lo conté, aparte de mi marido. Dos días después, se encontró con un conocido suyo en el supermercado y mi nombre salió en la conversación. Le preguntó cómo iban las cosas en mi negocio de palomitas y ella le informó que estaba planeando publicar algunos anuncios para venderlo. "¡No dejes que haga eso!", le dijo. "¡Estoy muy interesado en comprarlo!".

Y así lo hizo. Seis semanas después, en noviembre de 2006, le vendí el negocio de palomitas, me matriculé en unas clases en el Community College de Vermont y me comprometí a atender a más clientes. En los años siguientes terminaría mis estudios universitarios y de posgrado y acabaría ejerciendo como practicante y profesora del método de la sintonización de biocampo, incluso dando clases de sanación mediante el sonido en la Universidad de Northern Vermont.

MIS PRIMEROS DIAPASONES SOLFEGGIO

En 2008 añadí un nuevo juego de diapasones a mi práctica, un juego Solfeggio de nueve piezas no ponderadas. Generalmente, los diapasones no ponderados se utilizan por encima del cuerpo y los diapasones con pequeñas pesas sujetas a los extremos de sus dientes se utilizan con los mangos colocados directamente sobre el cuerpo. Este juego tiene tonos más claros y brillantes que el juego de escala de do y, aunque en teoría no es una escala musical, yo lo utilizo de la misma manera ascendente, con los tonos más bajos en la parte inferior del cuerpo y los tonos más altos en la parte superior.

La historia de cómo acabé eligiendo los diapasones Solfeggio es interesante. Empecé a sentir que necesitaba un juego de diapasones nuevo y diferente, así que entré en internet para ver qué había disponible. Encontré tantos juegos diferentes que no sabía qué elegir. He desarrollado el hábito de pedir al universo algún tipo de señal cuando estoy confundida y he descubierto que es una práctica útil. Esta experiencia no fue diferente. Cerca de una semana después de mi petición, recibí un correo electrónico de un conocido, que me escribió: "Ayer conocí a una mujer que utiliza diapasones Solfeggio. ¿Has oído hablar de ellos?". Le contesté que no, pero le agradecí que me lo contara. Luego de otra semana, recibí otro correo electrónico de un amigo mío que había estado viendo videos en YouTube: "Acabo de ver un video sobre diapasones Solfeggio, ¿has oído hablar de ellos?". A lo que respondí: "Pues sí, de hecho, he oído hablar de ellos".

Otra semana después, me encontré con una amiga para comer. Nos sentamos a la mesa, ella sacó un libro del bolso y me lo dio: "Cuando salía de casa, este libro prácticamente saltó de la estantería. Creo que debes leerlo". El libro se titulaba *Healing Codes for the Biological Apocalypse*, de Leonard Horowitz y Joseph Puleo. Según descubrí al leerlo, era la historia de cómo surgió la escala Solfeggio, representada en los juegos de diapasones de los que había estado oyendo hablar.

Dado que era la tercera vez en tres semanas que oía hablar de esta escala y, dado que la escala se basa en el número 3, lo tomé como una sólida indicación de que mi próximo juego de diapasones debería ser el juego Solfeggio. Cuando me llegaron, quedé tan encantada con la belleza de los tonos (claros, cristalinos y brillantes) que abandoné inmediatamente el Espectro Armónico Solar, que sonaba apagado y turbio en comparación. Utilicé solo este juego durante un tiempo, pero descubrí que, en algunos casos, sobre todo cuando alguien se encontraba en algún tipo de situación aguda, los tonos, al estar en una parte del campo que los agudizaba, eran en realidad demasiado brillantes, por lo que acabé utilizando ambos juegos juntos en las sesiones hasta finales de 2012, cuando dejé de utilizar el espectro armónico por completo.

MÁS ADICIONES A MI REPERTORIO

En 2008 empecé a trabajar en los pies de las personas. Por alguna razón no obtuve ninguna información clara en torno a los pies con respecto a qué podría relacionarse con la resistencia en esa zona y, en realidad, nunca lo he hecho hasta la fecha. Siguen siendo un poco misteriosos para mí y son un área en blanco en el mapa de la anatomía del biocampo. Luego, en 2009, empecé a incorporar el trabajo en las rodillas de las personas: descubrí que la información contenida en las rodillas, relativa al movimiento hacia delante, la liberación y la acción espontánea, era tan clave para la capacidad de una persona de "desatascarse", que me sentí un poco mortificada por haber hecho el trabajo de sonido durante tanto tiempo sin incorporar esta parte crítica de la anatomía.

Sin embargo, incluso sin esta pieza, solía recibir comentarios fascinantes de la gente sobre sus experiencias con el trabajo. El sonido parecía ser útil en especial para el dolor y la ansiedad. En algunos casos, oí que trastornos masivos de ansiedad se habían resuelto en una sola sesión, o que el dolor que una persona había experimentado durante treinta años había desaparecido a la mañana siguiente de la primera sesión. Los clientes me dijeron que también era útil para muchos otros tipos de problemas: trastornos digestivos, trastornos menstruales, depresión, insomnio, migrañas, "estancamiento" emocional, fibromialgia, artritis y muchos más.

Aunque llevaba unos años utilizando un diapasón ponderado C128 de vez en cuando, sobre todo al colocar el mango en los nudos de los hombros, en 2010 adquirí un diapasón ponderado de 26 Hz. Este diapasón es el de frecuencia más baja que se puede fabricar y, aunque es algo grande y poco manejable, las cualidades penetrantes de la frecuencia muy baja han demostrado ser muy beneficiosas y la gente dice sentirse muy relajada después de aplicar el tono en el cuerpo. El diapasón lleva impresas las letras Y H V H, que en hebreo significan "yo soy el que soy", el nombre del Creador. A través de la gematría hebrea, un sistema de asignación de un valor numérico a una palabra o frase, el valor del nombre YHVH (Yod, Hey, Vav, Hey) es $10 + 5 + 6 + 5 = 26$ (el tetragrámaton, uno de los nombres de Dios en la Biblia hebrea). De ahí que lo haya apodado "el diapasón de Dios".

En los años posteriores también incorporé un diapasón ponderado de 111 Hz (111 es el espacio negativo entre muchas de las frecuencias Solfeggio) y, en tiempos recientes, mandé a hacer un diapasón de 62,64 Hz a medida para mí. Elegí esta frecuencia porque pensé que era el octavo armónico de la resonancia Schumann, o 7,83 Hz × 8 (hablaré más sobre esto en capítulos posteriores), pero más tarde aprendí que debido a la curva de la Tierra y la atmósfera, las armonías más altas de esta frecuencia no son necesariamente multiplicaciones perfectas de la fundamental. No obstante, este diapasón de frecuencias en particular ha demostrado ser muy poderoso y útil.

La aplicación de diapasones ponderados parece abrir espacio dentro del cuerpo. Del mismo modo que las frecuencias de 5 a 7 Hz empleadas en la práctica de la medicina convencional de la litotricia crean espacio entre las moléculas de un cálculo renal o biliar, y las rompe en trozos más pequeños, la corriente sonora viaja a través de los diferentes medios del cuerpo, lo que induce una apertura y relajación de las zonas agarrotadas. Esto permite que la sangre, la linfa y la electricidad fluyan con mayor eficacia por la zona, y acelera el proceso de sanación y equilibrio del organismo.

Actualización de 2020: en los años que siguieron a la primera publicación de este libro, creé otros diapasones ponderados: 54,81 Hz y 93,96 Hz (llamado el "Sonic Slider"), que también se basan en la resonancia Schumann, así como el par de Fibonacci, 89 Hz y 144 Hz. Ya no utilizo el diapasón de 111 Hz ni los diapasones de 26 Hz.

INCORPORANDO UN CRISTAL INTERMEDIARIO

Un día, una clienta vino a una sesión con un cristal que, según me dijo, era un cristal de semilla lemuriana, un cuarzo con un aspecto escarchado y sutiles estrías que parecían grabadas con láser. Estos cristales se encontraron por primera vez en Brasil en 1999, en un lecho de arena dónde yacían por separado y no unidos en grupos, que es como suelen encontrarse las puntas de cuarzo. La clienta me preguntó si podíamos utilizarlo durante la sesión. Yo era escéptica y no sabía qué hacer con él, así que acabé apoyándolo justo en su cuerpo, sobre el segundo chakra, cuando casi había terminado de equilibrarlo. De inmediato, me di cuenta de que el tono se hacía más claro, más brillante y rápido. Parecía añadir eficiencia al proceso (después de todos mis años de trabajo en un restaurante con mucho movimiento, cualquier cosa que añadiera eficiencia era una ganancia para mí). Intrigada, pedí que me lo prestara y procedí a incorporarlo a cada sesión de esa semana.

Le devolví el cristal a regañadientes al final de la semana y luego hice una sesión sin él, en la que me quedó bastante claro que necesitaba uno propio. Por suerte, no tuve que buscar muy lejos: había una tienda de piedras y abalorios justo en mi ciudad natal donde casualmente tenían una selección y, en poco tiempo, tuve mi propio cristal de semilla lemuriana. ¡Me había convertido en una sanadora de la nueva era, con cristales incluidos!

Durante unos seis meses, lo utilicé como al principio, lo colocaba directamente sobre el chakra que estuviera trabajando hacia el final del proceso. Pero un día se me ocurrió otra forma de utilizarlo: estaba trabajando con una mujer joven que estaba tumbada boca abajo sobre la mesa y que llevaba una camiseta de tirantes, por lo que era fácil ver que tenía los músculos de los hombros y la parte superior de la espalda duros, planos y rígidos. La mujer se quejaba de toda la tensión que sentía. Hasta ese entonces, yo solía colocar los mangos de mis diapasones en puntos gatillo, pero en ese momento se abrió la ranura de mi buzón y cayó una nota, que decía: "Pasa el sonido del diapasón por tu cristal hasta su cuerpo". Y así lo hice, coloqué el extremo afilado del cristal en un punto gatillo y el mango en el extremo plano y me quedé boquiabierta al ver cómo los músculos de su espalda se hinchaban al instante, como la cola de un bebé.

Repetí el proceso en el otro lado de la columna, con el mismo resultado. "¿Qué acabas de hacer?", exclamó la mujer. "No tengo ni idea", le respondí. Se levantó y movió los hombros. "¡Vaya! ¡Están tan relajados!".

Me sorprendí tanto por este dramático desenlace que inmediatamente quise averiguar qué había ocurrido y por qué. Aprendí dos cosas que parecían explicar este episodio. Una es que los cristales de cuarzo amplifican y pulsan cualquier tipo de corriente que pase a través de ellos. Esa es la razón por la que el cuarzo se utiliza como cronómetro, ya que establece un pulso rítmico y predecible cuando lo atraviesa una corriente eléctrica. El cristal que usé había traducido la corriente sonora en impulsos amplificados.

La otra cosa que parecía ser un factor era la posible estimulación de la producción de óxido nítrico (NO). Antes de esta experiencia, un cliente me había traído un folleto que recogió en una feria de salud en el que se afirmaba que se había demostrado que los diapasones aumentaban la producción de óxido nítrico en el cuerpo, un gas que relaja los músculos y dilata los vasos sanguíneos. Escuchar ciertos tipos de música y otras prácticas también estimulan esta respuesta.

Al juntar las piezas, me pareció que el pulso amplificado del sonido había hiperestimulado la producción de óxido nítrico, lo que provocó este efecto de relajación dramático e inmediato en esta región del cuerpo de mi clienta. A partir de ese momento empecé a utilizar el cristal de semilla lemuriana con regularidad de esta manera. En retrospectiva, sin embargo, pude ver que esta persona era un caso atípico, mientras que el proceso siempre es relajante para las personas, nunca he tenido a nadie desde entonces que tenga una respuesta tan dramática. La combinación única de su impresionante respuesta y el hecho de que, por la forma en que iba vestida, yo pudiera verla, la convirtieron en la candidata ideal para que el buzón interno eligiera ese momento para presentarme la idea.

COMENZANDO A ENSEÑAR

En 2010 empecé a enseñar el método. Me resistía a hacerlo hasta haber terminado el máster, pero tenía un grupo de clientes que no estaban dispuestos a esperar tanto y me coaccionaron para que empezara una clase con ellos. Mi grupo piloto estaba formado por diez personas y nos propusimos ver si el método que había desarrollado podía enseñarse. Me di cuenta de que todos eran capaces de dominar el proceso de pulsar, arrastrar y soltar con bastante rapidez. La gente se sorprendía, y se sorprende, al descubrir que pueden oír y/o sentir la resistencia en el campo cuando encuentran bolsas de energía atascada y luego pueden moverla.

Es curioso enseñar a los adultos a localizar y manipular algo que es a la vez sutil e invisible, pero nuestra organización ha formado a más de dos mil personas y aún no hemos encontrado a nadie que no pueda hacerlo. Las personas mayores, de más de sesenta años, tienen más dificultades para oír, pero aun así siempre consiguen percibir cuándo se han topado con algo significativo. Mis alumnos empezaron a informar de resultados como los que yo estaba acostumbrada a ver: disminución del dolor, emociones estabilizadas, experiencias de mayor claridad y paz, entre otras.

Como resultado de mi enseñanza del método, por primera vez pude tener la experiencia de recibir yo misma este trabajo, lo cual fue muy instructivo. Pude experimentar lo que se siente cuando la energía se desplaza, así como sus beneficios. Algunos de los resultados para mí fueron una mayor estabilidad y claridad emocional, el cese del crujido en los hombros que se producía cada vez que levantaba los brazos, una menor tendencia al dolor de espalda media y la desaparición completa de siete verrugas plantares muy rebeldes en la planta del pie izquierdo (otras personas también me han informado de la desaparición de verrugas plantares).

Y enseñar el método me llevó a preocuparme aún más por las preguntas que siempre me había hecho: "¿Qué diablos es lo que estamos moviendo? ¿Qué leyes físicas rigen este proceso? ¿Me lo estoy inventando todo? ¿Qué otro tipo de investigación se ha realizado en relación con el campo energético humano y el sonido terapéutico?". No había podido encontrar nada en la literatura esotérica que respondiera satisfactoriamente a ninguna de estas preguntas, así que aproveché mi máster para realizar una investigación académica sobre el tema.

4
USO TERAPÉUTICO DEL SONIDO

Del ultrasonido a la musicoterapia: cómo se utiliza el sonido en la medicina convencional y alternativa

Toda enfermedad es un problema musical;
toda cura es una solución musical . . .
NOVALIS, LA ENCICLOPEDIA (1772–1801)

Mientras cursaba mis estudios universitarios y de posgrado, tuve la oportunidad de escribir varios trabajos de investigación sobre el sonido audible terapéutico y me sorprendió enormemente encontrarme con una total escasez de información en la literatura académica sobre su aplicación y práctica. Las búsquedas arrojaron información sobre el uso del sonido audible para el tinnitus y el autismo, y poco más. Había estudios sobre el sonido infrasónico, que se utiliza en la litotricia (pulsos de 5 a 7 Hz para romper cálculos renales) y sobre el sonido ultrasónico, que se utiliza en fisioterapia para estimular el flujo sanguíneo, pero no encontré casi nada sobre el uso de tonos únicos de frecuencias audibles.

Esto me hizo darme cuenta de un hecho curioso: el uso del sonido inaudible se consideraba convencional y el uso del sonido audible se consideraba alternativo. Al utilizar diapasones como hacía desde 1996, me había encontrado con bastante escepticismo. La gente parecía no tener ningún problema en aceptar que una frecuencia de 7 Hz dirigida a sus riñones pudiera aliviar sus cálculos renales, pero no podía aceptar que una frecuencia de 174 Hz dirigida a su cabeza pudiera aliviar sus migrañas.

No tenía ninguna lógica, pero descubrí una y otra vez que la mayoría de las personas de una ideología convencional rechazaban, de forma inmediata y predecible, la idea de que las frecuencias sonoras audibles pudieran producir un resultado terapéutico beneficioso. Y era fácil ver por qué: no se había publicado casi ninguna investigación estadounidense al respecto y nuestra cultura está programada para rechazar cualquier cosa que no haya sido validada por el método científico.

Demás está decir que esto dificultó la investigación, por lo que tuve que recurrir a otros campos de investigación para encontrar paralelismos no controversiales y aceptados. El primer paso lógico fue buscar en la investigación musical. La musicoterapia es una práctica relativamente aceptada a partir del final de la Segunda Guerra Mundial, cuando se utilizó para tratar a los veteranos que sufrían estrés postraumático. Se ha investigado mucho sobre la música, sobre todo en la última década, cuando las IRMf (imágenes por resonancia magnética funcional, un sistema para obtener imágenes de la actividad cerebral relacionada con una tarea específica o un proceso sensorial) han permitido ver lo que ocurre en el cerebro en tiempo real.

Aunque encontré algunas correlaciones interesantes, sobre todo en lo que respecta a los conceptos de resonancia y arrastre (de los que hablaremos más adelante), después de pensarlo un poco me di cuenta de que el trabajo con sonidos que estaba practicando era mucho más específico que la musicoterapia. Además, el concepto de una interfaz con el campo energético que rodea el cuerpo era una parte importante del trabajo que estaba haciendo y esto no jugaba ningún papel en la musicoterapia.

Por eso, como había tan poco en lo académico a la hora de elaborar mi investigación, me vi obligada a recurrir a estudios y ejemplos fuera del mundo académico, lo que al final me pareció apropiado porque el sonido se utiliza tanto en la medicina alternativa como en la convencional.

ENFOQUES CONVENCIONALES VS. ENFOQUES ALTERNATIVOS DEL SONIDO EN MEDICINA

Mi investigación reveló un fenómeno interesante que no había considerado antes en relación con las diferentes percepciones y aplicaciones del sonido en las medicinas convencional y alternativa: la medicina convencional emplea frecuencias sonoras en los rangos ultrasónico e infrasónico, mientras que la medicina alternativa emplea, en su mayoría, frecuencias en el rango audible. Si bien la práctica de utilizar estas frecuencias ultrasónicas e infrasónicas está bien documentada y se usa ampliamente en la medicina convencional, se ha prestado muy poca atención al uso de frecuencias audibles. Las dos perspectivas se dividen en líneas distintas, con apenas un pequeño solapamiento. En primer lugar, hablaré de los usos del sonido en la medicina convencional.

Ultrasonido

Quizá el uso más conocido y extendido del sonido en la medicina convencional sea el de los ultrasonidos. La mayoría de la gente está familiarizada con su uso como tecnología de diagnóstico, como en el uso de ecografías para ver un feto en el útero. Las ondas sonoras rebotan en los huesos y el líquido y devuelven la información a un transductor, que la traduce en una imagen visual del feto. La ecografía médica también se utiliza en el diagnóstico para descubrir patologías corporales.

El ultrasonido también se utiliza con fines terapéuticos. Se ha demostrado que la terapia con ultrasonido provoca un aumento de la relajación tisular, del flujo sanguíneo local y de la descomposición del tejido cicatricial. El efecto del aumento del flujo sanguíneo local puede utilizarse para ayudar a reducir la hinchazón local y la inflamación crónica, reducir el dolor y, según algunos estudios, favorecer la recuperación de fracturas óseas[1]. Lo suelen emplear fisioterapeutas y quiroprácticos; sin embargo, a pesar de haberse utilizado en la medicina durante más de sesenta años, existen pocos estudios que verifiquen de forma definitiva la eficacia del ultrasonido terapéutico. Una de las razones es el reto que supone intentar que sea un proceso doblemente a ciegas, en el que tanto el investigador como el participante desconocen la naturaleza del tratamiento que se recibirá. Esta cuestión dificulta los estudios sobre la eficacia del sonido debido a los numerosos canales de conductividad antes mencionados. Algunos estudios más recientes han sido más concluyentes. Uno de ellos muestra una reducción del 44% en la sensibilidad de los puntos gatillo tras una sola aplicación de cinco minutos de ultrasonido de alta intensidad[2].

El ultrasonido también puede utilizarse para evocar la fonoforesis, una forma no invasiva de potenciar la absorción de analgésicos y agentes antiinflamatorios en los tejidos situados bajo la piel por medio de ondas ultrasónicas[3]. Por cierto, hemos descubierto que los diapasones también pueden utilizarse de esta forma: cuando el mango de los diapasones ponderados se aplica a diferentes piedras o cristales, aceites esenciales o esencias florales, parece tener el efecto de impulsar la vibración del medio a un nivel más profundo dentro del cuerpo.

Aplicaciones más recientes del ultrasonido

El ultrasonido también se está utilizando como técnica quirúrgica no invasiva. La cirugía con ultrasonido focalizado guiada por resonancia magnética (MRgFUS, por sus siglas en inglés) es un proceso que utiliza frecuencias ultrasónicas muy focalizadas para destruir proliferaciones no deseadas, como fibromas e incluso tumores, calentándolos con rapidez. La resonancia magnética proporciona un sistema de guía preciso para enfocar el haz de sonido en la zona específica y, posteriormente, eleva la temperatura allí hasta el punto en que se destruye la integridad estructural de la proliferación. Aunque este tratamiento lleva utilizándose desde 1994 y se ha empleado en miomas, tumores de mama y de próstata, entre otros, con resultados muy satisfactorios, su popularización ha sido lenta. Una diferencia importante entre la cirugía con ultrasonidos focalizados de alta intensidad y muchas otras formas de energía focalizada, como la radioterapia o la radiocirugía, es que el paso de la energía ultrasónica a través del tejido intermedio no tiene ningún efecto negativo acumulativo aparente en ese tejido[4].

Otro uso del sonido en la medicina convencional es la litotricia, una tecnología que desintegra los cálculos renales, biliares o hepáticos mediante ondas sonoras infrasónicas pulsadas de 4 a 12 Hz. Los cálculos se parten en trozos más pequeños que el organismo puede eliminar con más facilidad. Esta tecnología se desarrolló a principios de los años 80 en Alemania y desde entonces se ha generalizado, pero puede acarrear complicaciones en un rango del 5 al 20 por ciento y provocar una sensación similar a la de recibir un puñetazo en el riñón.

Por último, una búsqueda de terapia del sonido en una base de datos médica arrojará sobre todo artículos sobre el uso de la terapia de reentrenamiento del tinnitus (TRT, por sus siglas en inglés) para tratar este fenómeno que consiste en un pitido o zumbido constante en los oídos. Aunque al parecer no se ha encontrado una cura, la TRT es un proceso continuo que utiliza generadores de sonido para ayudar a los afectados a reentrenar su relación con el tinnitus de modo que ya no les moleste tanto, un proceso que puede tardar más de dos años en funcionar.

MEDICINA DEL SONIDO UTILIZADA TANTO EN ENTORNOS ALTERNATIVOS COMO CONVENCIONALES

La musicoterapia, la terapia vibroacústica y el método Tomatis son tres técnicas que se utilizan tanto de forma convencional como alternativa. Las tres entran en la categoría de la terapia del sonido.

Musicoterapia

Como ya se ha mencionado, en Estados Unidos la música se ha utilizado en la medicina desde la Segunda Guerra Mundial, cuando se empleó para tratar a veteranos que sufrían trastorno de estrés postraumático. Desde entonces se ha extendido su uso y hoy en día se emplea en hospitales, residencias de ancianos, instituciones y otros entornos de rehabilitación. Los musicoterapeutas trabajan para ayudar a sus clientes a mejorar su funcionamiento y calidad de vida mediante experiencias musicales como cantar, componer canciones, escuchar y hablar de música y moverse al ritmo de la música, con el fin de alcanzar metas y objetivos de tratamiento mensurables.

La musicoterapia ha demostrado ser especialmente eficaz en algunos miembros de la población con mayores dificultades, como los enfermos de alzhéimer y demencia, personas con trastornos del espectro autista, víctimas de derrames cerebrales e incluso los presos. Un estudio sobre un grupo de mujeres presas en Israel que participaron en un coro demostró que los miembros del grupo "experimentaron un sentimiento de comunidad y unión como resultado del ejercicio"[5]. Los enfermos de alzhéimer muestran menos agitación y confusión cuando participan en ejercicios musicales en grupo o individuales, en comparación con cuando se les deja solos frente al televisor[6]. Los niños autistas pueden ser más expresivos y participativos cuando realizan actividades musicales[7].

La música también está ganando aceptación en el campo de la medicina, al utilizarse durante la cirugía y el postoperatorio y, especialmente, en la práctica de la tanatología musical, que combina la música (a menudo música de arpa) con el cuidado de pacientes terminales. Según Daniel Levitin, profesor de la Universidad McGill y autor de *Tu cerebro y la música*, "la música inicia respuestas en el tronco encefálico que, a su vez, regulan el ritmo cardíaco, el pulso, la presión arterial, la temperatura corporal, la conductancia de la piel y la tensión muscular, en parte a través de neuronas noradrenérgicas que regulan la neurotransmisión colinérgica y dopaminérgica"[8]. También se utiliza para ayudar a las personas a controlar el dolor, la ansiedad, el estrés y una gran variedad de otros padecimientos.

Los estudios han demostrado que el método de musicoterapia más eficaz utiliza los principios de resonancia y arrastre. La musicoterapia de arrastre se describe como "cualquier estímulo que coincida con el estado de ánimo actual de la persona o lo modele y luego dirija a la persona hacia un estado de ánimo más positivo o placentero"[9]. Por ejemplo, si una persona se encuentra agitada, la música seleccionada coincidirá al principio con esa agitación (es decir, resonará con ella) y luego se moverá poco a poco hacia una pieza melódica que pueda conducir a la reducción de la ansiedad (es decir, al arrastre). Esta técnica se ha utilizado con éxito para reducir tanto el dolor como la ansiedad.

En mi opinión, los diapasones pueden funcionar bajo la misma premisa y esto pudiera ser fundamental para su eficacia terapéutica. Al inicio, resuenan con cualquier disonancia que pueda estar presente, y arrastra gradualmente, a través de la coherencia inherente y el orden del tono producido, la disonancia del cuerpo hacia una expresión más armoniosa. Por ejemplo, si alguien siente dolor en una zona concreta, al principio el diapasón sonará agudo o lleno de estática. Sin embargo, al cabo de unos instantes, el ruido puede desaparecer o calmarse y el diapasón sonará más armonioso. A menudo, las personas notan una reducción simultánea de las molestias: este principio es una de las razones por las que las terapias de sonido acústico son diferentes (y pudieran resultar más eficaces en algunos casos) que las terapias de sonido sintetizado. La cualidad "viva" del tono acústico permite que se produzca esta resonancia y arrastre reflexivos.

Terapia vibroacústica y método Tomatis

La terapia de sonido vibroacústico incorpora tanto la musicoterapia como las frecuencias sonoras. Consiste en la transducción de sonido y música a través de camas, mesas o sillas especialmente diseñadas, con altavoces dispuestos de forma que las corrientes sonoras viajen a través del cuerpo. Suelen utilizarse ondas de baja frecuencia, entre 30 y 100 Hz, y las sesiones pueden durar entre diez y cuarenta y cinco minutos. Esta tecnología se originó en Suecia en los años setenta y ahora se utiliza en todo el mundo, desde hospitales hasta spas. Se han realizado muchos estudios sobre esta tecnología y se ha demostrado que es beneficiosa para tratar una amplia gama de dolencias, desde la reducción del dolor y la ansiedad hasta la reducción de problemas de comportamiento en adultos y niños autistas. Un estudio descubrió que el comportamiento estereotipado negativo se reducía hasta en un 40% en adultos autistas[10].

La terapia de sonido vibroacústico puede utilizarse con solo música, con ondas sonoras pulsadas y música y, en algunas tecnologías, combinada con estimulación visual luminosa. La mayoría de los estudios han determinado que esta terapia es más beneficiosa cuando el sonido pulsado se combina con música y casi todos los estudios han demostrado que aporta mejoras en una amplia gama de trastornos[11].

El método Tomatis y una tecnología similar llamada entrenamiento auditivo integrativo son otras técnicas de terapia de sonido que han sido objeto de estudios rigurosos. Aunque estas terapias en teoría son diferentes, ambas implican escuchar, a través de auriculares, música creada especialmente para este fin con el propósito de reentrenar el sistema auditivo y crear una mejora sintomática para afecciones como el autismo, los trastornos del aprendizaje, los trastornos auditivos y el TDAH, entre otros. El tratamiento del autismo ha sido el más estudiado con estas técnicas, ya que suelen ser eficaces para reducir la sensibilidad al sonido tan común en este trastorno, lo que mejora la interacción de la persona con su entorno[12].

EL SONIDO EN LA MEDICINA ALTERNATIVA

El uso del sonido en la medicina alternativa es mucho más amplio y profundo que en la medicina convencional. A efectos de este punto de la conversación, es importante distinguir entre sanación mediante el sonido y terapia de sonido: la sanación mediante el sonido se refiere al campo más general del uso terapéutico del sonido, incluidos el canto, el tamborileo, el soniquete, la tonificación, etc., mientras que la terapia de sonido se refiere a métodos más clínicos y estructurados. En la medicina alternativa, la terapia de sonido es un subgrupo de la sanación mediante sonido.

La voz humana
El uso consciente e intencionado de la voz humana para cantar y entonar ha existido durante milenios, a menudo en un contexto religioso o devocional. Se han realizado muchos estudios para determinar qué es lo que ocurre cuando cantamos o entonamos, solos o en grupo. Cuando meditadores experimentados practican la meditación con cánticos, las imágenes neurológicas han mostrado cambios en el flujo sanguíneo hacia el cerebro, además de otros marcadores biológicos de un creciente bienestar[13]. Un estudio demostró un efecto emocional positivo y una capacidad inmunitaria confirmada por la mayor presencia de inmunoglobulina A secretora en muestras de saliva tras un ensayo coral y un aumento aún más marcado tras una presentación[14].

El proceso de entonación, que ha ganado cierta popularidad en los últimos años, es una especie de canto informal en el que la persona simplemente entona sonidos vocálicos extendidos, lo que al parecer ayuda a liberar bloqueos energéticos del cuerpo. Se dice que los cánticos tienen el mismo efecto de facilitar el flujo de energía por el cuerpo.

Diapasones, gongs y cuencos tibetanos
Instrumentos acústicos como los diapasones, los gongs y los cuencos tibetanos o de cristal se utilizan mucho en la sanación mediante el sonido. Una de las prácticas más conocidas con diapasones, llamada acutónica,

es un sistema desarrollado por un acupunturista en el que se utilizan diapasones ponderados que vibran en los puntos de acupuntura. Su eficacia se basa en la misma premisa que la acupuntura; es decir, que la estimulación de estas zonas concretas desbloquea la energía estancada, mejora el flujo de energía por todo el cuerpo y ayuda al organismo a sanar. La acutónica se emplea en algunos hospitales y residencias de ancianos.

También se utilizan diapasones no ponderados sobre y alrededor del cuerpo. Dado que ese es mi campo de especialización, he intentado encontrar estudios que demuestren la eficacia de esta técnica para tratar el dolor, la ansiedad y otros problemas que mis clientes comentan con frecuencia, pero no he podido encontrar ni un solo artículo científico que apoye este uso. John Beaulieu, uno de los autores de un artículo titulado "Sound Therapy Induced Relaxation: Down Regulating Stress Processes and Pathologies" ["Relajación inducida por la terapia del sonido: regulación de los procesos de estrés y patologías"], afirma en su sitio web, www.biosonics.com, que descubrió que los diapasones aumentan la producción de óxido nítrico (NO) en el cuerpo, aunque no se hace referencia a ellos en el artículo mencionado. No obstante, Beaulieu y sus colegas especulan que la razón fisiológica por la que la música y la terapia de sonido inducen a la relajación se debe a las propiedades relajantes del óxido nítrico, que parece liberarse en presencia de cierta música y ciertos sonidos. Según Beaulieu, el óxido nítrico no solo es una molécula de señalización inmunitaria, vascular y neuronal, sino que también es "antibacteriano, antivírico y regula la activación y la adherencia endotelial e inmunitaria, realizando así actividades fisiológicas vitales, incluida la vasodilatación"[15].

Los cuencos tibetanos y de cristal son otro elemento habitual de la sanación mediante el sonido: estos se golpean o frotan para producir tonos puros y penetrantes no muy diferentes de los que producen los diapasones. Los cuencos de metal se han utilizado en el Tíbet durante siglos como ayuda para la meditación, mientras que los cuencos de cristal son un desarrollo más o menos reciente; ambos se emplean de forma similar. El doctor Mitchell Gaynor, oncólogo y autor de *Sonidos que curan*, empezó a integrar la música, la vocalización, la respiración, el sonido y las técnicas de meditación en su trabajo con los pacientes en 1991, después de conocer por primera vez un cuenco tibetano a través de uno de sus pacientes. Observó muchos resultados beneficiosos como consecuencia de esta integración, como la reducción del estrés, una mayor tolerancia a la quimioterapia, así como un sentido de comunidad dentro de los grupos que solían reunirse para meditar con sonido.

Otras tecnologías de sonido

Los pulsos binaurales se crean cuando dos tonos se desafinan entre sí en una pequeña cantidad. La tercera oscilación resultante, que es la diferencia entre las dos frecuencias, de inmediato induce al cerebro a diferentes frecuencias de ondas cerebrales. Por ejemplo, si se reproducen 315 Hz en el oído derecho y 325 Hz en el izquierdo, el cerebro se orienta hacia la frecuencia de 10 Hz, que se encuentra en el rango de ondas cerebrales alfa, el rango asociado a la relajación. Los pulsos binaurales se incorporan a la música o simplemente como tonos repetidos y se escuchan con auriculares.

Diversos estudios sugieren que la aplicación terapéutica de la tecnología de los pulsos binaurales puede ser beneficiosa para la ansiedad, la mejora del estado de ánimo, los trastornos de conducta en niños con problemas de desarrollo y la reducción del estrés en pacientes con adicciones y problemas de concentración y atención[16].

La biología bioacústica, técnica desarrollada por la pionera del sonido Sharry Edwards, consiste en utilizar el análisis de la voz humana para obtener una representación del estado de salud de una persona. Esta tecnología lee las frecuencias presentes en la voz de una persona y determina qué frecuencias importantes faltan. Una vez determinadas las fórmulas sonoras adecuadas, se programan en algo llamado *caja cuadrada de dos tonos*, un generador analógico portátil de frecuencias que permite a una persona escuchar en privado a través de auriculares o un subwoofer. Según el sitio web de Edwards, la terapia bioacústica ha tenido éxito sobre una amplia gama de problemas, pero varias áreas específicas se destacan por sus tasas de éxito: lesiones deportivas y problemas estructurales, tratamiento del dolor, evaluación nutricional y regeneración de tejidos.

No pude encontrar ningún estudio publicado sobre esta tecnología. Todos los estudios disponibles parecen haber sido realizados por Sound Health, la organización de investigación de Sharry Edwards. Sin embargo, la segunda edición de *Medicina alternativa: La guía definitiva* incluye la bioacústica como terapia alternativa recomendada, es una de las cuatro terapias de sonido que aparecen en la lista. Además, en 2009 Edwards fue galardonada como científica del año por la International Association of New Science.

Otra terapia notable en el campo de la medicina energética es la terapia cimática, una tecnología generadora de frecuencias desarrollada en los años sesenta por el doctor Peter Guy Manners, un osteópata británico que ideó su método tras muchos años de investigación sobre las frecuencias armónicas. La unidad Cyma-1000 utilizada en esta tecnología, emite más de quinientas frecuencias diferentes. Tras unos cincuenta años de investigación, este método ha determinado qué frecuencias y combinaciones de frecuencias tratan qué dolencias. Luego utiliza un aplicador para emitir combinaciones precisas de frecuencias asociadas a sistemas de órganos y tejidos sanos. La teoría es que estas ondas sonoras ayudan a normalizar los desequilibrios y a sincronizar la frecuencia celular de vuelta a su estado sano natural de resonancia vibratoria.

Esta tecnología se utiliza y acepta en el Reino Unido (donde se denomina "medicina avanzada", en vez de medicina alternativa) pero no tanto en Estados Unidos, donde está registrada en la FDA como un "masajeador acústico". No pude encontrar ningún estudio revisado por expertos sobre el Cyma-1000 (ni sobre ninguno de los otros generadores de frecuencia disponibles en la actualidad, como la máquina de Rife, Medisonix y otros), aunque el doctor Gary Robert Buchanan, compositor y pionero de la sanación mediante el sonido, autor de *SONA: Healing with Wave Front BIOresonance*, ha participado en investigaciones con esta tecnología durante los últimos treinta y ocho años, en el Cosolargy Institute en Reno, Nevada. Afirma haber encontrado soluciones sónicas para diversos problemas, incluido un reciente avance en la eliminación de cataratas sin necesidad de cirugía.

Hace poco vi en YouTube una entrevista con el fundador de la terapia cimática, el doctor Peter Guy Manners, que tuvo lugar en Estados Unidos a principios de los años ochenta. En aquel entonces él estaba convencido de que estaba introduciendo una tecnología que iba a revolucionar la medicina en este país. Ahora, casi treinta años después, parece que las predicciones del doctor Manners se están haciendo realidad y este tipo de medicina del sonido está empezando por fin a ganar aceptación.

El doctor Manners no fue la primera persona que trabajó con frecuencias audibles con fines terapéuticos y que desarrolló un amplio cuerpo de trabajo relacionado con ello. Royal Raymond Rife fue otro investigador que desarrolló una tecnología, a partir de la década de 1930, que utilizaba frecuencias audibles e inaudibles, tanto con fines diagnósticos como terapéuticos. Su máquina de Rife se basa en la premisa de que cada organismo patológico tiene un umbral a partir del cual una determinada frecuencia lo destroza, como una copa de vino explotada por un cantante de ópera. Al aumentar la intensidad de las frecuencias de resonancia natural de estos microbios, Rife creó una tensión estructural que provocó su distorsión y posterior desintegración, sin dañar ninguno de los tejidos circundantes. Llamó a esta frecuencia la "tasa oscilatoria mortal". Rife dedicó miles de horas de investigación exhaustiva a desarrollar un proceso específico que consistía en dirigir estas frecuencias a través de un tubo de plasma, lleno de gas helio que se convertía en plasma con la introducción de una corriente eléctrica y se aplicaba a la zona patológica del paciente. Rife informó de muchas curas asombrosas, incluido el cáncer, mediante este proceso. Por desgracia, su trabajo fue destruido, su laboratorio quemado y su reputación arruinada, presuntamente por Morris Fishbein, el jefe de la Asociación Médica Estadounidense de ese entonces[17].

Las tecnologías mencionadas representan la suma total de mi investigación académica sobre tecnologías y prácticas de sonido y frecuencia. Es importante señalar que hay muchas más tecnologías y prácticas además de las que he compartido aquí, pero mi investigación se limitó a encontrar tanta información revisada por pares como fuese posible. La sanación mediante el sonido y las frecuencias es un campo de mucho crecimiento en la actualidad, pero todavía no existe un diario sobre prácticas de sanación mediante el sonido. Y dado que, como he mencionado antes, los estudios sobre la sanación mediante el sonido no pueden ser a ciegas, abordar la investigación desde una perspectiva tradicional es, a todos los efectos, casi imposible.

Aparte de la información sobre las antenas receptoras, o cilios primarios, en las membranas celulares y su naturaleza en forma de diapasón, junto con el hecho de que una intervención musicoterapéutica exitosa emplea los principios de resonancia y arrastre al igual que parecen hacerlo los diapasones, muy pocas de mis preguntas habían sido respondidas hasta este punto de mi investigación. La escasez de información relevante sobre este tema me llevó a creer que estaba bastante sola, al margen de una frontera en la que existían pocos colegas y en la que se habían realizado pocos trabajos científicos que pudieran aclarar mis dudas. Sobre todo, me preocupaba comprender la composición física de la energía y la información que encontraba en el campo energético del cuerpo, ya que tenía la sensación de que allí había "algo" real que yo manipulaba. Aunque la literatura esotérica habla de las propiedades espirituales del campo energético humano, no menciona si este campo está compuesto de electrones libres, biofotones, campos magnéticos u otros fenómenos descritos científicamente.

Sin embargo, los dos siguientes giros de mi viaje me ofrecieron respuestas inesperadas y bienvenidas ante mis persistentes preguntas.

5

AMPLIANDO MI COMPRENSIÓN DEL PLASMA Y DEL ÉTER

Relación entre la teoría del universo eléctrico y la resonancia Schumann con la sanación

Somos polvo de estrellas contemplando las estrellas.

CARL SAGAN

El primer giro se produjo una noche durante una cena familiar, cuando mi hijo Quinn, que entonces tenía doce años, anunció: "¿Sabían que existe un cuarto estado de la materia llamado plasma?". En aquel momento tuve que decir que efectivamente no sabía que existiera un estado de la materia llamado plasma. Conocía los sólidos, los líquidos y los gases, pero ignoraba la existencia de algo llamado *plasma*.

En esa misma conversación habíamos hablado de la naturaleza del vacío del espacio. Debo confesar que mi limitada educación científica (había evitado tanto la física como la química en la escuela y la universidad) me había dejado con una comprensión bastante rudimentaria de tales cosas, pero tenía un vago recuerdo de haber leído una vez en alguna parte que el espacio no es, de hecho, un vacío total como me habían enseñado, sino que en realidad está formado de algo.

Después de cenar, hice la siguiente búsqueda en internet: "el espacio no es un vacío" y me sorprendió un poco descubrir que el espacio, de hecho, parece estar lleno nada menos que de plasma. Así comenzó mi viaje por la madriguera del plasma. Pasé los cinco meses siguientes investigando sobre él cada vez que podía y la información que descubrí me hizo replantearme por completo mi visión cosmológica. Estaba tan entusiasmada con lo que estaba aprendiendo que mi marido me dijo en un momento dado: "Ya no me quieres a mí, ¡solo quieres al plasma!".

EL PLASMA

Antes de empezar a hablar del plasma, el cuarto estado de la materia, es importante que entendamos lo que es. Normalmente, cuando le hablo a la gente sobre el plasma, primero tengo que decir: "No es el plasma sanguíneo, es el otro plasma". Y entonces suelo obtener miradas perdidas. La realidad es que la mayoría de la gente no tiene ni idea de lo que es el plasma, lo cual es curioso si tenemos en cuenta que constituye el 99,99% de nuestro universo.

La razón por la que la mayoría de las personas desconoce lo que es el plasma es porque no se les enseña en la escuela. Como a mí, a la gente solo se les enseña sobre sólidos, líquidos y gases. Y aunque la educación ha cambiado un poco en los últimos años, la mayoría de los comunicados de prensa de la NASA (la forma en que muchos de nosotros solemos aprender sobre los fenómenos espaciales) se refieren a lo que técnicamente es plasma como "gas cliente" la mayor parte del tiempo. Es una pena que no haya más gente que conozca el plasma, porque en realidad es un concepto fascinante e incluso apasionante.

Entonces, ¿qué es? He aquí algunas definiciones:

- *Plasma* (fisicoquímica): cuarto estado de la materia distinto de los sólidos, líquidos o gases, presente en las estrellas y los reactores de fusión. Un gas se convierte en plasma cuando se calienta hasta que los átomos pierden todos sus electrones, dejando una colección altamente electrificada de núcleos y electrones libres (WordNet Search).

- El *plasma* consiste de un gas que se calienta a temperaturas suficientemente altas como para que los átomos se ionicen. Las propiedades del gas están controladas por fuerzas electromagnéticas entre los iones y electrones que lo componen, lo que da lugar a un comportamiento diferente. El plasma suele considerarse el cuarto estado de la materia (además de sólido, líquido y gaseoso). La mayor parte de la materia del universo se encuentra en estado de plasma (Glosario de Física Solar).

Entonces, el plasma es un gas que conduce la corriente eléctrica. Se diferencia del gas normal en que los electrones se han separado de sus núcleos, y dejan una "sopa" de electrones negativos e iones positivos. Por lo general, se le denomina cuarto estado de la materia, aunque muchas fuentes señalan que técnicamente debería llamarse primer estado de la materia, ya que es de donde surgen los otros tres estados (o, más bien, de donde se condensan).

¿Cuáles son algunos ejemplos de plasma? Bueno, nuestro sol, por ejemplo, así como todas las estrellas del cielo y todo el espacio que hay entre ellas. Aquí en la Tierra vemos plasma en forma de rayos y auroras boreales y, a diario, en forma de bombillas fluorescentes, letreros de

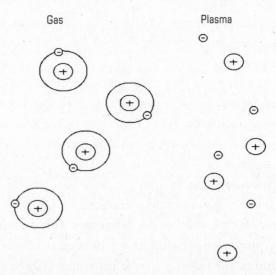

Figura 5.1. Gas hidrógeno convertido en plasma

neón y televisores de plasma. ¿Quién iba a decir que el plasma era tan abundante y ubicuo?

Otro lugar donde vemos plasma es en las fascinantes imágenes de nebulosas que el telescopio Hubble envía desde el espacio (aunque, de nuevo, suelen ser descritas como "gas caliente"). El plasma también se utiliza en el comercio, la industria y la atención sanitaria: la mayoría de la gente ha oído hablar de una cortadora de plasma o un arco de soldadura. Estas tecnologías utilizan plasma caliente, mientras que el plasma no térmico o frío se emplea como agente esterilizante en la industria alimentaria y también en la medicina, ya que se ha descubierto que puede esterilizar equipos hospitalarios y de producción de alimentos de forma rápida y económica. También puede utilizarse para acelerar la cicatrización de heridas. De hecho, el plasma es una industria en pleno crecimiento, llena de prometedores avances.

Veamos algunas de las propiedades del plasma.

Propiedades del plasma

Muchos investigadores que han estudiado el plasma han destacado que este casi tiene vida propia. El plasma forma filamentos, células y envolturas de manera espontánea. Estos filamentos helicoidales en espiral en el espacio se denominan *corrientes de Birkeland*, en honor al investigador noruego Kristian Birkeland, quien demostró que las corrientes eléctricas f luyen a lo largo de filamentos formados por campos magnéticos inducidos por la corriente. Cuando los filamentos de plasma se unen por atracción de largo alcance, giran unos alrededor de otros, lo que crea una fuerza magnética repulsiva de corto alcance que mantiene separados los filamentos, de modo que quedan aislados unos de otros y mantienen así su identidad. A medida que se acercan, giran cada vez más rápido, y forman una estructura helicoidal. Estas estructuras helicoidales en espiral transportan corrientes eléctricas a grandes distancias, con lo que conectan las estrellas y el espacio interestelar, como si fueran cables eléctricos.

El plasma forma células de diferentes voltajes, temperaturas, densidades y propiedades químicas y separa estas células mediante lo que se denomina *envoltura de doble capa*, que consiste en una capa cargada positivamente separada de una capa negativa por un pequeño espacio cargado de electricidad. Esta envoltura protege a la célula de su entorno; por ejemplo, la heliosfera del sol está delimitada por una envoltura de doble capa. Cuando se introduce un objeto extraño en el plasma, este forma inmediatamente una envoltura a su alrededor. Es esta tendencia a aislar a cualquier intruso lo que puede haber llevado al químico y físico estadounidense Irving Langmuir, que acuñó el nombre de plasma en 1927, a llamarlo así por el plasma sanguíneo, que tiene el mismo comportamiento. Esta cualidad hace que el plasma sea difícil de medir porque aisla cualquier dispositivo de registro.

Se conoce que el plasma tiene tres modos de operación:

1. Modalidad de corriente oscura, corriente baja: este modo no suele emitir luz; las ionosferas (envolturas de plasma) de los planetas y el espacio interestelar son ejemplos de ello.
2. Modo normal luminiscente, corriente eléctrica más fuerte: en este modo, todo el plasma brilla; los carteles de neón, las auroras, las colas de los cometas y la corona solar son algunos ejemplos.
3. Modo de arco, corriente muy fuerte: este modo forma filamentos en espiral muy brillantes; los soldadores eléctricos, los relámpagos, las chispas y la fotosfera solar son ejemplos de ello. En general, cuanto más fuerte es la corriente, más brillante es el plasma.

Diversos investigadores han estudiado el plasma durante el último siglo y, más recientemente, el físico estadounidense Anthony Peratt ha realizado importantes trabajos sobre el plasma. Este físico creó algunas interesantes simulaciones por computadora que muestran cómo las corrientes eléctricas de Birkeland dan lugar a las galaxias. Peratt, junto con los autores científicos Wallace Thornhill y Donald Scott, son hoy piezas clave en la investigación sobre el plasma. De hecho, estos científicos son partidarios de una forma totalmente nueva de ver el cosmos, denominada teoría del universo eléctrico, que afirma que la electricidad, y no la gravedad, es la fuerza clave que define el universo.

LA TEORÍA DEL UNIVERSO ELÉCTRICO

Desde la partícula más pequeña hasta la mayor formación
galáctica, una red de circuitos eléctricos conecta y unifica toda
la naturaleza, con lo que organiza las galaxias, da energía
a las estrellas, da origen a los planetas y, en nuestro propio
mundo, controla el clima y anima a los organismos biológicos.
No existen islas aisladas en un universo eléctrico.

DAVID TALBOTT Y WAL THORNHILL,
THUNDERBOLTS OF THE GODS

El concepto más profundo con el que me he topado en todas las
investigaciones que he realizado en toda mi vida es la teoría cosmológica
emergente llamada teoría del universo eléctrico (UE), que es una
consecuencia de la cosmología del plasma. En pocas palabras, el UE
dice que la electricidad, y no la gravedad, es la fuerza dominante en
el espacio. Hasta ahora, los astrofísicos insistían en que la separación
de cargas no podía producirse en el espacio y, por tanto, consideraban
que la fuerza eléctrica era imposible. Sin embargo, la información que
nos han enviado las sondas espaciales, el Hubble y otros telescopios ha
demostrado la verdad acerca de esta separación de cargas. Ahora parece
que ya no se puede negar que la electricidad es una fuerza del espacio y,
quizá, la que lo define.

El UE supone una ruptura radical con nuestro modelo cosmológico
actual. En esta teoría, no hay necesidad de agujeros negros, energía
oscura, materia oscura u otras cosas extrañas que no podemos ver. Lo
que mucha gente no sabe de estos fenómenos es que son constructos
matemáticos, no realidades observadas. Estas entidades imaginarias
se han conjurado para explicar cómo la insuficiente gravedad de las
galaxias puede explicar que estén juntas, pero según el UE todos los
fenómenos observables en el espacio pueden describirse y predecirse
fácilmente porque el plasma es escalable, lo que significa que el plasma
creado en un laboratorio se comporta de forma muy parecida al que
vemos en el espacio.

La gravedad ha sido percibida como la fuerza dominante en el universo durante más de trescientos años. Toda la revolución científica se construyó sobre esta cosmología. No es de extrañar que el mundo académico no se tome demasiado bien estas revelaciones sobre el UE y que la teoría sea rechazada en muchos círculos académicos. A pesar del escepticismo del mundo académico, se ha dicho que el UE es una revelación a la altura de los trabajos de Copérnico y Galileo o de los físicos cuánticos de principios del siglo pasado. Al igual que Bohm, Bohr, Einstein y otros crearon una revolución en el pensamiento al redefinir nuestra percepción de lo micro, Peratt, Thornhill y Scott están creando una revolución en el pensamiento al redefinir nuestra percepción de lo macro (el universo). Han roto paradigmas de una manera muy poderosa, porque vuelven a contar nuestra historia cosmológica.

La historia cosmológica es la más importante de una cultura, es el telón de fondo sobre el que se escriben todas las demás historias. Todos los dramas humanos se desarrollan en un escenario, con el cosmos como patrón general y definitorio. Nuestra cosmología actual es más o menos así: hace trece mil setecientos millones de años existía un punto "infinitamente caliente e infinitamente denso" que explotó y se ha expandido desde entonces, y que seguirá haciéndolo hasta que, según la segunda ley de la termodinámica, se disperse y disipe por completo, y su existencia termine. Las galaxias se mantienen unidas por la gravedad, por agujeros negros en el centro que "devoran" la luz y por una misteriosa energía oscura que las empuja desde el exterior. Todo lo demás es misteriosa materia oscura.

En este universo oscuro y misterioso, la vida es aleatoria, caótica y sin sentido. Todo es maquinal y está separado de todo lo demás. Ni tú ni yo podemos entender nada de esto porque nuestros cosmólogos definen la mayor parte de lo que ocurre en el espacio (en términos de su edad y velocidad de expansión) con complejas fórmulas matemáticas. Muchos informes de la NASA hablan de científicos desconcertados o confundidos por los fenómenos que presencian en el espacio. Es un territorio hostil, peligroso y confuso.

Pero el UE no lo ve así. Según el UE, todo encaja, todo tiene sentido. La teoría del universo eléctrico explica y predice con coherencia los fenómenos espaciales basándose en el comportamiento predecible del plasma electromagnético. Una de las cosas que digo en mis conferencias es que el mejor libro de autoayuda que he leído ni siquiera es un libro de autoayuda, es: *The Electric Sky*, de Donald Scott, que expone de forma clara y concisa la teoría del UE de tal manera que cualquiera puede entenderla. Era lo que había estado buscando todo el tiempo sin darme cuenta: una cosmología de la conectividad, de la luz, en lugar de la separación y la oscuridad. De repente vi y sentí cómo estaba conectada al resto del universo y esta revelación de conexión fue una auténtica aventura amorosa. Mi marido tenía razón, me había enamorado del plasma.

Nuestro sol, en lugar de ser un horno termonuclear aislado de gas hidrógeno que se fusiona en gas helio (un individuo autosuficiente, que se consume a sí mismo), es un dinamo eléctrico, alimentado por corrientes galácticas de Birkeland y conectado a través de esta red de electricidad a todas las demás estrellas del universo que funcionan con electricidad. Esto explica por qué las estrellas y las galaxias se forman en cadenas a lo largo de estos enormes cables eléctricos intergalácticos, no muy diferentes de las luces de Navidad en un cable. Se trata de la estructura filamentosa a gran escala predicha en los años sesenta por Hannes Alfvén, ingeniero eléctrico sueco, físico del plasma y Premio Nobel de Física en 1970, que ha sido verificada por la observación galáctica desde los años ochenta. También es una imagen que se muestra a menudo junto a las representaciones artísticas de la red neuronal de circuitos de nuestro cerebro.

El viento solar, que en realidad no es un viento sino una corriente eléctrica, envía un flujo de energía eléctrica a la Tierra, que también es un cuerpo cargado de electricidad. Nuestro planeta tiene una envoltura de doble capa de plasma que sirve de amortiguador de este f lujo de energía electromagnética; es lo que se denomina *magnetósfera*. Cuando la descarga eléctrica del Sol es elevada, vemos formarse auroras en los polos. La electricidad descarga su acumulación en rayos y también viaja a través y bajo la superficie del planeta Tierra y los océanos en *corrientes telúricas*. Estas corrientes eléctricas terrestres, han sido cartografiadas y estos mapas pertenecen y son utilizados por empresas petroleras y de gas, probablemente para encontrar yacimientos. Al parecer, también se utilizaron para alimentar el primer sistema telegráfico de Estados Unidos.

Cuando conocí las corrientes telúricas, no pude evitar preguntarme si eran lo mismo que las líneas de dragón, las corrientes terrestres filamentosas de chi descritas en el feng shui chino, o las líneas ley de la Europa neolítica, que, según tengo entendido, son líneas de dragón "domesticadas", enderezadas y utilizadas por nuestros antepasados de la misma manera que nosotros podemos enderezar un río y convertirlo en un canal; el mismo fenómeno, pero con diferente nombre. Empecé a preguntarme si el plasma difuso y el chi eran la misma cosa, y si el campo energético humano no era más que una especie de burbuja de plasma con una envoltura de doble capa en el límite exterior.

EL BIOPLASMA

Al seguir esta línea de investigación, pude encontrar otra información que comparaba el campo energético humano con el plasma, y lo llaman bioplasma, o el quinto estado de la materia. El siguiente párrafo aparece en numerosas páginas web; sin embargo, no logré encontrar ninguna referencia al trabajo original de Inyushin:

> Desde la década de 1950, el doctor Victor Inyushin, de la Universidad Kazakh (Rusia), también ha investigado a fondo el campo energético humano. Sugiere la existencia de un campo de energía bioplásmica compuesto por iones, protones libres y electrones libres, y que el campo de energía bioplásmica es un quinto estado de la materia (los cuatro estados son: sólido, líquido, gaseoso, y plasma). Los trabajos de Inyushin demuestran que las partículas bioplásmicas se renuevan con frecuencia mediante procesos químicos en las células y están en constante movimiento. En el bioplasma existe un equilibrio relativamente estable de partículas positivas y negativas, una alteración grave de este equilibrio provoca un cambio en la salud de los pacientes o del organismo[1].

Barbara Brennan, antigua física de la NASA y sanadora energética de renombre mundial, también se refiere al campo energético humano como bioplasma. Ella ve el trauma físico como energía "congelada" o atascada dentro de este medio bioplásmico[2]. La ley circuital de Ampère afirma que, dondequiera que haya una corriente eléctrica, hay un campo magnético. Según las investigaciones de Rollin McCraty et. al.:

> En comparación con el campo electromagnético producido por el cerebro, el componente eléctrico del campo cardíaco es unas 60 veces mayor en amplitud e impregna todas las células del cuerpo. El com- ponente magnético es aproximadamente 5.000 veces más fuerte que el campo cerebral y puede detectarse a varios metros del cuerpo con magnetómetros sensibles[3].

El SQUID, o dispositivo superconductor de interferencia cuántica, es un magnetómetro muy sensible capaz de medir el campo biomagnético producido por un solo latido cardíaco, tirón muscular o patrón de actividad neuronal en el cerebro. Hoy en día, este instrumento se utiliza en universidades y centros de investigación médica de todo el mundo para comprender mejor el papel de los campos biomagnéticos en el diagnóstico y tratamiento de afecciones médicas.

Esto es lo que dice el Instituto HeartMath sobre el campo electromagnético del corazón:

> La energía eléctrica producida por el corazón irradia fuera del cuerpo hacia el espacio. El campo del corazón no es estático, sino que cambia en función de lo que sentimos. Por ejemplo, cuando sentimos emociones como la ira o la frustración, las frecuencias del campo se vuelven caóticas y desordenadas. En cambio, cuando experimentamos emociones como la compasión, el cariño, el aprecio o el amor, las frecuencias del campo se vuelven más ordenadas y coherentes. En cierto sentido, a través del campo electromagnético creado por el corazón, transmitimos nuestras emociones como si fueran ondas de radio[4].

Esta noción difiere un poco de lo que se suele asociar con el campo energético humano, que muestra cuerpos de diferentes densidades y propiedades, como se ve en la figura 5.2 (en la página 94). Los anillos se denominan koshas o envolturas, también procedentes de la tradición

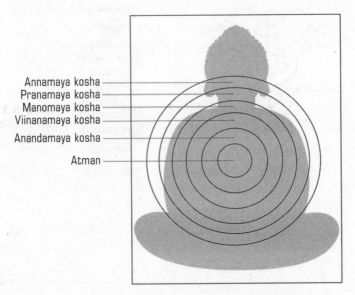

Annamaya kosha
Pranamaya kosha
Manomaya kosha
Viinanamaya kosha
Anandamaya kosha
Atman

Figura 5.2. Los koshas o envolturas, del aura

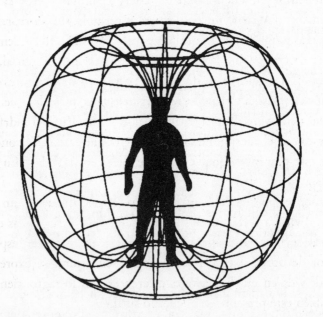

Figura 5.3. Campo toroidal hipotético del cuerpo humano

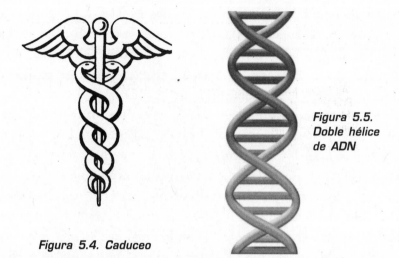

Figura 5.5.
Doble hélice
de ADN

Figura 5.4. Caduceo

védica. Ambas perspectivas describen el campo como toroidal (en forma de rosquilla). El toro (o toroide) es una forma que se repite en toda la naturaleza, como en la naturaleza toroidal de las plasmasferas de la Tierra, el sol y el fotón.

Si tenemos en cuenta que el cuerpo humano está cargado de electricidad y que tiene un polo norte y un polo sur, la representación toroidal más amplia de la figura 5.3 parece plausible. Recordemos que el plasma se describe como la formación de filamentos en espiral, células y envolturas. Las envolturas de doble capa se forman en los límites exteriores del campo de plasma y tienen una carga eléctrica más alta que el plasma ambiental dentro del límite definido por la envoltura. Tendría sentido que, puesto que el cuerpo humano también tiene carga electromagnética, repitiera este patrón, ya que la vida se expresa en fractales*. En resumen, "como es arriba es abajo".

Cuando el plasma en forma de arco (como un rayo o un soldador de plasma) viaja a través de distancias en el espacio, forma las corrientes en espiral de Birkeland antes mencionadas, que giran en espiral unas alrededor de otras. Este vórtice o acción en espiral se expresa en las formas de vida en muchos niveles diferentes. Por lo tanto, tiene sentido que también esté presente en el cuerpo sutil.

---

*El término *fractal* fue acuñado por el matemático Benoît Mandelbrot en 1975 para referirse a patrones repetitivos no geométricos observables en la naturaleza.

La literatura védica describe los dos canales serpenteantes que comienzan en la base de la columna vertebral y ascienden en espiral hasta la corona de la cabeza, creando chakras, o vórtices de energía, en cada punto de cruce. Esto trae a la mente otras dos imágenes comunes, el caduceo (figura 5.4) y la doble hélice del ADN (figura 5.5).

El caduceo es un símbolo esotérico que diversos textos describen como originario del antiguo Egipto, el cual presenta dos serpientes, que representan los dos canales etéricos que componen la energía kundalini y que ascienden por el cuerpo, conectando los reinos físico inferior y espiritual superior del cuerpo. Idá es el canal izquierdo, femenino, o energía yin; Pingalá es el canal derecho, masculino, o energía yang; y el canal central es sushumná, que recorre la columna vertebral. Cuando la mente está en calma, sushumná se activa, y une el yo interior con el cosmos. Las alas del caduceo representan el elemento aire asociado al yo superior y espiritual, cuya exploración se produce con el equilibrio de los canales, mientras que la vara de metal representa el elemento tierra.

Otras fuentes afirman que el caduceo proviene de la mitología griega posterior y se asocia con el dios Hermes (o Mercurio, según los romanos). En esta forma, el caduceo ha sido reconocido como símbolo del mercado5. Así pues, parece que los griegos y los romanos tomaron una imagen esotérica que originalmente expresaba los aspectos primordiales de las energías masculina y femenina en relación con las energías espirituales superiores y la aplicaron al comercio, en contraposición a la experiencia elemental interior. La idea de que el mercado ocupa el lugar del cosmos y de nuestras propias riquezas interiores es cierta, sobre todo en nuestro mundo moderno. Quizás irónicamente, este símbolo esotérico ha sido adoptado por nuestro sistema médico occidental dominante y aparece como logotipo de muchos profesionales y empresas de la salud, incluyendo el de la Asociación Médica Estadounidense.

La figura 5.5 (página 95) representa la estructura helicoidal del ADN. De lo micro a lo macro, vemos el movimiento de la energía que forma estas estructuras helicoidales complementarias de negativo y positivo, femenino y masculino, yin y yang. Así que parece que el plasma eléctrico que fluye en el espacio está estrechamente relacionado con el flujo de energías dentro de nuestro propio cuerpo.

Se nos ha condicionado a pensar en nosotros mismos como seres químicos y mecánicos, pero también somos muy eléctricos. La mayoría de las personas piensa en el sistema nervioso cuando piensa en la electricidad del cuerpo, pero se ha determinado que el colágeno, el tejido conectivo que está presente en todas partes de nuestro cuerpo, también es un conductor, que nuestra sangre lleva una carga, que nuestros huesos conducen electricidad, que nuestro corazón es un oscilador que se acciona con electricidad y que nuestras ondas cerebrales son frecuencias eléctricas.

LA RESONANCIA SCHUMANN

Por extraño que parezca, las ondas cerebrales humanas pueden funcionar en la misma longitud de onda que una frecuencia que se genera en la cavidad entre la Tierra y su ionosfera por todos los relámpagos que caen en todo el mundo en un momento dado, con una media aproximada de doscientas tormentas que producen cincuenta relámpagos por segundo. Esta frecuencia, una onda estacionaria de 7,83 Hz y sus armonías superiores, que están presentes como un pulso electromagnético continuo en nuestro entorno, se denomina resonancia Schumann. A veces se le conoce como el "latido de la Tierra". Esta frecuencia ambiental es recibida por nuestra glándula pineal, que está compuesta en un 30 por ciento de magnetita, un tipo de óxido de hierro con propiedades magnéticas naturales, y parece ser importante para gobernar una variedad de funciones, incluyendo la producción de melatonina y la regulación del sistema endocrino (hormonal). Cuando los astronautas empezaron a viajar al espacio fuera de la atmósfera terrestre, informaron que sufrían "mareos espaciales" por el mal funcionamiento de la glándula pineal, que parecía ser una consecuencia de no estar expuestos a esta frecuencia reguladora de fondo continua. Cuando se instalaron generadores de resonancia Schumann a bordo de las naves espaciales, este problema se mitigó.

Curiosamente, 7,83 Hz es también una frecuencia de ondas cerebrales asociada a estados meditativos y creativos y se registra a menudo en chamanes y sanadores. Los estados de las ondas cerebrales suelen dividirse en cuatro categorías: delta (de 0 a 4 Hz), asociada con el sueño profundo, la renovación y la sanación; theta (de 4 a 7 Hz), asociada con la introspección, la intuición y la consciencia; alfa (de 7 a 13 Hz), asociada con la calma, el estado de alerta relajado; y beta (de 13 a 40 Hz), asociada con el nerviosismo, la irritabilidad, la ira y otros estados similares. La actividad de las ondas cerebrales de la mayoría de los humanos modernos se sitúa en el rango beta. Parece que cuando nuestras ondas cerebrales están sincronizadas con la resonancia Schumann (en el estado alfa), nos encontramos en un estado de ánimo óptimo.

Solemos pensar en los rayos como un fenómeno que va de la nube a la tierra; sin embargo, se ha descubierto que en realidad se trata de un fenómeno que va de la ionosfera al suelo. Se han observado y fotografiado varios fenómenos eléctricos, llamados *duendes*, *chorros* y *espectros*, entre la parte superior de las nubes y la alta atmósfera mientras se producen rayos por debajo del nivel de las nubes. Dado que la ionosfera está en constante contacto eléctrico con el sol a través del viento solar y el sol está en constante contacto eléctrico con el resto del espacio a través de las corrientes conectivas de Birkeland, estamos, a través de la actividad eléctrica en nuestros propios cerebros y cuerpos, resonando con el resto del universo eléctrico, especialmente cuando estamos sintonizados en la longitud de onda de 7 a 8 Hz. Esta es también la frecuencia que se ha medido que sale de las manos de los sanadores de chi kung cuando hacen sesiones de sanación, lo que significa que sí están canalizando la energía electromagnética universal.

CREANDO UNA NUEVA COSMOLOGÍA

Somos seres electromagnéticos, bañados en una realidad conectada electromagnéticamente (todo está unido) pero nos han desconectado de esta consciencia y atrapado en un paradigma que solo nos enseña sobre sólidos, líquidos y gases. En este viejo modelo, vivimos en el universo de Newton, impulsado por la gravedad y por una bola de billar, girando sin sentido a través de un frío e inconexo vacío espacial. A pesar del comentario del físico Max Planck, ganador del Premio Nobel en 1918, de que "hemos descubierto que no existe tal cosa como la materia, todo existe como diferentes velocidades de vibración diseñadas por una inteligencia invisible", seguimos viviendo como si estuviéramos en el mundo de la partícula discreta y desconectada, el individuo autosuficiente, en el que mente y cuerpo, ser humano y naturaleza son entidades separadas.

Propongo que la razón por la que el actual paradigma imperante no ha salido de esta ilusión de separación es que solo conocemos una parte de la historia: la parte micro. La teoría cuántica nos dice que todo está conectado a escala diminuta, pero la teoría del universo eléctrico describe un macro vibrante y conectado y, al hacerlo, cambia la historia cosmológica de los últimos trescientos años. Cuando cambia nuestra cosmología, cambia todo lo demás, porque todo se remonta a la cosmología.

La gente anhela un sentido de conexión. Este sentido de conexión, de una corriente subyacente de interrelación, es lo que en esencia conocemos como espiritualidad, unidad. La cosmología de la revolución científica ha sido la de la separación, la falta de espíritu. El UE nos muestra cómo todos estamos conectados a través del plasma.

Pero hay otra capa de conexión más profunda: el éter.

EL ÉTER

Según la teoría general de la relatividad, el espacio está dotado de cualidades físicas; en este sentido, por tanto, existe un éter. Según la teoría general de la relatividad, el espacio sin éter es impensable.

ALBERT EINSTEIN

Veamos la definición que da el diccionario de la palabra *éter*:

1. Cualquiera de una clase de compuestos orgánicos en los que dos grupos hidrocarbonados están unidos por un átomo de oxígeno.
2. Líquido volátil y muy inflamable, $C_2H_5OC_2H_5$, derivado de la destilación de alcohol etílico con ácido sulfúrico y utilizado como reactivo y disolvente. Otrora se utilizaba como anestésico. También llamado *dietiléter, éter etílico*.
3. Las regiones del espacio situadas más allá de la atmósfera terrestre; los cielos.

4. El elemento que en las civilizaciones antiguas y medievales se creía que llenaba todo el espacio por encima de la esfera de la luna y que comprendía las estrellas y los planetas.

5. *Física*: medio omnipresente, infinitamente elástico y sin masa, que solía postularse como medio de propagación de las ondas electromagnéticas.

Entonces, no hablaremos de las definiciones 1 y 2, sino de lo que se alude en las definiciones 3 a 5. Nótese que en la definición 5, este medio omnipresente, infinitamente elástico y sin masa solía postularse como el medio de propagación de las ondas electromagnéticas. Entonces, de esto podemos deducir que el éter es un medio omnipresente, está en todas partes en el universo a la vez.

En la Antigüedad, se pensaba que el éter era el medio a través del cual se propagaba la luz de las estrellas, pero este significado se eliminó de la ciencia a principios del siglo XX y se sustituyó por la teoría del vacío, al parecer en apoyo de la teoría de la relatividad de Einstein. La explicación de los libros de por qué se eliminó el concepto de éter de la ciencia hace referencia a un experimento realizado a finales del siglo XIX llamado experimento Michaelson-Morley, cuyo resultado nulo supuestamente demostraba que el éter, tal y como se había concebido en otros tiempos, no existía en realidad. La historia de las personas y los experimentos relacionados con este tema es fascinante, pero no entraré aquí en detalles. Basta decir que la suposición general, en lo que se refiere a Einstein y el éter, era que al principio él creía que no existía, pero en 1922 llegó a la conclusión contraria: que tenía que haber un medio etéreo en el espacio[6].

A pesar de que Einstein se retractó de su anterior afirmación de que el éter no existía, para entonces el concepto ya había pasado de moda y ha permanecido en desuso hasta nuestros días. Pero en tiempos recientes se ha reafirmado la necesidad de dar algún tipo de explicación a este campo de energía sutil y omnipresente, por lo que a lo largo del último siglo se ha reintroducido este medio con una variedad de nuevos nombres: *el campo de punto cero, el campo fuente, el potencial cuántico, el campo,* e incluso *el campo de Higgs,* cuya definición es "un campo de energía invisible que existe en todo el universo", suena muy parecida a la definición de éter.

EL UNIVERSO AUTOCONSCIENTE

Ahora, si recuerdas mi descripción de la energía sutil en el primer capítulo, verás que parece que cuando hablamos del éter, estamos hablando de lo mismo. Pero ¿no me preguntaba yo unas páginas atrás si el plasma y el chi son la misma cosa? ¿Ahora estoy sugiriendo que el éter y el chi también son lo mismo? Buena pregunta. Haré lo posible por explicarlo tal y como yo lo he llegado a entender.

Debido a la estructura de nuestro lenguaje, tendemos a pensar en todo lo que nos rodea como "cosas", pero si recordamos lo que dijo Max Planck sobre que todo son vibraciones de diferentes frecuencias, las "cosas" son más bien procesos. En particular, el hopi y otras lenguas no contienen sustantivos, sino que se refieren a todo como si fuera *un proceso que está sucediendo* en lugar de *una cosa que es*.

La materia y la energía de nuestro entorno se transforman constantemente. Los estados de frecuencia se desplazan a lo largo de un contínuum, un espectro en el que no hay divisiones reales. Los árboles absorben la luz solar y se convierten en árboles más grandes; el agua se evapora y se convierte en vapor de agua; las estrellas explotan y se convierten en polvo estelar. Hay diferentes umbrales clave en los que un estado de la materia se convierte en otro; por ejemplo, el agua líquida se convierte en hielo sólido. Pero, en última instancia, no hay más que un único espectro de frecuencias electromagnéticas que varían, desde las muy altas y rápidas hasta las muy bajas y lentas.

En el contínuum de toda la materia, tenemos el éter, el estado más elevado, fino y básico de la materia, que gira por sí mismo a través de espirales de torsión en concentraciones llamadas *plasma*. Este, a su vez, se condensa en gases, líquidos y sólidos, formando al final la materia que vemos a nuestro alrededor. Al parecer, la energía sutil existe en un gran número de grados de densidad o textura, que van desde lo muy sutil a lo más basto o tangible. Por lo que sé, todo, desde el éter más fino hasta un plasma difuso, puede llamarse *energía sutil*, y toda ella puede ser consciencia. He aquí la razón: para mantenerse como una unidad cohesiva, que es lo que es, el universo debe tener cierto grado de autoconsciencia, debe ser consciente de sí mismo en el momento, sin tiempo de retraso en la señalización, lo que significa que la transferencia de información en este medio debe ser más rápida que la velocidad de la luz. Y este medio, el medio etéreo que existe en todas partes del universo, sirve como medio a través del cual el universo es consciente de sí mismo.

Este concepto de universo consciente de sí mismo también puede verse en el concepto que llamamos gravedad. Todo el universo debe tener consciencia instantánea de sí mismo en todas partes a la vez o, de lo contrario ¿cómo podría permanecer en relación con el grado de orden que tiene?

Una mañana estaba pensando en que la autoconsciencia universal es una propiedad del éter, que está presente en todas partes a la vez, y que había leído que la gravedad también tenía estas mismas características, cuando de repente me pregunté qué relación había entre la gravedad y el éter. Hice la siguiente búsqueda en internet: "la gravedad es una propiedad del éter" y descubrí que hay gente que defiende la teoría de que, en lugar de ser una fuerza que tira de nosotros hacia abajo, la gravedad es en realidad una fuerza que nos empuja hacia abajo: es la fuerza del omnipresente pero sutil campo etérico que empuja desde todas partes hacia el centro de la Tierra.

Esto me hizo pensar en los neutrinos y en cómo se describen como partículas de alta frecuencia sin masa que interactúan muy poco con la materia, y en cómo estos empujan hacia la superficie de la Tierra desde todas las direcciones. Me pregunté si lo que la ciencia llama *neutrinos* podría ser lo mismo que el éter, así que también lo busqué y encontré que Wal Thornhill, uno de los principales defensores de la teoría del universo eléctrico, dice justo eso.

Pero recuerda, no estoy diciendo que todo esto sea la verdad absoluta. No soy una experta; soy una estudiante, una persona que se hace preguntas. Tan solo comparto contigo algunas de las respuestas que he encontrado y te muestro cómo podrían encajar. Te animo encarecidamente a que investigues por tu cuenta y te formes tus propias opiniones sobre el material que aquí presento.

Bien, sigamos examinando las propiedades atribuidas al éter, porque esto es importante. Recuerda que hay muchos nombres diferentes para este fenómeno en particular, pero, como *éter* fue el nombre original, es el que elijo usar.

Se dice que el éter funciona de manera holográfica; es decir, que el todo está presente en cada parte. Es la naturaleza holográfica del éter la que permite la comunicación instantánea sin tener en cuenta el tiempo o la distancia, lo que significa que el éter es el medio de la consciencia, su onda portadora por así decirlo. Como medio de interconexión no local que nos unifica a todos en tiempo real, el éter es el eslabón perdido de los llamados fenómenos paranormales, como la visión remota, la sanación a distancia, las sincronicidades (conocidas como coincidencias significativas) y la telepatía.

Según el físico Paul LaViolette, autor de *Secrets of Antigravity Propulsion*, la "física del éter" oculta explica cómo los ovnis son capaces de navegar tan rápido en zigzag y de arriba abajo, tal y como se ha presenciado. LaViolette, que ha investigado a fondo estos temas, afirma que el conocimiento del éter se ha suprimido intencionadamente por varias razones, y sería la "seguridad nacional" una de ellas.

El científico Nikola Tesla (1856-1943), que inventó la corriente alterna y muchas otras cosas, descubrió una forma de aprovechar y transmitir la energía del éter. En nuestro sistema educativo no se nos habla de Tesla ni de todas sus increíbles contribuciones a la ciencia. No es una teoría de conspiración, sino más bien una cuestión de simple economía: Tesla quería transmitir energía gratuita a todo el mundo y su financista, al ver las implicaciones de esto, dejó de apoyar sus tecnologías avanzadas. Después, Tesla fue eliminado de nuestra historia oficial, mientras que el éter fue eliminado de la ciencia oficial.

También se dice que el éter se mueve en torsiones o espirales y, como tal, se denomina *campo de torsión* u *ondas de torsión*. Vemos cómo la naturaleza se une repetidamente en estos patrones espirales, desde las galaxias hasta las conchas de caracol y los patrones climáticos, las proporciones de la espiral phi se repiten en cada nivel de la creación. La espiral phi y su correspondiente rectángulo áureo (1:1.618) son proporciones fractales que se repiten en toda la naturaleza (véase la figura 5.6 en la página 104, la proporción áurea).

La espiral no es el único patrón característico del éter. Los cinco sólidos platónicos (véase la figura 5.7 en la página 104) también forman parte de la geometría subyacente de la creación que surge en el éter. Estos sólidos fueron descritos por primera vez por Platón como las únicas

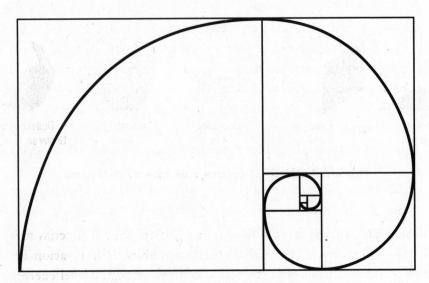

Figura 5.6. Espiral phi y rectángulo áureo

formas que encajan a la perfección dentro de una esfera, conectadas por superficies, longitudes de bordes y ángulos de forma idéntica (una vista idéntica en todas las direcciones). Los griegos enseñaban que estos cinco sólidos eran los patrones centrales de la creación física. Cuatro de los sólidos se consideraban los patrones arquetípicos de los cuatro elementos: tierra, aire, fuego y agua, lo que conocemos como los cuatro estados de la materia. El quinto se consideraba el patrón de la propia fuerza vital, el éter de los griegos. Este quinto sólido, el dodecaedro, era un secreto muy bien guardado en la escuela griega de Pitágoras, e incluso Platón hablaba poco de él. Temían que este patrón pudiera causar una tremenda destrucción si se utilizaba mal. Por cierto, ¡ver esa forma me hace pensar en el Pentágono!

Estos patrones, como la espiral, también aparecen en toda la naturaleza, especialmente a nivel atómico en la química, y la forma que no se muestra, la esfera dentro de la cual pueden anidar todos ellos, es otra de las formas fundamentales del éter. Si combinamos una esfera con una espiral, obtenemos el toroide, otro patrón fundamental del éter.

En la tradición esotérica se dice que el cuerpo humano tiene una plantilla etérica, una matriz de energía sutil en forma de vórtice/

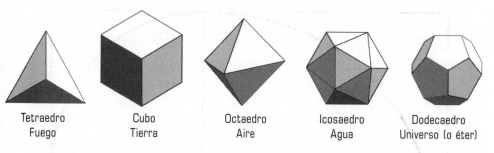

| Tetraedro | Cubo | Octaedro | Icosaedro | Dodecaedro |
| Fuego | Tierra | Aire | Agua | Universo (o éter) |

Figura 5.7. Sólidos platónicos y estados de la materia

toroide que canaliza y estabiliza las energías etéricas, al hacerlas más densas y cargadas y, eventualmente, responsables de la creación del cuerpo físico. La plantilla etérica es lo primero, seguida del cuerpo. Es la mente humana la que crea la forma o estructura toroidal durante toda la vida. Cuando la mente se retira al morir, la estructura toroidal, el patrón subyacente que da origen al orden, deja de existir, y el cuerpo físico se desmorona.

Aunque la forma toroidal del aura tiene un límite (la envoltura de doble capa de la cosmología del plasma), se asienta en el campo etérico universal, que es ilimitado o infinito. Esta es también la razón por la que todos estamos conectados, en todo momento, con todo el universo. Así que, si insertamos el éter y el plasma en nuestro marco cosmológico, de pronto tenemos una dimensión más allá del mundo material al que estamos acostumbrados.

La presencia del éter, con su carácter holográfico y omnipresente, es una explicación sencilla y plausible de cosas como la telepatía, la sanación a distancia, la visión remota y todas las demás prácticas paranormales que el paradigma convencional (sin éter) descarta como imposibles (no hace falta llamarlo como lo llamaba Einstein "espeluznantes acciones a distancia"). Nuestra consciencia, al ser en esencia no local y parte de esta sopa holográfica, es libre de vagar a voluntad, de conectarse de forma instantánea con otras mentes, incluso a grandes distancias. En particular, para las personas cuyas ondas cerebrales están en el rango de Schumann, los sucesos sincronísticos se convierten en la norma, ya que estas personas se dejan guiar por el magnetismo sutil de Thoreau.

Con respecto a la sanación, en las prácticas etéricas o basadas en el espíritu, uno puede alterar de manera directa este cuerpo etérico y crear cambios físicos en el cuerpo físico. Esto se debe a que, si se puede manipular el éter y el plasma, se puede manipular lo físico. Las llamadas terapias de biocampo funcionan precisamente sobre esta premisa, como pronto descubriremos.

6

DESCUBRIENDO EL BIOCAMPO EN LA CIENCIA

El concepto de biocampo y el modelo de sintonización de biocampos

La existencia de un "biocampo" o "campo bioenergético" contradice directamente los principios de la física, la química y la biología.

VICTOR STENGER

La autoridad en la ciencia existe para ser cuestionada, ya que la herejía es el manantial del que brotan nuevas ideas.

JOHN POLANYI

Después de leer sobre el plasma y el bioplasma, sentí que había dado con algo. Sin embargo, aparte de Barbara Brennan y las escurridizas investigaciones rusas y chinas, el único investigador que encontré que defendiera una idea similar fue Jay Alfred, autor de Our Invisible Bodies. En este libro, Alfred esboza la lógica implicada en el concepto de "cuerpos de energía electromagnética de armónicos superiores", pero luego utiliza la explicación para describir fantasmas y vida después de la muerte, ambos conceptos fuera del tema de mi investigación y, además, Alfred no tiene ningún título. Me resultaba muy difícil encontrar científicos estadounidenses que investigaran el campo energético humano (esta era la frase que tecleaba en las bases de datos académicas), hasta el siguiente giro clave en mi camino de investigación, cuando me topé con la palabra biocampo en el libro *The Energy Healing Experiments*, de Gary Schwartz, profesor de psicología, medicina, neurología, psiquiatría y cirugía en la Universidad de Arizona y director del Laboratory for Advances in Consciousness and Health.

Según Schwartz, el término *biocampo* fue elegido en 1994 por un grupo de científicos del Instituto Nacional de Salud (NIH, por sus siglas en inglés) para describir el campo de energía e información que rodea al cuerpo humano. De repente, mis búsquedas en PubMed y Medline empezaron a dar fruto y me di cuenta de que había un pequeño pero serio grupo de científicos estadounidenses que trabajan para describir la composición y la mecánica de este campo. Ya no me sentía sola y marginada, sino inundada por las ricas y útiles contribuciones de quienes me habían precedido en esta misma búsqueda por comprender y definir algo que los mecanicistas del pensamiento del viejo paradigma se habían esforzado por esconder bajo la alfombra. Resulta que los mecanicistas llevan bastante tiempo intentando descalificar al otro bando, el bando de los vitalistas, al insistir en que no existe tal cosa como la fuerza vital.

Con este término, *fuerza vital*, nos topamos con un problema de hace 400 años (algunas fuentes lo citan como un problema de hace 2.500 años): el desacuerdo fundamental entre los mecanicistas y los vitalistas sobre la naturaleza de la vida. En *Medicina energética: la base científica*, James Oschman, Ph.D., una autoridad mundial en energía y medicina complementaria, lo describe de la siguiente manera: "Los mecanicistas sostienen que la vida obedece a las leyes de la química y la física. Los vitalistas han sostenido a través de la historia la creencia de que la vida nunca se explicará por la física o la química normales y que existe alguna forma misteriosa de 'fuerza vital' que está separada de las leyes conocidas de la naturaleza"[1].

Este debate cobró protagonismo en 1784 con el drama que llegó a rodear al médico alemán Franz Anton Mesmer. Citando de nuevo a Oschman: "En 1773, Franz Anton Mesmer empezó a utilizar imanes para curar. Sus pacientes solían notar 'corrientes inusuales' que recorrían sus cuerpos antes de que se produjera una 'crisis curativa' que conducía a la sanación. Pronto Mesmer descubrió que podía producir los mismos fenómenos sin imanes, tan solo pasando las manos por encima del cuerpo del paciente"[2].

Mesmer afirmó haber detectado un f luido magnético que rodeaba el cuerpo y formuló una teoría muy parecida a la medicina china. Mesmer entendía la salud como la libre circulación de la energía vital a través de los múltiples canales del cuerpo y la enfermedad como un bloqueo de esta circulación. Su observación fue que liberar estos bloqueos para restablecer el f lujo podría crear una crisis curativa, seguida del restablecimiento de la salud. Cuando el cuerpo es incapaz de desbloquearse a sí mismo, la intervención de un conductor de lo que él llamaba *magnetismo animal* era necesaria y eficaz para ayudar en este proceso.

Lo que me resulta especialmente interesante en relación con Mesmer es que yo también he tenido la misma experiencia o sensación, que existe una especie de f luido magnético que rodea e interpenetra el cuerpo y que los bloqueos en este campo son representaciones de bloqueos dentro del cuerpo. Cuando la energía no f luye, surgen las patologías. El desbloqueo de la energía en el campo puede conducir a la resolución del problema en el cuerpo. Los tonos coherentes producidos por los diapasones activados parecen actuar como conductores del magnetismo animal, en el sentido de que tienen la capacidad de desbloquear el flujo de la fuerza vital, o de liberar el bioplasma "congelado"*.

Por desgracia, un grupo de científicos, entre los que se encontraba el gran Benjamin Franklin, decidió en 1784 que el "f luido magnético" y el "magnetismo animal" de Mesmer eran producto de su imaginación. Se le prohibió ejercer la medicina y pasó el resto de su vida en el exilio y la oscuridad. Desde entonces, la ciencia ha mantenido esta postura, en la que los mecanicistas se imponen a los vitalistas. Sin embargo, a pesar de la descalificación de Mesmer, en los últimos tiempos ha habido una serie de científicos que han seguido adelante con la investigación científica, sin importar el paradigma predominante del mecanicismo magnético.

---

*En física del plasma, el estudio del movimiento del plasma se denomina *magnetohidrodinámica*, lo que implica la presencia de un fluido.

LOS INVESTIGADORES PIONEROS DEL BIOCAMPO

Uno de los primeros estadounidenses en realizar una investigación académica exhaustiva sobre los campos electromagnéticos que rodean la materia fue Harold Saxton Burr, profesor de anatomía de la Facultad de Medicina de Yale entre 1929 y 1973. De 1932 a 1956, Burr llevó a cabo un extenso trabajo de exploración de estos campos energéticos, a los que denominó *L-fields (campos vitales)*[3]. Durante esta época, iba contra la corriente de la biología y la medicina dominantes, orientadas hacia el modelo mecanicista y farmacéutico.

A pesar de que sus colegas consideraban que el concepto de campo vital era un completo disparate, Burr estaba convencido de que su L-field era el mapa de la materia viva. Según él, si se podía detectar un campo de energía perturbado y devolverlo a la normalidad, se podía prevenir la aparición de patologías. Aunque no fue aceptado en su época, su trabajo se convirtió en la base de un investigador posterior, Robert Becker (1923-2008), cirujano ortopédico de profesión, autor del clásico libro *The Body Electric: Electromagnetism and the Foundation of Life*, y una de sus muchas contribuciones fue demostrar que los puntos de acupuntura son regiones especiales de mayor conductividad eléctrica que el tejido que los rodea[4]. Becker también creía que los campos electromagnéticos dentro y alrededor del cuerpo son primordiales para dar origen y organizar el cuerpo físico.

En los últimos tiempos, Rupert Sheldrake ha propuesto el concepto de resonancia mórfica y campos mórficos. Sheldrake ha sido una figura controversial en la ciencia contemporánea debido a su perspectiva vitalista (es uno de los compañeros que mencioné que fue censurado por TED). Él describe los campos mórficos en la sección de preguntas frecuentes de su página web de la siguiente manera:

La hipótesis de la causalidad formativa afirma que las formas de los sistemas autoorganizados están moldeadas por campos mórficos. Los campos mórficos organizan átomos, moléculas, cristales, orgánulos, células, tejidos, órganos, organismos, sociedades, ecosistemas, sistemas planetarios, sistemas solares, galaxias. En otras palabras, organizan sistemas a todos los niveles de complejidad y son la base de la totalidad que observamos en la naturaleza, que es más que la suma de las partes... Los campos mórficos también contienen una memoria inherente dada por el proceso de resonancia mórfica, por el que cada tipo de cosa tiene una memoria colectiva. Por ejemplo, los cristales de un determinado tipo están influenciados por todos los cristales anteriores de ese tipo, las palmeras datileras por las palmeras datileras anteriores, las jirafas por las jirafas anteriores, etc. En el ámbito humano, esto es similar a la teoría del inconsciente colectivo de Jung[5].

El argumento de Sheldrake de que los campos mórficos dan lugar al orden, la estructura y la función de los organismos apunta a una visión holística y no reduccionista de la naturaleza. Señala que "el cambio de un paradigma mecanicista a uno holístico de la naturaleza se ha ido produciendo por etapas durante varias décadas, pero la ciencia dominante sigue comprometida con una visión mecanicista y reduccionista de la naturaleza"[6].

Esta perspectiva subraya la principal diferencia entre los puntos de vista de los mecanicistas y los de los vitalistas. El punto de vista mecanicista es que cualquier campo biológico en el cuerpo es consecuencia de la presencia de actividad fisiológica, mientras que los vitalistas sostienen que la actividad fisiológica es consecuencia de las energías electromagnéticas y otras sutiles energías presentes. Este debate se puede resumir en las afirmaciones de que o somos "seres espirituales teniendo una experiencia física" o "seres físicos teniendo una experiencia espiritual". Mi opinión personal es que somos ambas cosas, ya que cada una da lugar a la otra en un intercambio dinámico y continuo. La luz es, después de todo, tanto una partícula como una onda desde la perspectiva humana.

Sin duda, gran parte de la investigación sobre biocampos de las últimas décadas, como señala Sheldrake, subraya la validez de la perspectiva vitalista. En su influyente artículo de 2002 "The Biofield Hypothesis: Its Biophysical Basis and Role in Medicine", Beverly Rubik, Ph.D., describe el biocampo como un campo electromagnético (EM) complejo y débil que utiliza la "bioinformación" EM para autorregularse. Se trata de una red luminosa subyacente que se comunica a la velocidad de la luz (esencialmente instantánea) y que sustenta los procesos químicos mucho más lentos a los que da lugar. Esto es lo que explica los rápidos efectos holísticos de algunas terapias de medicina complementaria y alternativa (MCA) que pretenden funcionar dentro de este campo.

Rubik señala que las prácticas de MCA como la acupuntura, la homeopatía y la medicina bioeléctrica, así como las terapias de biocampo como el reiki, el toque terapéutico y el toque curativo (la sintonización de biocampo también entra en esta categoría) funcionan dentro del campo EM subyacente, pero que estas terapias permanecen fuera de la medicina convencional porque no existe una base científica consensuada que describa cómo y por qué funcionan. Menciona cómo hubo que cambiar la física a principios del siglo XX para aceptar la observación de que la luz se comporta como partícula y como onda y afirma que hay que tener en cuenta la dualidad partícula-onda porque la vida consiste tanto en complejas estructuras biomoleculares como en ondas dinámicas de información. Considerar la vida desde la perspectiva molecular/química/mecánica brinda una base científica para la medicina alopática, mientras que considerarla desde una perspectiva energética/de biocampo ofrece una base científica para muchas modalidades de medicina complementaria y alternativa.

Visto desde esta perspectiva, el cuerpo humano no solo está formado por componentes físicos, mecánicos y químicos, sino que también tiene un aspecto electromagnético oscilante, con cada célula, órgano y sistema que contribuye a una compleja onda estacionaria de muchas frecuencias diferentes que cambian con el tiempo, no muy diferente de una sinfonía.

Dado que el cuerpo es un conjunto de frecuencias dinámicas, la introducción de frecuencias externas, como la producida por un diapasón, un remedio homeopático o incluso un fármaco, podría cambiar, reforzar o desestabilizar el biocampo. Esta modulación de frecuencias, al trabajar con el plano subyacente, puede producir una respuesta biológica. Esta es una posible explicación de cómo y por qué las frecuencias sonoras audibles interactúan con el biocampo de la forma en que lo hacen, lo que produce resultados terapéuticos beneficiosos. La siguiente afirmación de Rubik apoya esta idea:

El cerebro y el corazón emiten muchas frecuencias naturales y los campos aplicados desde fuera a estas mismas frecuencias pueden provocar el arrastre y cambios fisiológicos, psicológicos y de comportamiento. Siskin y Walker (1995) han revisado los efectos curativos de ventanas de frecuencia específicas y algunos de ellos son los siguientes: 2 Hz, regeneración nerviosa; 10 Hz, reparación de ligamentos; 15, 20 y 72 Hz, estimulación de la formación de capilares y proliferación de fibroblastos. Esto sugiere que la bioinformación EM es fundamental para la regulación de la función biológica y que está codificada en el biocampo. Así, los propios osciladores naturales de los sistemas vivos emiten bioinformación EM que regula la función biológica. En otras palabras, las células y los tejidos pueden estar "susurrándose" señales EM entre sí y "escuchando" señales relevantes de su entorno[7].

Rubik propone que la hipótesis del biocampo "ofrece los cimientos de una base científica para las modalidades de medicina energética de la acupuntura, la homeopatía, las terapias bioelectromagnéticas y las terapias de biocampo"8. Se prevé que la primera etapa del modus operandi de estas modalidades sea una interacción con el biocampo del organismo y el resultado es un efecto sobre la homeodinámica, la inteligencia organizadora del cuerpo que siempre busca promover la sanación y mantener el orden y el equilibrio.

OTRAS INVESTIGACIONES SOBRE BIOENERGÍA

El doctor William Tiller, profesor emérito de ciencia e ingeniería de materiales de la Universidad de Stanford y pionero en el campo de la investigación de la energía sutil, ha llevado esta idea aún más lejos. Aunque el trabajo del doctor Tiller se sale del marco de este libro, cabe destacar que él y sus colegas de Stanford desarrollaron un detector de energía sutil, un dispositivo ultrasensible tipo contador Geiger con el que han demostrado la existencia de un campo de energía que no se encuentra en el espectro electromagnético conocido.

El doctor Tiller fue capaz de demostrar con este dispositivo, así como con una variedad de otros dispositivos y métodos, que esta energía sutil responde a la intención humana y el enfoque[9].

Otra científica estadounidense, la difunta doctora Valerie Hunt, investigadora científica, autora, conferencista y profesora emérita de ciencias fisiológicas en UCLA (Universidad de California en Los Ángeles), también estudió el biocampo humano durante décadas e hizo muchos aportes a este campo de investigación: "Al postular que los campos bioenergéticos humanos oscilan a frecuencias mucho más altas que las que las máquinas de electrocardiograma o electroencefalograma estaban diseñadas para medir, la doctora Hunt desarrolló un instrumento de alta frecuencia que registra la energía bioeléctrica que emana de la superficie del cuerpo. Demostró que la energía que irradian los átomos del cuerpo da frecuencias 1.000 veces más rápidas que cualquier otra actividad eléctrica del cuerpo conocida"[10].

La doctora Hunt también llevó a cabo una investigación en la que utilizó una sala "mu" blindada electromagnéticamente y descubrió que, cuando se retiraba el electromagnetismo de la sala, las personas "se desmoronaban", y sufrían crisis emocionales sin ningún motivo interno concreto. Cuando se restablecía la energía electromagnética ambiental en la habitación, los participantes volvían a sentirse bien[11]. Esto implica que la presencia de campos electromagnéticos es necesaria para que un organismo mantenga una sensación de coherencia y "unidad"*.

---

*Encontré varias fuentes que afirman que el campo magnético de la Tierra ha disminuido entre un 80% y un 90% en los últimos cuatro mil años. Cuando uno considera esto en relación con el estudio de la doctora Hunt, tiene sentido que este- mos viendo un aumento constante de enfermedades mentales y una sensación colectiva de que el mundo se está desmoronando. También tiene sentido que nuestros antepasados probablemente fueran capaces de percibir las corrientes telúricas (es decir, las líneas de dragón) con mucha mayor consciencia porque las corrientes eran mucho más fuertes y había mucho menos ruido e interferencias electromagnéticas que hoy en día.

LOS BIOFOTONES

Mientras Rubik, Tiller, Hunt y otros científicos hablan de ondas y frecuencias electromagnéticas, el biofísico e investigador alemán Fritz-Albert Popp describe el mismo fenómeno con un término diferente: biofotones. "En la teoría cuántica moderna, la luz se presenta en pequeños paquetes o partículas de energía llamados fotones. En los procesos vivos, ciertos tipos específicos de fotones son emitidos y recibidos principalmente por el ADN, así como por algunas grandes biomoléculas. Cumplen una función de comunicación, estimulación de reacciones bioquímicas y coordinación dentro del cuerpo"[12]. En otras palabras, los biofotones son cuantos de luz coherente que se cree que son emitidos y absorbidos por el ADN presente en las células. Descubiertos por Popp en la década de 1970, los biofotones parecen crear un campo electromagnético holográfico y coherente en todo el cuerpo que utiliza frecuencias EM para la comunicación instantánea en todos los sistemas*.

La ciencia que subyace tanto a los biofotones como a la transmisión EM describe un nivel de información por debajo del de las interacciones químicas. Cámaras sofisticadas han detectado que el cuerpo humano (de hecho, cualquier organismo vivo) emite estos biofotones, con una emisión humana normal desde la piel, entre unos pocos y unos cientos por centímetro cuadrado[13]. Sin embargo, cuando un organismo está sometido a estrés, emite más biofotones. En internet encontré una foto de un brote de soja que había sido cortado con una cuchilla fina y fotografiado en un multiplicador de biofotones, un dispositivo muy sensible que puede contar el número de biofotones emitidos. Se puede ver con bastante claridad que el brote está "goteando luz" (es decir, crea una mayor emisión de biofotones o una fuga de fuerza vital) después de haber sido cortado.

---

*No había pensado en las similitudes entre los conceptos de ondas electromagnéticas y biofotones hasta que empecé a escribir sobre ellos, pero al saber que la luz es tanto una partícula como una onda, parece que, sin importar la nomenclatura, estamos hablando de lo mismo. Para los que somos más partidarios de las partículas, el concepto de biofotón que vuela por el cuerpo puede ser más fácil de entender que el de onda EM.

El campo de la investigación biofotónica, en rápida evolución, puede ser útil para tender puentes entre ciencia y espiritualidad. Los místicos llevan milenios diciéndonos que somos seres de luz. El cosmólogo y astrofísico moderno Carl Sagan nos ha dicho que somos "polvo de estrellas". Ahora podemos ver con precisión cómo el mecanismo de la luz coherente puede proporcionar el marco energético sobre el que se desarrollan el cuerpo físico y sus procesos fisiológicos.

El físico británico Herbert Fröhlich (1905-1991) nos proporcionó una mayor comprensión de este mecanismo. Fröhlich creía que muchas biomoléculas actúan como emisoras y receptoras de energía electromagnética (transportada por los biofotones) y de energía vibracional (cilios primarios o pequeñas estructuras en forma de diapasón en la superficie de las membranas celulares) y que al hacerlo proporcionan la frecuencia necesaria para que se produzcan reacciones específicas en las células. Como se cree que la mayor parte de la emisión y recepción se produce a través de las moléculas de ADN, los biofotones actúan de forma sincronizada en todo el organismo. Esta sincronización de fases, que podría considerarse como si todas las partes del cuerpo tocaran la misma partitura, desempeña un papel crucial en la comunicación y coordinación celular.

Puede ser que nuestro ADN sea una especie de antena que recibe y transmite información de la plantilla de nuestro cuerpo etérico/ lumínico subyacente y que nuestro cuerpo mantenga su coherencia y organización a partir de este sistema de comunicación inherente basado en la transmisión de información de ondas EM, y no en la señalización química como se piensa hoy en día. Desde luego, el proceso relativamente lento de las interacciones químicas no puede explicar la comunicación tan rápida que se requiere para las acciones de, digamos, un atleta profesional.

Lo que hemos estado discutiendo aquí, los biofotones y la señalización electromagnética, define la energía dentro del propio cuerpo físico. Pero ¿qué ocurre con la región situada más allá del cuerpo físico? A pesar de la noción popular de que un campo electromagnético solo puede detectarse a unos pocos milímetros del cuerpo, el magnetómetro SQUID ha sido capaz, según algunos informes, de detectar un campo magnético débil a una distancia de hasta tres metros del cuerpo humano[14]. Este es el caso de mi trabajo con diapasones, en el que he sido capaz de encontrar información en el campo magnético de una persona a dos metros o más desde la superficie de la piel. Entonces, ¿qué es lo que constituye el terreno que rodea al cuerpo?

EL CUERPO SUTIL

Claude Swanson, físico formado en el Instituto de Tecnología de Massachusetts (MIT, por sus siglas en inglés) y autor del libro *Life Force, The Scientific Basis*, afirma que los biofotones permanecen dentro del cuerpo y que el terreno más allá se compone de lo que él llama ondas de torsión (también llamadas ondas escalares o potenciales, posiblemente lo mismo que el éter). Estas ondas no hertzianas o longitudinales pueden emanar en ángulo recto del campo EM producido por el sistema eléctrico del cuerpo y pueden ser portadoras de energía e información[15]. Parecen ser de una frecuencia mucho más alta y parecen subyacer a las ondas tradicionales maxwellianas-hertzianas del cuerpo EM (véase la discusión de Maxwell en la sección "¿Qué es la energía?" en las páginas 15–19). Según algunos matemáticos y científicos, las "ondas estacionarias" longitudinales postuladas se conciben como "progenitores" o precursores de las ondas electromagnéticas transversales de la física maxwelliana, ya que parece que las interacciones entre pares de estas ondas estacionarias potenciales pueden generar las ondas de propagación maxwellianas de nuestro mundo más tangible[16]. Lo que esto quiere decir, en resumen, es la misma idea que visitamos antes: que las frecuencias más altas y más finas de éter vienen antes del plasma y en realidad lo originan.

La energía sutil, al igual que el electromagnetismo, se presenta en forma de polaridades, positiva y negativa, y parece existir como una especie de "armonía superior" a la energía electromagnética, ya que está presente en todas partes donde hay electromagnetismo, pero se diferencia de este porque parece obedecer a leyes distintas. Por ejemplo, las investigaciones del químico, geólogo y naturalista alemán Carl Ludwig von Reichenbach (1788-1869) sobre la naturaleza de la energía sutil o de torsión, a la que denominó *fuerza ódica*, u *od*, dieron como resultado las siguientes observaciones:

Cuando se añade od positivo a od positivo, se produce una mayor concentración de od positivo, con efectos más fuertes. Del mismo modo, cuando se añade od negativo a od positivo, tienden a anularse. Esta naturaleza aditiva de la energía sutil conduce al uso del término "carga". La carga de energía sutil NO es carga eléctrica. La carga eléctrica ejerce una fuerza muy intensa, mientras que la energía sutil suele ser mucho más débil. La carga eléctrica se conserva, lo que significa que su cantidad sigue siendo la misma, puede fluir a otra parte, pero no desaparece con tanta facilidad. Por el contrario, la energía sutil o fuerza ódica puede decaer con el tiempo y desaparecer[17].

Otra forma de ver esta energía sutil es a través del concepto chino del yin y el yang: el yin representa el aspecto femenino o negativo y el yang el masculino o positivo. En el capítulo anterior mencionamos el trabajo del científico ruso Victor Inyushin, que observó que el campo bioplásmico alrededor del cuerpo, que puede estar compuesto de electrones, iones y protones libres, muestra un equilibrio de partículas positivas y negativas. Cuando esto se desequilibra, puede surgir la enfermedad. La medicina china considera que se trata de un desequilibrio entre las energías yin y yang e intenta restablecer ese equilibrio. A continuación, se muestran otras representaciones de esta polaridad:

fuego y agua
electricidad y magnetismo
masculino y femenino
llegada y partida
seco y mojado
blanco y negro
rojo y azul
crecimiento y decadencia
positivo y negativo
diestro y zurdo
en sentido horario y en sentido antihorario
entropía decreciente y entropía creciente, o entropía negativa
    y entropía

Así pues, la acción energética sutil parece implicar una fuerza de torsión, o giro, que se desplaza hacia la derecha o hacia la izquierda. Dependiendo de la dirección del giro, la energía adquiere una polaridad negativa o positiva. Este giro también se atribuye a los conceptos de entropía y entropía negativa, o *sintropía*, el término que prefiero, acuñado en 1974 por el fisiólogo húngaro Albert Szent-Györgyi y propuesto para sustituir al término *entropía negativa*.

LA ENTROPÍA Y LA SINTROPÍA

La *entropía* se define como la tendencia de un sistema cerrado a perder orden con el paso del tiempo. La segunda ley de la termodinámica afirma que la entropía es inevitable en un sistema cerrado. La percepción generalizada que se deriva de ello es que la segunda ley predice la disolución final del universo. Sin embargo, como señala Einstein, "el campo es la única realidad", una afirmación que en esencia significa que no hay sistemas cerrados en el universo, porque todo, al ser en última instancia ondas, carece de límites. El astrofísico ruso Nikolai Kozyrev señaló lo mismo:

> En el universo, sin embargo, no hay signos de la degradación que describe la segunda ley de la termodinámica. Las estrellas mueren y vuelven a nacer. El universo brilla con inagotable diversidad; en él no se encuentran huellas de una próxima muerte térmica y radiactiva. . . . Tales sistemas, en estado de degradación, deberían prevalecer en el universo, y sin embargo son casi inexistentes[18].

Kozyrev llegó a la conclusión de que cuando la entropía aumenta en un lugar, disminuye en otro. En vez de desaparecer, la fuerza que proporciona aumento de orden en un lugar simplemenete se mueve, o para decirlo con más precisión, se irradia en espirales de torsión hacia otro lugar, donde aumentará el orden. Así que la entropía global o el nivel de orden no cambia, solo se mueve alrededor. Esta idea se representa en la figura 6.1 de la página 120.

Según el sentido del giro, la torsión es sintrópica o entrópica, yin o yang. Pensemos en esta cita de Buckminster Fuller: "Lo físico es

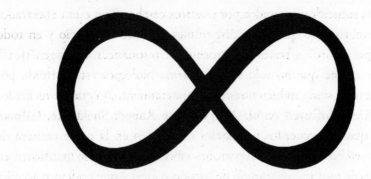

Figura 6.1. Regeneración infinita

intrínsecamente entrópico, emitiendo energía de forma cada vez más desordenada. Lo metafísico es antientrópico y organiza la energía de forma metódica. La vida es antientrópica"[19].

Lo que empieza a surgir es una curiosa imagen de la mente occidental en negación de la fuerza antientrópica o sintrópica. A lo que Fuller se refiere cuando dice "lo metafísico" es a la fuerza de torsión en espiral de la energía sutil, la propia fuerza vital, el mismo movimiento que da origen a las galaxias, los planetas, los seres humanos, los caracoles y las flores. Esta fuerza milagrosa que la ciencia actual insiste, por extraño que parezca, en llamar *entropía negativa*. Cuando esta fuerza vital está presente, en movimiento, mantiene el orden, la estructura y la función. Cuando desaparece, sobreviene la entropía.

El campo de torsión, o éter, es el estado básico del que surge el universo visible. Es holográfico, lo que significa que toda la información del conjunto está disponible en cualquier lugar de su interior de forma instantánea. De este modo, también actúa como un registro de todo lo que ha existido: cada pensamiento, cada sentimiento, cada acción. Este concepto también se conoce como registros akáshicos.

El astrofísico y pionero de la sostenibilidad Robert Gilman, fundador y editor de la revista *In Context: A Quarterly of Humane Sustainable Culture**, vincula el concepto biológico de los campos morfogenéticos (campos que "dan origen a la forma") y memorias personales. Describe

---

*Aunque está descontinuada, muchos artículos de esta revista están disponibles en línea.

cómo los recuerdos generados por nuestros cerebros "no están encerrados en el cerebro, sino que están disponibles en todo el espacio y en todo el tiempo futuro" a través del proceso de resonancia morfogenética[20]. Gilman afirma que no solo nuestra forma biológica está influida por estos campos, sino también nuestro comportamiento, ya que los recuerdos compartidos influyen en él. Al igual que Rupert Sheldrake, Gilman sugiere que los recuerdos personales no residen en la parte carnosa de nuestro cerebro, sino que son patrones vibracionales que se mantienen en el campo de punto cero (campo de torsión o éter) y que podemos acceder a ellos a través de nuestra mente.

Entonces, ¿cómo se relaciona todo esto con la sintonización de biocampo?

En mi trabajo con el biocampo me encuentro dos fenómenos fundamentales, a los que me refiero como *energía e información*. La información es el registro (recuerdos) de todo lo que ha ocurrido en la vida de una persona, depositado en el nivel etérico o de torsión en lo que yo percibo como ondas estacionarias, mientras que la energía es la carga asociada a esos recuerdos.

Al peinar la zona alrededor del cuerpo con un diapasón vibrante, tengo la experiencia de encontrar lo que me parece ser carga, o resistencia eléctrica, en el campo. Estas bolsas de carga parecen seguir al diapasón de una manera que recuerda a las limaduras de hierro que siguen a un imán. Una vez devuelta al vórtice espiral del chakra, la carga parece ser absorbida y "digerida" por el cuerpo, lo que implica que la carga prefiere estar en el cuerpo antes que congelada o atascada en el campo.

Me parece que estas cargas están relacionadas con traumas en la vida de una persona. Los periodos de trauma, ya sean mentales, físicos o emocionales, a menudo permanecen en el tiempo y en el espacio sin que la persona los procese por completo (un proceso que en chamanismo se denomina *pérdida del alma*). Estos recuerdos parecen vivir como oscilaciones incoherentes cargadas dentro del biocampo, y ejerce un patrón de frecuencia no beneficioso dentro del cuerpo y la mente de la persona. Con el tiempo, pueden crear una ruptura en el orden, la estructura y la función del cuerpo físico (es decir, entropía). Al localizar, descargar y neutralizar estos campos de frecuencia disonantes con diapasones y al devolver al cuerpo la energía antes asociada a ellos, estamos contrarrestando la entropía del sistema, participando en un proceso sintrópico mediante la manipulación de la energía sutil o campo de torsión del cuerpo. Esto es la sanación: devolver el orden, la estructura y la función al cuerpo.

Pero ¿qué es lo que estoy moviendo? Lo llamo chi cuando lo describo a los clientes, pero no puedo evitar sentir que debería haber algún tipo de palabra o descriptor científico para ello. En mi opinión, se comporta magnéticamente. ¿Se trata de electrones libres, iones libres o algo exótico como monopolos magnéticos? ¿Podrían ser simplemente biofotones débiles de alta frecuencia? Cuando me topé por primera vez con el concepto de biofotones, me pregunté si había encontrado lo que había estado buscando; para mí, tenía sentido por varias razones. Se ha determinado que un organismo sometido a estrés emite más biofotones, lo que puede considerarse una "fuga de fuerza vital". ¿Esta energía perdida tan solo se disipa en el éter colectivo? ¿Podría permanecer de algún modo en nuestra atmósfera personal como una especie de "fragmento del alma"? ¿Podría ser eso lo que estoy peinado en el campo con diapasones?

También parece estar relacionado con un principio cuántico llamado condensación de Bose-Einstein:

> Cuando hay muchos fotones de la misma frecuencia y fase, tienden a atraer a otros fotones hacia el mismo estado. En consecuencia, los estados de alta energía tienden a capturar biofotones sueltos y hacer que marchen al unísono (como un láser). Esta es la clave de la neguentropía (sintropía). En lugar de dejar que los fotones se dis- persen en muchos estados, los atrae hacia unos pocos estados de alta energía. De este modo, preserva el orden y reduce la aleatoriedad o entropía. Así, la condensación de Bose es uno de los secretos de la neguentropía en los sistemas vivos[21].

Esto pudiera explicar varias cosas, como por qué los mismos patrones enden a repetirse una y otra vez en nuestras vidas (por ejemplo, la tristeza por el abandono), porque los biofotones en esa parte de nuestro campo siguen atrayendo la experiencia hacia nosotros (piensa en la ley de la atracción). También explica cómo los diapasones peinan estos biofotones y los devuelven al centro del chakra, donde adquieren una coherencia más parecida a la del láser. El aumento de la coherencia de las emisiones EM sobre un chakra después de una sesión de sintonización de biocampo es evidente en la forma en que el sonido producido por el diapasón colocado sobre el chakra es mucho más fuerte y claro después de que su campo ha sido peinado*.

Volviendo a la idea de la pérdida del alma, o de los fragmentos del alma, esta aparente resolución de las oscilaciones incoherentes y la integración de la carga asociada a ellas de nuevo en el cuerpo es un proceso algo similar a la recuperación chamánica del alma.

Los chamanes dicen que, durante una experiencia traumática, partes del yo se separan y quedan atrás. El chamán entra en un estado de trance para localizar y restaurar estas piezas perdidas. Cuando empecé a emplear el método de pulsar, arrastrar y soltar dentro del campo, lo llamé recuperación sónica del alma. El resultado de localizar, diferenciar, neutralizar e integrar estas perturbaciones en el biocampo puede ser inmediato y profundo, en todos los niveles de funcionamiento.

MODELO DE SINTONIZACIÓN DE BIOCAMPO

Según la neurocientífica y farmacóloga de renombre internacional Candace Pert, autora de *Molecules of Emotion*, "tu mente subconsciente es en realidad tu cuerpo. Los péptidos son el correlato bioquímico de la emoción... Constituyen la red de comunicación más básica del organismo... Esto significa que la memoria emocional se almacena en todo el cuerpo... y que se puede acceder a ella en cualquier parte de la red"[22].

Yo añadiría que las emociones son acontecimientos electroquímicos, con un aspecto incrustado en el cuerpo y la armónica superior de este representada en el campo. Por ejemplo, según mi propia observación y la

---

*He propuesto a Claude Swanson la posibilidad de que esta carga sea biofotónica (recordemos que, en su modelo, los biofotones existen solo en el cuerpo o cerca de él y el campo es solo de ondas de torsión) pero él no está de acuerdo con que esto sea posible, y sostiene que los biofotones no existen en el campo de torsión. Espero que futuros experimentos con un multiplicador de biofotones arrojen más luz sobre mi hipótesis.

medicina china, la emoción de la ira se almacena en el hígado: si alguien tiene mucha ira, habrá un fuerte campo de energía alrededor del hígado. Cuando manipulo el patrón del campo alrededor del hígado, y se descarga el aspecto energético de la sustancia electroquímica de la ira, el cuerpo físico libera entonces las sustancias químicas. He visto una serie de situaciones en las que los clientes han experimentado crisis curativas que incluyen erupciones cutáneas, fiebres, mucosidad y síntomas parecidos a la gripe como resultado de descargar energéticamente el hígado.

Esta manipulación del campo puede ocurrir no solo a través de la física de arrastre de las frecuencias disonantes, sino también a través de la intención del terapeuta. El trabajo combinado de William Tiller, del laboratorio PEAR de la Universidad de Princeton (laboratorio de investigación de anomalías de la ingeniería de Princeton, donde se estudiaron científicamente y a profundidad los fenómenos físicos relacionados con la consciencia desde 1979 hasta 2007) y otros científicos apunta a que la intención humana influye en la realidad a través de la manipulación de los entornos electromagnéticos y/o de energía sutil. Esto puede deberse al hecho de que los pensamientos y las emociones pueden estar asociados a eventos electromagnéticos que también producen energía sutil. La energía sutil del terapeuta interactúa entonces con la energía sutil del cliente.

He descubierto que donde pongo mi atención y mi intención es el nivel en el que soy capaz de trabajar con éxito para obtener un resultado beneficioso. Como señalo en el capítulo 7, en la región del tercer chakra, o plexo solar, hay presentes muchas capas diferentes de información: aquí tenemos el hígado, la vesícula biliar, el estómago, el bazo, el páncreas, los riñones y las glándulas suprarrenales; aquí también hay información energética relacionada con la madre, el padre, la emoción de la ira y mucho más. Si quiero trabajar en una cosa específica (por ejemplo, el ritmo suprarrenal) el factor mediador en esta ecuación es mi intención de trabajar en este nivel específico. Es esta capacidad de utilizar mi mente con esta precisión lo que parece hacer que el trabajo sea tan eficaz.

Así pues, esto plantea otro reto al analizar todo esto: ¿cuál es la relación entre la consciencia y la energía sutil?

LA CONSCIENCIA Y LA ENERGÍA SUTIL

Empecemos con algunas reflexiones sobre el tema, cortesía de las mentes más destacadas en este campo:

Ni la ciencia ni la filosofía pueden siquiera empezar a explicar cómo es posible que la mente, la consciencia o el espíritu puedan influir en la materia o la energía (sutil o electromagnética). Sin embargo, las pruebas existen y exigen una explicación.

DAVID FEINSTEIN

Tal y como yo entiendo el concepto de qí (o ki, como se llama en japonés) no es solo energía. Es en realidad una energía inteligente, con la consciencia unida a ella. En otras palabras, en la filosofía oriental nunca sufrieron una escisión cartesiana. Así que cuando piensan en un campo de energía alrededor del cuerpo, no solo se trata de campos físicos electromagnéticos o biofotónicos, sino que está impregnado con la mente. Es algo mucho más profundo y que no forma parte de la ciencia occidental.

BEVERLY RUBIK

Puesto que tenemos consciencia, no es improbable (según la característica fractal de la naturaleza) que la consciencia, una consciencia mayor que la nuestra, por supuesto, esté en todas partes.

MAUREEN LOCKHART

Para comprender a plenitud y hacer avanzar la medicina (sanación) energética, la ciencia tendrá que aceptar la posibilidad, actualmente tabú, de que exista una inteligencia (consciencia) omnipresente en todo el universo.

GARY SCHWARTZ

El concepto de una consciencia universal mediada por ondas de torsión que se propagan a través del éter holográfico o campo de punto cero (o potencial cuántico) pudiera explicar la mecánica del funcionamiento de la sanación a distancia. Del mismo modo que soy capaz de fijar mi atención ahora en mi pie izquierdo y luego en mi mano derecha, sin que esa atención tenga que viajar de forma lineal a través de mi cuerpo, puedo fijar mi atención en un cliente a miles de kilómetros de distancia y utilizar mi campo de energía sutil para influir en él a distancia.

Se han realizado numerosos experimentos que demuestran que los maestros de qigong, que utilizan una forma de sanación energética originaria de China, pueden lograr la sanación tanto en una placa de Petri, como a grandes distancias, con gran precisión. Tanto si situamos nuestra atención en un dedo concreto del cuerpo como si lo hacemos en una placa de Petri lejana, se trata fundamentalmente de la misma acción*.

En última instancia, la ciencia está llegando a ver lo que los místicos han estado diciendo durante milenios, que el universo es un campo unificado de frecuencias variables, cuya organización determina la información presente. El campo sutil que rodea al cuerpo es un campo de potencial, energía e información. En otras palabras, es un campo de mente y consciencia.

La existencia de este campo alrededor del cuerpo sigue siendo objeto de debate en la ciencia médica moderna. En la actualidad, la postura oficial de la American Medical Association y otras organizaciones

---

*Cuando se intenta comprender la mecánica de la sanación a distancia, suele descartarse que la energía EM desempeñe un rol por varias razones. La sanación se ha llevado a cabo con éxito en salas blindadas contra EM y a grandes distancias de forma instantánea, lo que no explicaría el tiempo que tarda en viajar la energía EM. Por esta razón, se concluye que la torsión/éter es el medio a través del cual viaja esta energía. Sin embargo, he leído que en salas blindadas contra energía EM donde ha habido un multiplicador de biofotones, un dispositivo tan sensible que puede contar el número de biofotones emitidos por alguna forma de vida, han aparecido "ráfagas de biofotones" mientras se realizaba la sanación a distancia. Esto implicaría para mí que la consciencia puede "sumergirse" en un punto del éter y "salir" por otro al instante, sin tener que viajar linealmente para llegar allí, de forma muy parecida a como yo puedo ser consciente y dar energía a mi dedo del pie derecho y luego hacer lo mismo con mi pulgar izquierdo, sin que esa energía tenga que "viajar".

afines, incluidas todas las publicaciones médicas convencionales, es que el biocampo no existe. La razón principal es que no se ha demostrado lo suficiente o de la manera adecuada o, como señala el físico de partículas y escritor estadounidense Victor Stenger, que "contradice directamente los principios de la física, la química y la biología"[23].

Un buen ejemplo de lo que constituye la opinión popular sobre el biocampo es el estudio, citado con frecuencia, de Emily Rosa, la niña de nueve años que en 1998 ideó un experimento científico para poner a prueba las afirmaciones sobre la sensibilidad bioenergética de los practicantes del toque terapéutico, práctica que consiste en detectar y corregir alteraciones en el biocampo con las manos. El estudio de Emily en la feria de ciencias demostró que veintiún terapeutas solo eran capaces de percibir cuando ella acercaba sus manos a las de ellos desde detrás de una pantalla el 44% de las veces. El doctor Stephen Barrett de la organización Quackwatch (www.quackwatch.com) trabajó con Emily y sus padres para redactar el estudio y enviarlo al *Journal of the American Medical Association*, donde fue aceptado, publicado y, posteriormente, difundido por los medios de comunicación.

Así pues, este estudio realizado por una niña de nueve años, con la coautoría de personas muy críticas de la medicina complementaria y alternativa, se convirtió en una prueba irrefutable de que las terapias de biocampo carecían de fundamento y justificación[24]. Sin embargo, Rosa y sus coautores no citaron dos estudios ya publicados que utilizaban diseños, sujetos, ensayos por sujetos y experimentadores mucho más sofisticados, todos los cuales demostraban que el 66% de los estudiantes universitarios con los ojos vendados podían determinar cuál de sus manos estaba más cerca de la mano del experimentador. Estudios llevados a cabo en 1995 y 1998 por Gary Schwartz y sus colegas demostraron este y otros mecanismos básicos de la consciencia de biocampo, en los que descubrieron que cerca del 15% de los participantes tenían entre un 70% y un 80% de precisión en su percepción de la bioenergía. Asimismo, muchos otros estudios rigurosamente controlados y replicados también han demostrado la eficacia de otras prácticas energéticas como el reiki en participantes tan imparciales como ratas y bacterias[25].

Sin embargo, los estudios de Schwartz y los de otros que demuestran cualquier cosa relacionada con la validez del cuerpo energético y la medicina energética son demasiado a menudo arrastrados bajo la alfombra por la ciencia dominante, mientras que espectáculos como el proyecto de feria de ciencias de una niña de nueve años se presentan y aplauden como "prueba" de que algo como el cuerpo energético es producto de la imaginación. El problema es, por tanto, la parcialidad y el paradigma imperante. Nuestro paradigma actual de la biología y la medicina sigue atrincherado con firmeza en una visión mecanicista del mundo que rechaza conceptos como la energía vital, la medicina energética, los biocampos y otros similares, a pesar de las crecientes pruebas de lo contrario. Esto no es ciencia, es dogmatismo.

TENDIENDO PUENTES ENTRE LOS PARADIGMAS ACTUALES Y LOS VENIDEROS

Entonces, ¿cómo avanzar? Hay que tender un puente entre lo que se sabe y lo que supuestamente no se sabe. El sonido puede proporcionar este puente, al ser lo que llamamos *materia, energía* y *energía sutil*. Todas estas "cosas" son, en teoría, campos de frecuencia de energía e información que vibran a diferentes velocidades. El sonido no es convencional ni alternativo, es ambas cosas. Somos a la vez una partícula y una onda, un saco de biomoléculas y un campo de frecuencias electromagnéticas complejas y variables.

Hoy en día, la ciencia comprende cómo funcionan los principios de resonancia y sintonización en la musicoterapia y es un pequeño paso ver cómo estos principios pueden aplicarse a los beneficios terapéuticos del uso de diapasones. Y, con algunos métodos de investigación más avanzados, también podríamos demostrar con claridad este campo de energía e información que rodea al cuerpo. Una vez descrita, medida y definida la energía sutil, ya no podremos descartar las terapias de biocampo por carecer de base científica.

Las implicaciones de este hecho son significativas: las terapias de biocampo son una de las aplicaciones terapéuticas más controvertidas y menos comprendidas de la medicina complementaria y alternativa en este momento (descrita por algunas fuentes como un "campo de batalla"). El bucle de retroalimentación que ofrecen los diapasones al atravesar el biocampo proporciona pruebas del terreno cambiante de este medio. Demostrar que este campo existe, que parece contener información histórica de forma compartimentada y que la intervención sonora puede efectuar cambios en este campo, pudiera ofrecer una explicación plausible de cómo funcionan otras prácticas de biocampo.

El reconocimiento de la energía sutil, del espíritu, por parte de la ciencia cambia las reglas del juego. Ya no podemos llamarla medicina "alternativa" si está descrita y validada por la ciencia. Ya no podemos llamar "metafísica" o "pseudociencia" a los temas que tratan de la energía sutil. Al unificar estos dos campos, habremos creado una visión del mundo integradora y holística de verdad.

Una vez que crucemos este puente, hacia un mundo donde hay ondas y partículas en lugar de solo partículas, habremos entrado en un terreno en el que la sintonización de biocampo tiene sentido. Habremos pasado de una cosmología de separación a una de interconexión, en la que comprenderemos que tratar un desequilibrio vibracional en cualquier persona ayuda a tratar los desequilibrios de la humanidad y, en una pequeña medida, de todo el cosmos.

7

LA ANATOMÍA DEL BIOCAMPO

Uso de los chakras y el biocampo en la sanación mediante el sonido

El futuro de la medicina será la medicina informacional, que modifica la información perturbada disponible en el biocampo.

LYNNE MCTAGGART, *LA MATRIZ DE LA VIDA*

En este capítulo analizaremos en profundidad la anatomía del biocampo. Puedes consultar el mapa de la anatomía del biocampo en el apéndice C para tener una referencia visual de dónde se presentan en el biocampo las cuestiones tratadas en este capítulo. Quiero reiterar que este modelo no es más que una hipótesis, que aún no se ha probado científicamente. Enseño a mis alumnos que, cuando utilicen el mapa del biocampo, sugieran a sus clientes que cada zona del mapa puede estar relacionada con zonas del cuerpo, pero que no es algo definitivo, ya que no dispongo de pruebas científicas de mis descubrimientos sobre los biocampos, sino solo de conocimientos experimentales.

Empezaremos por los pies y subiremos hasta la cabeza. En cada sección aprenderemos la información que he descubierto tanto en la parte delantera como en la parte trasera del cuerpo. En este modelo de biocampo, la información que se encuentra en el borde exterior del campo (alrededor de metro y medio en la mayoría de las personas) se relaciona con la gestación, el nacimiento y los comienzos de la infancia. La información que se encuentra cerca del cuerpo es actual o reciente, y todos los demás años se sitúan en el medio, como los anillos de un árbol o los años luz. A medida que generamos la información, esta se aleja de nosotros (como la forma en que crece el cabello). Los campos de los adultos y los niños tienen más o menos el mismo tamaño, pero los anillos se hacen más pequeños a medida que envejecemos. Una persona de cuarenta años tendrá información almacenada en el punto medio del campo (en relación con el borde del cuerpo, no con la línea media del cuerpo; el biocampo se desplaza desde el borde del cuerpo hacia fuera, como los anillos de los árboles). Esto se relaciona con el año en que una persona de cuarenta años tenía cerca de veinte años.

He descubierto que parece haber un eje norte-sur y un eje este-oeste en el biocampo. El eje norte-sur recorre el cuerpo de la cabeza a los pies y parece estar relacionado con lo que entendemos que son las ondas transversales del electromagnetismo. Incluye la burbuja de forma toroidal que constituye el cuerpo bioplásmico o "alma" y está limitado por el tiempo; es decir, está relacionado con el contínuum espacio-temporal tridimensional en el que transcurren nuestras vidas humanas. El eje este-oeste discurre en la dirección de las manos extendidas paralelas al suelo; existe dentro del toroide, pero también más allá, hasta el infinito y en todas direcciones, y parece relacionarse con las ondas longitudinales del electromagnetismo, también llamadas *ondas Tesla*, *ondas escalares*, *ondas de torsión*, *éter* o incluso *el campo de Higgs*. Yo relaciono este campo con el "espíritu" y parece contener, como los registros akáshicos, el registro del viaje del alma, tal vez a través de múltiples vidas; como tal, está fuera del tiempo.

Veo que la burbuja bioplásmica se relaciona con el plasma/bioplasma/biofotones/alma/ondas electromagnéticas transversales; y el estado básico subyacente también presente se relaciona con el éter/espíritu/ondas escalares/longitudinales. Nuestro cuerpo humano en esta vida parece existir en la confluencia de estos dos ejes. También podría denominarse una convergencia de energía e información.

Los lados de cada chakra son como cajones de archivo que contienen registros de una emoción o un estado de ánimo específicos. Energizamos diferentes partes del cuerpo bioplásmico en función de lo que pensamos, sentimos y experimentamos. Cuando solemos pasar mucho tiempo en un estado mental concreto —por ejemplo, el exceso de culpa (relacionado con el lado derecho de la cadera)— creamos un desequilibrio en el campo que puede provocar una ruptura del orden, la estructura y la función en esa región. Con la sintonización de biocampo podemos detectar estas zonas de desequilibrio debido a la resistencia presente percibida que se refleja en la forma en que cambia el tono del diapasón. Es así como podemos corregir el desequilibrio y ayudar poco a poco a la energía a volver a la línea media neutra por el centro del cuerpo, mientras modulamos la calidad tonal hacia una expresión más equilibrada. En el siguiente capítulo explico en detalle la técnica de uso de los diapasones en la sintonización de biocampo y cómo elegir los diapasones apropiados. Para que los lectores puedan consultar un resumen de cada uno de los chakras principales, así como de los chakras secundarios de la rodilla y del pie, he incluido dos tablas en el apéndice C (páginas 241-44).

Los dos juegos de diapasones que utilicé en la sintonización de biocampo son el juego Espectro Armónico Solar de ocho piezas y el juego estándar Solfeggio de nueve piezas (ambos no ponderados). Los diapasones del juego Espectro Armónico corresponden a la escala de do mayor, que consiste en la octava de do central que comienza en 256 Hz y termina en 512 Hz. El juego de Solfeggio tiene seis tonos originales con nombres y números de Hz asociados a ellos y tres diapasones adicionales que solo tienen números de Hz.

Tras años de exploración con los diapasones, he reducido la cantidad de herramientas necesarias y ahora solo utilizamos tres diapasones no ponderados, del juego Solfeggio de nueve piezas: 174 Hz, 417 Hz y 528 Hz. Sin embargo, la práctica básica del peinado de campo puede abordarse con cualquier diapasón de frecuencias, aunque he descubierto que estos tres son lo bastante efectivos, así que no se necesitan más.

LOS PIES

Hay chakras secundarios presentes tanto en los pies como en las rodillas. Por ello, en este método los tratamos como centros de energía. Los pies parecen contener mucha información compleja y no he logrado descifrarlos como he podido hacer con el resto del cuerpo. A menudo me quedo en blanco cuando encuentro resistencia alrededor de los pies. Sin embargo, se me han ocurrido algunas posibilidades sobre qué información se encuentra aquí.

En reflexología, los pies contienen el cuerpo en su totalidad, por lo que creo que existe un amplio abanico de posibilidades con cualquier información que se pueda encontrar en torno a los pies. He pedido a mis alumnos que presten atención a lo que notan. Una alumna observó que, cuando entra y empieza a trabajar los pies, la distancia del cuerpo a la que encuentra resistencia suele indicarle dónde trabajará en el resto del cuerpo, así, si encuentra resistencia en la zona correspondiente a cuando la persona tenía veinte años (esta distancia varía en función de la edad del cliente), ha observado que este "anillo de árbol" se presentará en otros lugares del cuerpo a medida que avanza. Desde que mi alumna me mencionó esta observación, yo también he notado lo mismo.

Otros aspectos que mis estudiantes han observado con respecto a los pies: que son un vínculo potencial con vidas pasadas*; se relacionan con la calidad energética del suelo sobre el que una persona está metafóricamente de pie; representan la capacidad de una persona para sustentarse (sobre todo los tobillos) y dar sus próximos pasos en la vida. Sobre esto último, a menudo he observado que el pie derecho, en particular, suele contener la energía de cómo se siente una persona respecto a sus próximos pasos. Por ejemplo, si una persona está nerviosa acerca de cómo podría ser ese próximo paso, puede haber una cualidad imprecisa o incierta en la energía del lado (alejado de la línea media del cuerpo) de este pie.

Te invito a que mantengas la mente abierta mientras trabajas en torno a los pies y veas lo que notas o detectas en esa zona. En realidad, esto se aplica a todo el cuerpo, pues a pesar de que el resto de la anatomía (a excepción del chakra coronario) ha tendido a llegarme con fuerza y claridad, no consideraría que mis observaciones sobre los pies sean en absoluto definitivas.

---

*Las vidas pasadas son algo que rara vez, o nunca, trato en la sintonización de biocampo, simplemente porque prefiero tratar con cosas que son concretas, verificables y capaces de ser comprobadas. Cualquier cosa que pueda relacionarse con vidas pasadas solo puede ser una cuestión de especulación.

LAS RODILLAS

La rodilla izquierda me habla de cosas del pasado que ya no son apropiadas en el presente. Las personas que se resisten al cambio, a las que les cuesta desprenderse de algo, ya sea una relación, un trabajo o un objeto, o incluso una historia sobre sí mismos y sobre su vida, a menudo se aferran a "cosas" durante más tiempo del que sería apropiado o saludable. Si encuentras mucha resistencia en esta área, la persona puede estar pasando mucho tiempo pensando algo como: *¿Debería permanecer en este trabajo/relación/situación de vida, etc., o debería irme?* Todas las historias significativas relacionadas con esta incapacidad para liberarse y avanzar aparecen en la rodilla izquierda.

La rodilla derecha habla de desafíos a la hora de avanzar, u obstáculos internos o externos, que pueden incluir a otras personas, autosabotaje, creencias autolimitantes o solo un hábito que se interpone en el camino de la persona. A veces encuentro aquí energía muy estancada en el borde del campo que puede relacionarse con una experiencia de parto lenta o complicada. No es infrecuente que las personas se formen creencias sobre su capacidad para avanzar basándose en lo que ocurre en el momento de su nacimiento y, por extraño que parezca, estas historias tienden a influir en toda la experiencia vital de la persona.

Encontrarás mucha energía lateral (hacia el exterior) de la rodilla derecha si una persona piensa a menudo en el futuro y en lo que quiere hacer en él. Por ejemplo, los adictos que pasan mucho tiempo pensando en su próxima dosis (o bebida, o cigarrillo) mostrarán una resistencia considerable aquí. Las personas que se sienten estancadas o inseguras tienden a tener mucha energía en los lados de ambas rodillas.

Si encuentras mucha energía que se extiende desde la parte delantera de las rodillas hacia fuera, es un indicio de lo que yo llamo "mentalidad de pasto más verde". Me parece que en estos casos la persona suele proyectarse hacia un futuro en el que habrá más dinero, más libertad, un auto mejor, un cuerpo mejor, una hipoteca pagada, etc. En otras palabras, la persona no está instalada en el aquí y ahora, sino que retrasa la felicidad en el presente mientras imagina un futuro mejor.

En general, las rodillas hablan del grado de libertad interior y exterior que experimenta la persona. Las personas con rodillas libres de energía son capaces de emprender lo que llamo "acción espontánea apropiada". Es una especie de danza, en la que la persona se mueve por la vida, respondiendo en el momento a la música y a los movimientos de los demás bailarines, sin engancharse a viejas historias ni a reacciones instintivas, sin pensar demasiado en el futuro ni planificarlo en exceso. Una persona así es capaz de liberarse de lo que ya no le sirve para vivir la vida al máximo y moverse libremente con la corriente de la vida.

CHAKRA RAÍZ →← PRIMER PLEXO

Color: rojo.

Rige: coxis, relación con la tierra, piernas y pies, articulaciones de la cadera, pelvis.

Se relaciona con: vida en el hogar, seguridad, tribu, medios de subsistencia adecuados, arraigo, conexión con la tierra.

Desequilibrio en el lado izquierdo: no hacer; pensar en hacer, pero no actuar; no poner en práctica, no conectar pensamientos y acciones, estancamiento.

Desequilibrio en el lado derecho: hacer demasiado, pensar demasiado; hiperactividad física; hiperactividad mental; sentir culpa con frecuencia.

Baja energía general: no dormir bien, no descansar lo suficiente, luchar contra infecciones.

Saludable/en equilibrio: pensamientos y sentimientos acordes con las acciones; estar presente en el ahora; cómodo en el hogar; sustento apropiado; alto nivel de energía.

El lado izquierdo del chakra raíz habla de cosas que queremos hacer, ser o tener, pero que no hacemos, somos o tenemos. Esto podría ser algo como querer empezar un negocio propio y pensar mucho en ello, pero no tomar ninguna acción. Esto se mostraría de inmediato en el lado izquierdo del cuerpo. Un ejemplo de un acontecimiento del pasado podría ser una mujer que, cuando tenía doce años, deseaba con todas sus fuerzas tener un caballo, pero nunca lo consiguió. Toda esa energía del deseo se experimentó internamente, pero nunca se manifestó externamente.

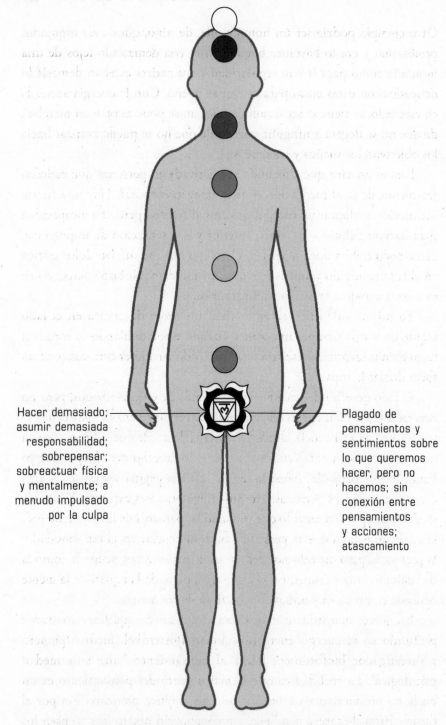

Hacer demasiado; asumir demasiada responsabilidad; sobrepensar; sobreactuar física y mentalmente; a menudo impulsado por la culpa

Plagado de pensamientos y sentimientos sobre lo que queremos hacer, pero no hacemos; sin conexión entre pensamientos y acciones; atascamiento

Figura 7.1. Chakra raíz, primer plexo
Vida hogareña, sensación de seguridad, arraigo

Otro ejemplo podría ser un hombre que, de niño, quería ser esquiador profesional y era lo bastante bueno, pero vivía demasiado lejos de una montaña como para ir con regularidad y sus padres estaban demasiado ocupados con otras cosas para apoyar su sueño. Con la energía atascada en este lado, se tiene la sensación de que "no se pone el plan en marcha", de que no se llegará a ninguna parte y de que no se puede avanzar hacia los objetivos, los sueños y los deseos.

Esta es un área que a menudo veo activada en personas que padecen trastornos de la alimentación o de la imagen corporal. Hay una fuerte inclinación a adoptar un comportamiento diferente, pero una incapacidad para hacerlo debido a la batalla interior y a la sensación de impotencia. Hace poco traté a dos mujeres en el mismo día que sufrían dolor ciático en el lado izquierdo y ambas tenían el mismo desequilibrio energético en esta zona debido a trastornos alimentarios.

Yo misma sufro de vez en cuando un brote de ciática en el lado izquierdo y casi siempre me ocurre cuando estoy doblando la ropa, mi tarea menos favorita; preferiría estar haciendo cualquier otra cosa que no fuera doblar la ropa.

El lado derecho del chakra raíz nos habla de estar ocupados, pero no necesariamente en las cosas que queremos hacer: una persona muy ocupada tendrá mucha resistencia alrededor de la cadera. Hay otro lugar clave, a unos treinta o cuarenta centímetros del lado derecho del cuerpo, que yo llamo "mente ocupada" (véase la figura 7.2 en la página 138). Esto es algo común en todas las personas, excepto en meditadores expertos. Y aun los meditadores pueden tener lo que yo llamo la "paradoja de los meditadores", la cual consiste en que la persona sabe cómo entrar en la espaciosidad y la presencia, pero cuando no medita, su mente está tan ocupada como la de cualquier otra persona. En el biocampo, parte de la región de la mente ocupada es espaciosa y otra parte está llena de resistencia.

La mente ocupada se manifiesta como un desequilibrio bastante profundo en el cuerpo energético. Johan Boswinkel, médico pionero e investigador biofotónico, llama al pensamiento "una enfermedad psicológica". La realidad es que la mayor parte del pensamiento es un bucle no productivo y no beneficioso que implica preocupación por el futuro, listas de tareas pendientes, preocupación por lo que piensen los demás, juicios internos, culpabilidad y autocrítica. La mayoría de los

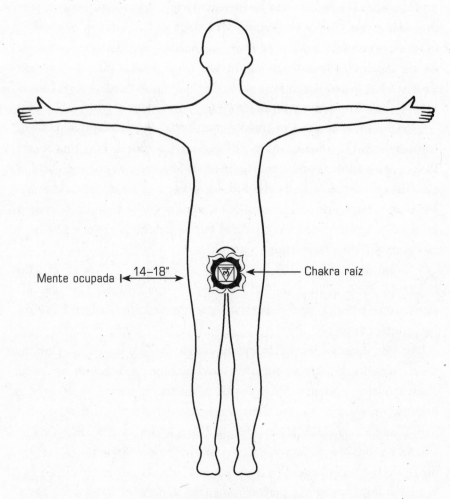

Mente ocupada |←— 14–18" —→| Chakra raíz

Figura 7.2. Mente ocupada

occidentales modernos se torturan a sí mismos con regularidad y, aunque pueden sentir compasión por la gente que les rodea, parecen incapaces de incluirse a sí mismos en esa ecuación. A la mayoría también le resulta imposible aquietar la mente: la mente va y viene, como un caballo salvaje, lo que impide a la gente estar en el presente y supone un gran gasto de energía. Para mí, ese es uno de los mayores problemas de nuestro tiempo: que la gente no sabe cómo apagar la mente.

Dentro de la región de la mente ocupada está la región del cuerpo ocupado, que abarca desde la superficie del cuerpo hasta unos treinta centímetros hacia afuera. Se trata de una zona que estará cargada de energía si la persona está siempre en movimiento. Las personas que tienen mucha energía en esta zona suelen intentar evitar sus sentimientos, a menudo los de tristeza. Mientras permanezcan en movimiento, se mantienen al margen de sus sentimientos, que tienden a instalarse en ellos cuando se detienen, por lo que no paran. Hace poco me encontré con un amigo al que hacía tiempo que no veía y que cojeaba y usaba bastón; le pregunté qué le pasaba y me dijo que le habían tenido que poner una prótesis en la cadera derecha. Le dije: "Ah, la cadera del sobreesfuerzo crónico", a lo que contestó: "Exacto, me he esforzado demasiado toda mi vida". Así que allí estaba, con solo sesenta años y con la cadera desgastada. Las personas muy ocupadas suelen acabar con problemas en la zona derecha de la cadera, como ciática y artritis.

La parte posterior del chakra raíz me habla de nuestro hogar físico. Si hay mucha estática o un tono disminuido aquí, suele estar vinculado a algún tipo de estrés relacionado con el hogar: una remodelación, desorden, la necesidad, pero imposibilidad de costear un tejado nuevo (o la reparación del suelo o de las paredes, ese tipo de cosas), una situación incómoda con un compañero de apartamento, tener que mudarse, etc.

La parte posterior del chakra raíz también puede hablar de una lesión en el coxis, que aparecerá como estática incluso muchos años después de que se produzca la lesión. Hace poco trabajé con una mujer que sufrió un accidente de coxis practicando esquí: acababa de mudarse a una nueva casa, tenía dos hijos pequeños y tenía que hacer la mayor parte del trabajo doméstico porque su marido estaba ocupado trabajando. Se sentía agotada de hacer tantas cosas, pero estaba decidida a salir y divertirse. El accidente le empujó el coxis hacia la derecha, hacia donde se había desplazado la mayor parte de su energía radicular (es decir, hacia el lado en el que se había excedido), al tiempo que se atascaba en el sacro, lo que le provocó hinchazón y dolor en la zona sacra izquierda (es decir, frustración). No hay duda de que estaba muy frustrada por excederse en las tareas domésticas y el patrón de su accidente reveló justo esto.

CHAKRA SACRO ＊＊ SEGUNDO PLEXO

Color: naranja.

Rige: órganos reproductores, vejiga, intestino grueso, intestino delgado.

Se relaciona con: sexualidad, creatividad, flujo de dinero, autoestima, relaciones íntimas.

Desequilibrio en el lado izquierdo: frustración, decepción.

Desequilibrio en el lado derecho: culpa, vergüenza.

Baja energía general: creatividad atascada, relaciones íntimas poco saludables, baja autoestima.

Saludable/en equilibrio: relaciones íntimas saludables, creatividad fluida.

El lado izquierdo del chakra sacro me habla de frustración y a veces la decepción también aparece aquí. A menudo va unido al chakra de la raíz, pues acabamos frustrados por no hacer lo que queremos hacer. La frustración surge en la brecha entre nuestras expectativas sobre las personas, los acontecimientos o las situaciones de la vida, y cómo son en realidad. Cuando nos resistimos a la realidad, nos sentimos frustrados, y entonces ponemos energía (en forma de frustración) en lo que no queremos, en lugar de ponerla en lo que sí queremos. A veces podemos sentirnos frustrados por una situación, pero seguimos empujando ese sentimiento hacia abajo en lugar de reconocerlo y permitir que nos lleve a un lugar más pleno y equilibrado.

Hace poco trabajé con alguien que es un clásico "chico bueno": cuando se sentía frustrado, reprimía ese sentimiento y seguía siendo un chico bueno. Tenía una gran burbuja de energía que se desviaba hacia el lado izquierdo de su segundo chakra. Toda esa fuerza y energía vital, no participaba en su experiencia de vida. El segundo chakra habla de creatividad, sexualidad y autoestima; es un depósito de poder personal y tenerlo atrapado en la frustración, o como vemos en el otro lado, en la culpa y la vergüenza, es no estar accediendo a todo el poder personal. En su caso, cuando la energía se equilibró, fue muy fuerte: de repente comprendió por qué los demás siempre

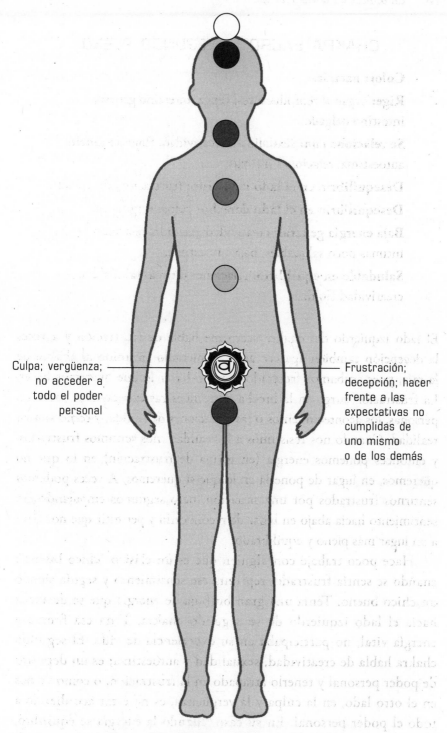

Culpa; vergüenza; no acceder a todo el poder personal

Frustración; decepción; hacer frente a las expectativas no cumplidas de uno mismo o de los demás

Figura 7.3. Chakra sacro, segundo plexo
Sexualidad, creatividad, autoestima

trataban de colocarle en puestos de liderazgo de los que no se sentía digno y, en su lugar, se sometía a los demás. Después de que este patrón cambiara, empezó a sentirse mucho más cómodo en puestos de liderazgo y experimentó mucha menos frustración.

Cualquier emoción que reprimamos nos exprimirá mucho, agotando la energía de los sistemas del cuerpo. Está la energía de la emoción en sí y luego está la energía necesaria para mantenerla reprimida. A menudo me encuentro con constructos que yo llamo "muros", que parecen ser barreras de frecuencias de alta energía que impiden que la percepción de la mente consciente avance. Cuando utilizamos el sonido para deconstruir estos muros, para liberar esa energía y devolvérsela al sistema en su conjunto, de repente tenemos reservas de energía que antes no teníamos para hacer otras cosas.

Puesto que el campo energético es la visión "explosionada" del cuerpo y, a su vez, la situación de vida/hogar es la visión explosionada de eso, estos focos de congestión en el campo de una persona suelen corresponderse con focos de desorden físico o caos en el entorno de esa persona. Como es adentro, es afuera. Una vez que una persona tiene orden en esa parte de la señalización que antes se caracterizaba por el desorden y el ruido, el reflejo externo asociado de desorden o caos en el entorno de la persona suele desaparecer. En estos casos, no es raro que la persona vuelva a casa después de una sesión y limpie todos sus armarios, y saque montones de cosas que antes no tenía energía para limpiar.

Algo interesante que he encontrado en el lado izquierdo del segundo chakra es una resistencia en el borde exterior del campo si la persona fue alimentada con biberón en lugar de con leche materna. Estas personas a menudo sufrían frecuentes dolores de estómago de pequeños e incluso pueden haber tenido trastornos digestivos hasta el presente. Algunas personas que son alérgicas o sensibles a los productos lácteos rara vez o nunca lo relacionan con el hecho de haber sido alimentadas con biberón cuando eran bebés. He trabajado con muchas personas que han pasado por poderosas experiencias de desintoxicación como resultado de trabajar con sonido y luego disfrutaron de una digestión mucho mejor y más eficiente como resultado.

El lado derecho del segundo chakra habla de la culpa o la vergüenza. La culpa y la vergüenza son similares pero diferentes. La distinción más sencilla entre ambas que he oído es que la culpa se refleja en la afirmación: "Hice algo malo", mientras que la vergüenza es: "Soy malo". El psiquiatra y maestro espiritual David Hawkins, en su libro *El poder frente a la fuerza*, dice que, de todas las emociones humanas posibles, la vergüenza es la más pesada, la más baja en la escala de frecuencias. La vergüenza es una emoción muy difícil de sentir porque es terrible, así que lo que hace mucha gente en lugar de sentirla es reprimirla y echársela a los demás encima señalándolos con el dedo y culpándolos.

Culpar a otras personas en lugar de sentir vergüenza es un fenómeno muy común, sobre todo entre los alcohólicos, por lo que tiende a haber muchas emociones reprimidas en esta área. De hecho, tanta gente tiene esta zona repleta de tantas "cosas" atascadas, que es casi ridículo.

Una de las cosas que he encontrado en esta área es lo que yo llamo el *yugo de la esclavitud*, que es otro término para lo que Sol Luckman, artista visual y autor de ficción y no ficción, ha identificado como el *cuerpo fragmentario* en su libro *Potencie su ADN*. Parece que hay algún tipo de constructo energético integrado en nuestros campos que mantiene nuestra energía vital arremolinándose en estos dos chakras inferiores en lugar de elevarse hacia y a través de la corona. Sé que suena un poco exagerado, pero tenme paciencia, porque esto pudiera explicar muchas cosas.

Como dije antes, el chakra raíz y el segundo chakra están acoplados y un patrón que encuentres en uno casi siempre está conectado a un patrón en el otro. Debido a la inserción de algo parecido a una barrera energética que parece situarse en la región entre el segundo y el tercer chakra, como un disco paralelo al suelo, la energía vital queda atrapada en los dos chakras inferiores. El resultado es la acción excesiva impulsada por la culpa y la vergüenza, o la no acción frustrada, o un patrón de ir y venir entre los dos. En cualquier caso, las personas acumulan grandes desequilibrios en esta parte de sus campos (véase la figura 7.4 en la página 144).

En los meses previos a tomarme el tiempo para escribir este libro, me encontré cada vez más intolerante con la energía de la mente ocupada y culpable que giraba en los campos de la gente, a unos cuarenta centímetros del lado derecho de la cadera. Las mentes de las personas giran y giran con voces que no pueden acallar: un crítico interior que les castiga, una lista interminable de tareas pendientes, una incapacidad para descansar o

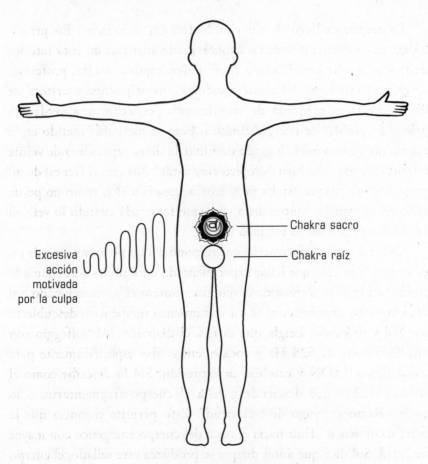

Chakra sacro

Chakra raíz

Excesiva
acción
motivada
por la culpa

Figura 7.4. Excesiva acción motivada por la culpa

sentirse dignos a menos que sean productivos. Aunque suelo ser bastante paciente y neutral en las sesiones, había algo de esta energía atascada y en bucle en todas las personas que empezaba a molestarme cada vez más.

Al principio no entendía por qué. Como suele decirse, tiende a disgustarnos en los demás lo que nos disgusta en nosotros mismos, pero al principio no vi la conexión. Una gran parte de este bucle es el "crítico interior" que se castiga a sí mismo con advertencias de imperfección e inadecuación. En mi mente consciente, esto no era algo que yo hiciera. De hecho, había tenido la impresión de que había silenciado al crítico interior y había aprendido a domar mi mente ocupada hace años. Pensaba que me resultaba fácil acallar mis pensamientos, entrar en la plenitud y el silencio interior. Entonces, ¿por qué me molestaba tanto?

La respuesta llegó de un par de fuentes diferentes. En primer lugar, me di cuenta de que no había logrado silenciar mi lista interior de tareas pendientes. Era una supermujer: esposa, madre, profesora, terapeuta, miembro del consejo escolar, investigadora, escritora de libros. Era una máquina de movimiento perpetuo, una verdadera pelota de pinball de energía cinética, pero se me había metido en la cabeza que, como había logrado dominar la siesta reparadora de veinte minutos, se me daba bien "simplemente estar". No veía el frenesí de mi propia mente porque estaba muy acostumbrada a él y, como no podía verlo en mí misma, empezaba a sentirme frustrada cuando lo veía en los demás y cada vez lo toleraba menos.

Otra fuente de información que respondió a mi pregunta vino de un proceso de sanación que había experimentado unos meses antes llamado potenciación, una técnica de la que fue pionero el ya mencionado Sol Luckman. La potenciación es un tratamiento terapéutico descubierto por Sol y su pareja, Leigh, que utiliza el diapasón MI Solfeggio con una frecuencia de 528 Hz y vocales entonadas específicamente para recodificar el ADN y cambiar su expresión. Sol lo describe como el noveno chakra que desciende y sella el cuerpo fragmentario, o lo que yo llamo el "yugo de esclavitud". Esto permite entonces que la energía comience a fluir hacia el resto del cuerpo energético con mayor facilidad. Sol dice que antes de que se produzca este sellado, el cuerpo está expulsando todo tipo de toxinas, incluidos los parásitos que pueden acumularse en nuestros cuerpos debido a esa barrera que impide una circulación adecuada.

En el proceso de este cambio energético, de repente empecé a ver cosas que antes no veía. Uno de los ejercicios que resultó muy útil en este sentido fue la pregunta: "¿A qué propiedades mías suelo sentir aversión?". Recuerda que tenía la impresión consciente de que había silenciado al crítico interior y que sentía amor y compasión por mí misma. ¡Pues no! Llené rápidamente media página respondiendo a esta pregunta; sin saberlo, me estaba castigando todo el tiempo. La culpabilidad es algo que a menudo ocurre de forma subconsciente; nos sentimos culpables e inadecuados con regularidad, pero es tan común y "normal" que ni siquiera lo percibimos. Y aunque era consciente de este hecho, yo misma seguía haciéndolo. Tuve que formular la pregunta adecuada para que se revelara este patrón, y una vez que lo concienticé, pude darme cuenta de cuándo surgía, no para detener el juicio, porque eso no es tan fácil de hacer al principio, sino para ejercer compasión sobre ese juicio.

No es por estereotipar, pero a menudo descubro que las personas criadas en hogares católicos o judíos ortodoxos parecen tener grandes dosis de culpabilidad en sus campos. Otro tipo de cosas que aparecen en esta zona están relacionadas con la sexualidad: abusos sexuales, abortos e incluso embarazos y nacimientos difíciles imprimen su huella en esta región. Tener grandes cantidades de energía atascada en el campo a ambos lados del segundo chakra puede ser muy debilitante e incluso paralizante, sobre todo cuando se trata de la creatividad.

Recomiendo encarecidamente los libros de Sol: *Potencie su ADN* y *Conscious Healing*. En *Potencie su ADN*, da instrucciones sobre cómo puedes sellar tu propio cuerpo fragmentado, así como los de otros, si así lo decides. Si no quieres tomarte el tiempo de aprender el método, puedes recibir el proceso de Sol o de uno de los facilitadores que ha formado en el Phoenix Center of Regenetics. Creo que este trabajo es muy complementario al proceso de sintonización de biocampo. En palabras de Sol: "La sanación mediante el sonido es la frontera de la verdadera medicina holística, porque el sonido nos da acceso al reino cuántico de la bioenergía y nos capacita para modificar conscientemente nuestra biología cuántica para la sanación y transformación personal (e incluso planetaria)"[1].

CHAKRA DEL PLEXO SOLAR ✳ TERCER PLEXO

Color: amarillo.

Rige: bazo, páncreas, estómago, riñones, glándulas suprarrenales, hígado, vesícula biliar; también la relación con la madre y el padre.

Se relaciona con: autoconfianza, autoestima, cómo interactuamos con las energías de los demás, establecer objetivos y alcanzarlos.

Desequilibrio en el lado izquierdo: impotencia.

Desequilibrio en el lado derecho: ira.

Baja energía general: poca asertividad, dificultad para fijar y alcanzar objetivos, se deja abrumar fácilmente por la energía de los demás.

Saludable/en equilibrio: asertivo, capaz de abogar por sí mismo, capaz de completar proyectos.

El tercer chakra es una zona muy compleja, con tanta información que me parece que aquí puede haber incluso otra especie de eje electromagnético. Contiene información relacionada con la madre, el padre, la ira, la impotencia y los riñones, las glándulas suprarrenales, el bazo, el páncreas, el hígado, la vesícula biliar y el estómago. Ser capaz de determinar con exactitud lo que te encuentras cuando trabajas en esta zona requiere escuchar con atención y muchas horas de práctica. He aprendido a diferenciar entre todos estos aspectos, pero esta capacidad ha evolucionado con el tiempo. A mis estudiantes se lo describo como el aprendizaje de un nuevo idioma: poco a poco vas aprendiendo nuevas palabras y, una vez que las conoces, pasan a formar parte de tu vocabulario, las reconoces y las entiendes cuando las oyes. Lo mismo ocurre cuando aprendes a distinguir la información vibratoria que proviene del cuerpo con más fuerza en un momento determinado: tendrás momentos "¡bingo!", como yo, cuando de repente aprendas la diferencia entre el nivel físico versus el emocional, o cómo suena el tejido cicatricial versus cómo suena el miedo.

Es un área que los estudiantes me han pedido que describa con más detalle, pero el proceso es tan sutil que a menudo va más allá de las palabras. Solo puedo decirles que hagan silencio en su interior, escuchen con atención y confíen en lo que oyen y sienten. Eso es lo que yo he hecho y espero haber dejado claro hasta ahora que no tengo ningún don especial más allá de lo que cualquier otra persona tiene en este departamento; de hecho, he tenido que trabajar duro para poder oír con claridad en mi vida.

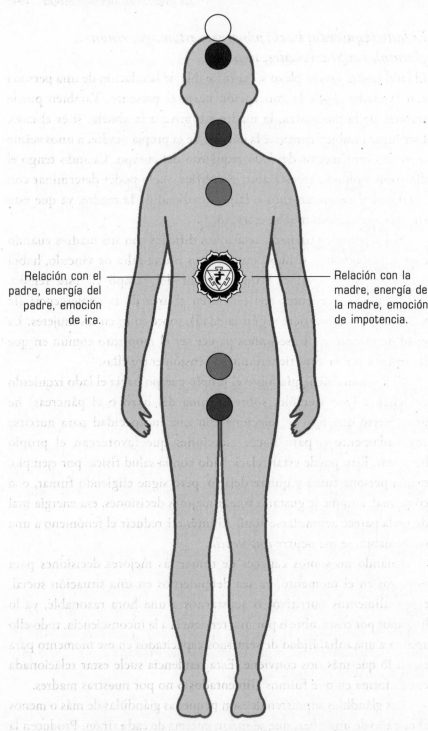

Relación con el padre, energía del padre, emoción de ira.

Relación con la madre, energía de la madre, emoción de impotencia.

Figura 7.5. Chakra del plexo solar, tercer plexo
Autoconfianza, interacción con la energía de los demás, establecimiento y consecución de objetivos

El lado izquierdo: bazo, páncreas, estómago, riñones, glándulas suprarrenales, madre

El lado izquierdo del plexo solar me habla de la relación de una persona con la madre desde la concepción hasta el presente. También puede tratarse de la madrastra, la madre adoptiva o la abuela, si es el caso. Este lugar también contiene la energía de la propia madre, a unos veinte o treinta centímetros del lado izquierdo del cuerpo. Cuando tengo el diapasón vibrando en esta zona específica, suelo poder determinar con exactitud el temperamento o la personalidad de la madre, ya que esta energía aparece con mucha claridad.

Si las personas tuvieron relaciones difíciles con sus madres cuando eran niños o bebés, si hubo mucho caos o una falta de vínculo, habrá mucha resistencia en el borde exterior del campo en esta región. A menudo se encuentra resistencia en el área de la adolescencia (la ubicación de esto difiere según la edad), sobre todo en las mujeres. La edad de catorce a dieciséis años parece ser el momento común en que las niñas y sus madres tienen mucha tensión entre ellas.

Si hay mucha energía sobre el propio cuerpo hacia el lado izquierdo del chakra (por ejemplo, sobre la zona del bazo o el páncreas) he descubierto que esto se relaciona con una incapacidad para nutrirse adecuadamente o para hacer elecciones que favorezcan el propio bienestar. Esto puede estar relacionado con la salud física: por ejemplo, si una persona fuma y quiere dejarlo, pero sigue eligiendo fumar, o si come mal, aunque le gustaría tomar mejores decisiones, esa energía mal dirigida parece acumularse aquí. Al intentar reducir el fenómeno a una sola palabra, se me ocurre *impotencia*.

Cuando no somos capaces de tomar las mejores decisiones para nosotros en el momento, ya sea defendernos en una situación social, elegir alimentos nutritivos o acostarnos a una hora razonable, ya lo hagamos por costumbre o por una tendencia a la inconsciencia, todo ello apunta a una inhabilidad de sentirnos capacitados en ese momento para elegir lo que más nos conviene. Esta tendencia suele estar relacionada con la forma en que fuimos alimentados o no por nuestras madres.

Las glándulas suprarrenales son pequeñas glándulas de más o menos el tamaño de una nuez, que se sitúan encima de cada riñón. Producen la hormona adrenalina (también conocida como *epinefrina*) y el cortisol.

La adrenalina se produce en periodos de mucho estrés, cuando necesitamos un golpe de energía, mientras que el cortisol se produce a lo largo del día y también ayuda al organismo a regular el estrés de la vida cotidiana. Una cantidad excesiva de cortisol, como consecuencia de un estrés prolongado y de bajo nivel, es perjudicial si se acumula en el organismo.

La fatiga suprarrenal provocada tanto por factores de estrés periódicos intensos o crónicos de bajo nivel es un problema enorme en nuestra cultura. Una de las cosas más emocionantes de la sintonización de biocampo es la capacidad del sonido para influir en lo que yo llamo el "ritmo suprarrenal". Esto es exactamente como suena: una glándula suprarrenal feliz produce un buen ritmo, normal y saludable, pero una glándula suprarrenal estresada hace mucho ruido, el cual afecta a todo el cuerpo, de la misma manera que te puede afectar la alarma de auto sonando a través de tu ventana. Nada funciona bien bajo estrés.

Me ha sorprendido descubrir que cada glándula suprarrenal parece reaccionar ante distintos factores estresantes, por lo que le he dado un nombre a cada una. La glándula suprarrenal izquierda parece estimularse cuando sufrimos un dolor agudo o un factor estresante físico que nos obliga a luchar o huir. Yo la llamo la glándula del "tigre dientes de sable". La derecha parece estimularse cuando estamos bajo estrés social, ya sea en casa o en el trabajo: no hay amenaza para nuestro bienestar físico, pero estamos muy estresados. Yo la llamo la glándula de las "políticas de oficina".

Por lo general, encuentro muchos más problemas en la glándula suprarrenal derecha que en la izquierda. Pero si alguien está en una relación abusiva, un vecindario inseguro o una vocación peligrosa, la izquierda también funcionará como un retrete con la palanca atascada. Hace poco trabajé con una mujer de unos sesenta años y me sorprendió encontrar una glándula suprarrenal izquierda "palpitante". Cuando le dije que esta glándula solía comportarse así cuando estaba bajo amenaza física, me informó de que había tenido un encontronazo con un grupo de adolescentes en su vecindario, incluido uno que se le había encarado en su propia entrada; la mujer vivía en una calle sin salida y ya no se sentía segura en su propio barrio. Esta clienta también acababa de dejar un trabajo muy estresante, con una tensión considerable entre ella y su jefe y su glándula suprarrenal derecha también estaba en alerta máxima.

La relación abusiva o peligrosa también puede ser con uno mismo. Muchas personas continúan el hábito agresivo de sus padres o hermanos, incluso después de haber dejado de estar en contacto con el agresor, siguen atacándose a sí mismas.

Cuando la adrenalina se libera constantemente en el sistema, me parece que los demás sistemas de producción de energía del cuerpo pasan a un segundo plano. Cuando restablezco las glándulas suprarrenales de una persona, y las devuelvo a su estado neutro, la persona suele tener un período de uno a tres días en el que se siente muy agotada. Esto parece ser una especie de recalibración mientras el resto del cuerpo vuelve a la normalidad. Una vez recuperada la energía, la persona se siente mucho mejor que antes. Es muy importante descansar durante este periodo de recalibración, mantenerse bien hidratado y confiar en que la energía volverá.

Lado derecho: hígado, vesícula biliar, riñones, glándulas suprarrenales, padre, ira

El lado derecho del tercer chakra está relacionado con el padre y la relación con él y también con la emoción de la ira; el hígado almacena y metaboliza la ira. Muchas personas que tuvieron o siguen teniendo relaciones difíciles con sus padres (padrastros, padres adoptivos, abuelos) tienen tendencia a reprimir los sentimientos difíciles asociados a ello mediante el consumo de lo que yo llamo "pacificadores hepáticos": azúcar, cantidades excesivas de carbohidratos, alcohol, chocolate y productos lácteos densos como el helado o el queso. Por supuesto, en pequeñas cantidades estas sustancias están bien, pero en exceso tienen el efecto de amortiguar o incluso eliminar nuestra experiencia de la ira (el "borracho furioso" sería una excepción a esto).

Una de las cosas que siempre me sorprende es la cantidad de problemas que la gente parece tener con su padre. Al haberme criado en una cultura que me enseñó Freud y la noción de que todo es culpa de la madre (sé que esto es una simplificación de Freud, pero en definitiva es la percepción con la que yo y muchos otros terminamos), no esperaba encontrar más problemas con el padre que con la madre. Parece que muchos padres son o han sido alcohólicos, agresivos, adictos al trabajo, inaccesibles en lo emocional, están en prisión o, simplemente, no están presentes para satisfacer las necesidades de sus hijos. Las cosas fundamentales que la gente parece necesitar de sus padres: reconocimiento, aprobación y afecto, rara vez o nunca se reciben y esto parece dar lugar a algunos problemas reales para la gente (recuerda el grupo demográfico al que nos referimos: personas que buscan ayuda para tratar problemas, no necesariamente la población en general).

En ausencia del reflejo de nuestro brillo interior que puede brindarnos una relación sana con nuestro padre, muchas personas acaban tratando inconscientemente de satisfacer esas necesidades a lo largo de su vida, se esfuerzan en exceso por sentirse culpables, experimentan sentimientos de baja autoestima, buscan aprobación y siempre anteponen las necesidades de los demás a las suyas.

Además de la relación con el padre y su carácter, el lado derecho del tercer chakra también alberga la energía del hígado. En mis años de trabajo con el sonido, he llegado a tener un gran aprecio por el hígado. En la medicina china, el hígado se considera el general del ejército que es el cuerpo; se encarga de supervisar todas las operaciones. El hígado se ocupa de la digestión, la respiración, la circulación, el flujo de energía sutil, la eliminación, la función inmunitaria y probablemente de muchas otras cosas. La gente debate si la sede de la consciencia está en el corazón o en el cerebro, pero yo he empezado a pensar que está en el hígado.

Además, en la medicina china se dice que el hígado se conecta con los ojos y nosotros decimos que los ojos son las ventanas del alma. Si tú o alguien que conoces ha sido sometido alguna vez una limpieza de hígado, sabrás lo claros y brillantes que se ponen los ojos después. El hígado es también el órgano del discernimiento: decide lo que hay que reciclar y lo que hay que desechar. Esta cualidad es una parte muy importante de lo que nos hace individuos. En las sociedades cazadoras tradicionales, el hígado de los animales salvajes es muy apreciado por su abundancia en fuerza vital.

Realicé la siguiente búsqueda en internet: "La sede de la consciencia está en el hígado" y encontré que el descubrimiento de la importancia del cerebro como sede del pensamiento y la acción no formó parte del conocimiento humano hasta hace apenas dos siglos. Al parecer, el corazón, el ombligo y el hígado han sido venerados por diferentes culturas en distintas épocas como la sede de la consciencia[2]. Los antiguos griegos, en particular, atribuían la consciencia al hígado. Sin importar cuál sea la verdad (puede que sea una tríada formada por el corazón, el cerebro y el hígado) el hígado es un órgano sumamente importante que, por desgracia, está sufriendo un ataque masivo en los tiempos modernos. Existe una enorme cantidad de toxinas puestas en circulación en los últimos cien años más o menos; hay tantos productos químicos tóxicos en el aire, la tierra y el agua que nuestros cuerpos están bajo ataque continuo. Nuestros hogares, nuestra ropa, nuestros autos, nuestras oficinas están repletos de sustancias químicas con las que el hígado humano nunca tuvo que lidiar sino en las generaciones recientes. El consumo generalizado de alcohol y drogas, tanto farmacéuticas como callejeras, junto con los alimentos modificados genéticamente, los pesticidas y herbicidas, los colorantes y aromatizantes artificiales, el BPA y otros plásticos (la lista es interminable) conducen a una época muy difícil para nuestro hígado y, en consecuencia, para nuestra consciencia. Si añadimos la contaminación de la televisión, la radio, las radiaciones electromagnéticas de todo tipo y la disonancia de mucha música popular, es un milagro que estemos sanos.

Otro contaminante clave que oscurece la salud del hígado es la emoción de la ira. Hablaré más sobre el concepto de *"purplewashing"* (lavado púrpura), o supresión de nuestras emociones, en el capítulo 9, pero, brevemente, la emoción de la ira (el péptido electroquímico que contiene la información de esa emoción) parece almacenarse en el hígado. Cuando la gente contiene, niega o reprime su ira, esta se acumula aquí, donde inhibe su funcionamiento óptimo.

Una vez trabajé con una mujer cuyo ahora exmarido era un alcohólico que siempre tomaba malas decisiones, lo que generó un impacto negativo en ella. Queriendo ser amable, compasiva y comprensiva, la mujer enterraba enormes cantidades de ira bajo un hábito de varias copas de vino por noche. La imagen que me vino a la mente cuando trabajé en su hígado fue la de un contenedor de basura que no se había vaciado en mucho tiempo y que estaba lleno por encima y alrededor. La sintonización de biocampo puede estimular una desintoxicación significativa y este era uno de esos casos. Como en general la mujer estaba muy sana, trabajé a profundidad con la energía de su hígado y le informé de que era probable que sintiera algunos síntomas incómodos de desintoxicación. En los días siguientes tuvo episodios de fiebre y le salió una erupción cutánea, una crisis curativa clásica en la que su cuerpo estaba eliminando las toxinas que habían permanecido en el campo hepático y que ahora estaban saliendo. Después de esto, le resultó más fácil entrar en contacto con su ira y afrontarla, en lugar de enmascararla.

No he aprendido mucho sobre la vesícula biliar, que conecta con el hígado, el páncreas y el duodeno del intestino delgado, aunque especulo que también puede estar relacionada con el enfado o la ira por la falta de apoyo del padre. He observado este denominador común en clientes a los que les han extirpado la vesícula biliar.

En la medicina china se dice que los riñones almacenan el shock y el miedo. Yo he detectado esto en ocasiones, pero no por regla general. El miedo, al igual que la ansiedad, me parece que flota con libertad, lo que significa que puedo encontrarlo en casi cualquier chakra, dependiendo de con qué esté relacionado. Cada persona experimenta la ansiedad basada en el miedo en una parte distinta del cuerpo: en las rodillas, en el abdomen inferior, en el plexo solar, en el pecho, en la garganta o en la cabeza. La emoción puede estar irradiando o remitiendo desde la zona de los riñones, aunque esto no es algo que yo haya observado.

La ansiedad es una frecuencia corporal interesante. A mí me parece que es más un sentimiento que una emoción o, más bien, el sentimiento de una emoción que intenta surgir y empujarse hacia nuestra consciencia y el sentimiento de nuestra consciencia que intenta suprimirlo, creando así una agitación incómoda. A menudo pregunto a las personas que padecen ansiedad crónica: "¿Cuál es la emoción que subyace a tu ansiedad?". Y a menudo se sorprenden al descubrir que, una vez que se permiten experimentar de verdad el sentimiento que sea, la ansiedad disminuye. A veces ni siquiera se trata de algo que pueda percibirse como negativo, muchas personas me han contado que descubrieron emociones como el entusiasmo bajo su ansiedad.

Las zonas de la madre y del padre

Hay un espacio fijo en la región del tercer chakra, a unos veinte centímetros del cuerpo a cada lado, que alberga la energía de la madre a la izquierda y la del padre a la derecha (véase la figura 7.6). Estas energías no pueden moverse, pero cualquier discordia en estos puntos puede equilibrarse e integrarse. Lo que encuentro aquí me dice mucho sobre la personalidad y las energías del progenitor, así como sobre la dinámica entre dicho progenitor y la persona.

Una de las cosas que más me ha sorprendido es cómo las relaciones de las personas con sus padres pueden cambiar y modificarse a través de la sintonización de biocampo. He oído una y otra vez de clientes que, al volver de visitar a sus padres después de una sintonización, decían que no se habían sentido atacados, que habían sido capaces de ser pacíficos y proactivos con unos padres con los que antes era muy difícil estar. Incluso he tenido clientes que me han contado que han visto cambios significativos en sus padres después de estar con ellos; el trabajo parece "ascender" y afectar a la energía de los padres de forma sutil, pero a menudo tangible.

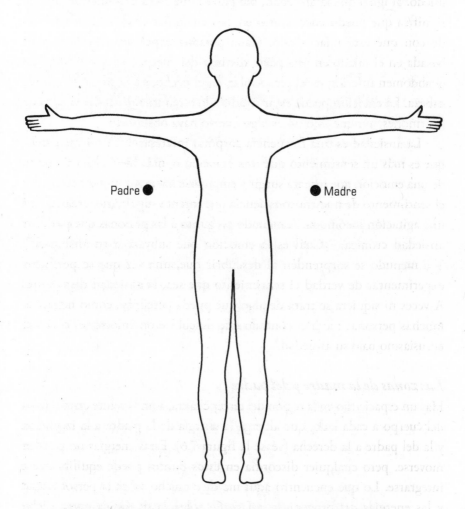

Figura 7.6. Zonas del padre y la madre, puntos fijos situados aproximadamente a veinte centímetros del cuerpo

La parte posterior del plexo solar se relaciona con problemas de apoyo: el grado en que fuimos apoyados o no por nuestros padres, el grado en que somos capaces de apoyarnos a nosotros mismos, tanto en el aspecto físico como emocional, y el grado de apoyo que recibimos, o nos permitimos recibir, de los demás. Si hay dolor en esta área, suele ocurrir que la persona apoya a los demás, pero no tiene a nadie que le cubra las espaldas.

CHAKRA DEL CORAZÓN ⇥⇤ CUARTO PLEXO

Color: verde.

Rige: corazón, pulmones.

Se relaciona con: dar y recibir amor, compasión y gratitud.

Desequilibrio en el lado izquierdo: tristeza, dolor y pérdida.

Desequilibrio en el lado derecho: decir sí cuando queremos decir no, hacer demasiado por los demás.

Baja energía general: dificultad para dar y recibir amor, albergar viejos dolores, padecer depresión.

Saludable/en equilibrio: seguir los deseos del corazón, ser capaz de amar con libertad.

La primera zona que identifiqué en la anatomía del biocampo fue el lado izquierdo del chakra del corazón, cuando me di cuenta de que siempre encontraba tristeza allí. La tristeza es una emoción muy fácil de reconocer a través de los sobretonos del diapasón porque suena muy parecido a la música triste. La tristeza es inconfundible: las señales energéticas aparecen aquí como resultado de la muerte de seres queridos o mascotas; mudanzas, en especial cuando éramos niños; ser ignorados, maltratados o abandonados; el final de una relación; e incluso la muerte de los sueños.

Si una persona sufre depresión o está triste con frecuencia, encontrarás mucha energía justo al lado del hombro izquierdo. Los problemas del hombro izquierdo suelen surgir a menudo de la tristeza no digerida o no procesada que pesa sobre la persona. Con frecuencia observo una constelación de energía atascada que yo llamo la "zanja izquierda" donde

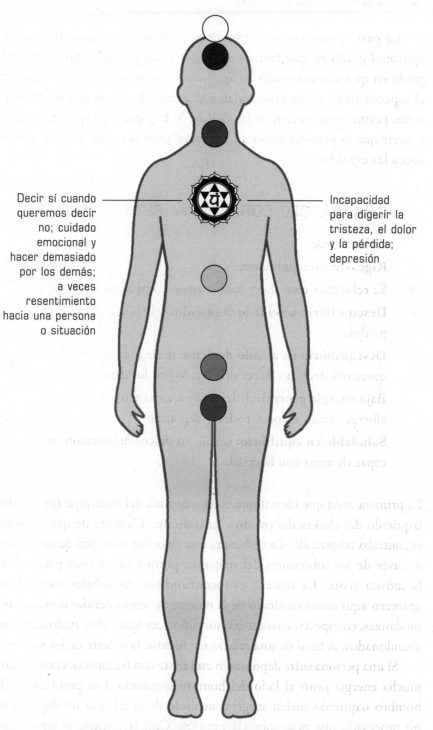

Decir sí cuando queremos decir no; cuidado emocional y hacer demasiado por los demás; a veces resentimiento hacia una persona o situación

Incapacidad para digerir la tristeza, el dolor y la pérdida; depresión

Figura 7.7. Chakra del corazón, cuarto plexo
Dar y recibir amor, compasión y gratitud

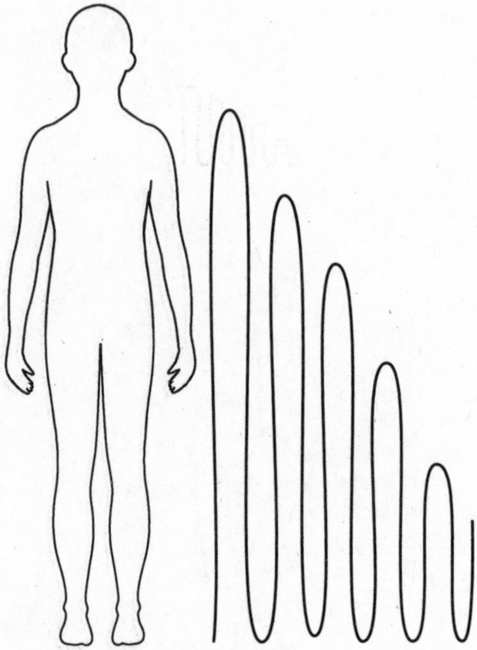

Figura 7.8. Zanja izquierda: energía frustrada, triste y estancada, a menudo consecuencia de la falta de apoyo de la madre

hay mucha tristeza y frustración presentes, generalmente por falta de apoyo temprano de la madre (véase la figura 7.8).

El lado derecho del chakra del corazón se relaciona con decir sí cuando queremos decir no, o con anteponer las necesidades o expectativas de los demás a nuestras propias inclinaciones naturales (véase la figura 7.9). Aunque ayudar a los demás puede ser una fuente de gran alegría, cuando lo hacemos siempre, sobre todo cuando lo hacemos en contra de un fuerte "no" interior, nos perjudicamos a nosotros mismos. Muchas personas adquieren este hábito porque buscan ser queridas o aceptadas. También lo veo mucho en los hijos mayores, sobre todo en las familias numerosas, porque en muchos casos se esperaba de ellos que ayudaran a sus hermanos pequeños. Asimismo, aparece en personas que en la infancia no recibieron apoyo para cumplir sus sueños y deseos, desarrollando una actitud de: "No merezco lo que quiero, así que mejor ayudar a los demás a conseguir lo que quieren ellos".

A veces lo llamo el hombro de la "chica buena" o del "sí, señor", ya que estas son las personas que a menudo acaban teniendo problemas en

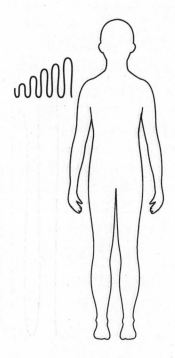

Figura 7.9.
Decir sí cuando
se quiere decir no

esta área. Muchas personas dedicadas a las artes sanadoras tienen este perfil de persona colaboradora y he trabajado con muchos masajistas con problemas en el hombro derecho. Otra razón por la que esta actitud está tan difundida deriva del edicto cultural del "servicio por encima de uno mismo", en el que se nos enseña que hacer lo que queremos, ocuparnos de nuestras propias necesidades y deseos, es egoísta e inaceptable. Aunque es muy noble servir a la humanidad, hacerlo en detrimento de nuestra propia salud y bienestar no sirve a nadie al final, porque un hábito rutinario de este tipo quebranta nuestra salud hasta el punto de que podemos acabar necesitando cuidados nosotros mismos.

Todos los clientes con fibromialgia con los que he trabajado han tenido grandes cantidades de energía atascada en esta zona. Las personas con personalidad fibromiálgica suelen haberse pasado la vida poniendo las necesidades de los demás por delante de las suyas hasta que su cuerpo llega a un punto en el que se rebela y empieza a negarse a hacer nada. Llegan a estar tan llenos de resentimiento, frustración y emociones no digeridas que sus circuitos se sobrecargan. He descubierto que a estas personas les ayuda empezar a hablar y a defenderse cuando es apropiado hacerlo.

La parte posterior del corazón habla del amor que recibimos de los demás y del grado en que lo dejamos entrar o lo retenemos. Los puntos gatillo alrededor del omóplato izquierdo pueden referirse a la defensa contra la energía negativa de otra persona y esto se desarrolla cuando contraemos esta zona para proteger la parte posterior del corazón físico y energético. Los puntos gatillo alrededor del omóplato derecho pueden referirse a la contención de pensamientos o sentimientos agresivos o de ira.

Los puntos gatillo inferiores que se encuentran a medio camino entre el corazón y el chakra del plexo solar pueden hablar de tristeza y/o enfado por la falta de apoyo del padre a la derecha o de la madre a la izquierda.

CHAKRA DE LA GARGANTA ⇥⇤ QUINTO PLEXO

Color: azul.

Rige: tiroides, mandíbula, garganta, facultad auditiva.

Se relaciona con: comunicación, decir la verdad, creatividad.

Desequilibrio en el lado izquierdo: no comunicar, no expresar, contenerse.

Desequilibrio en el lado derecho: hablar sin ser escuchado.

Baja energía general: no expresarse, problemas de tiroides, contenerse.

Saludable/en equilibrio: comunicar con claridad, ser escuchado, energía muy fuerte relacionada con la docencia, la escritura u otra vocación comunicativa.

El lado izquierdo del chakra de la garganta habla de aquello que no decimos o expresamos. Las personas que tienen el hábito de no decir su verdad, de no compartir sus sentimientos o su perspectiva, o de no defenderse, acumularán energía en el lado izquierdo de la garganta. El chakra de la garganta a menudo está conectado con el chakra del corazón, al igual que el primer y el segundo chakra a menudo están conectados, por lo que si una persona no se ha permitido sentir o expresar su tristeza, normalmente encontrarás bolsas de tristeza no expresada y no digerida

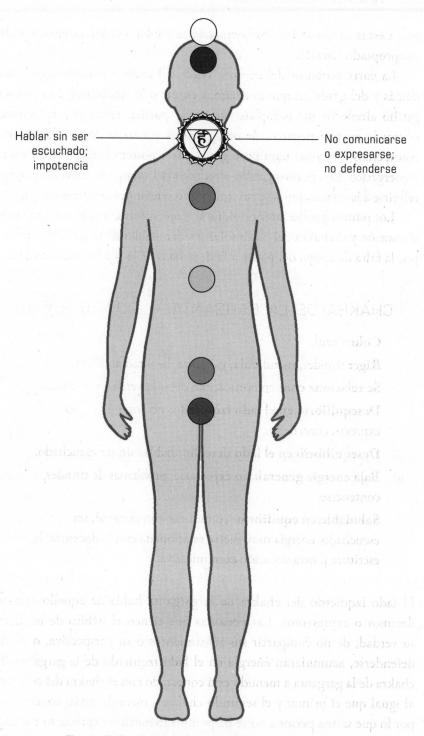

Hablar sin ser escuchado; impotencia

No comunicarse o expresarse; no defenderse

Figura 7.10. Chakra de la garganta, quinto plexo
Comunicación, decir la verdad, creatividad

en los dos chakras. El impulso de expresar algo es un acontecimiento electromagnético y, si se reprime, se acumula, y la energía que se acumula así crea inflamación. Es muy importante expresar estas energías. "¡Mejor fuera que dentro!" es una de las verdades profundas que he descubierto en este trabajo.

El lado derecho del chakra de la garganta se relaciona con hablar, pero no ser escuchado. Las personas con la energía atascada en esta zona, en especial a unos quince o veinte centímetros del lado derecho del cuerpo, a menudo están involucradas en una relación en la que se discute mucho. Todos sabemos que cuando estamos en una discusión acalorada, nadie llega a ninguna parte porque nos negamos a ver el valor y la validez de la perspectiva de la persona con la que estamos discutiendo, al igual que la otra persona se niega a validarnos (recuerda la metáfora de que la verdad que tiene 144 caras en la introducción de este libro). Podemos tener este tipo de relación con nuestros hijos, nuestro jefe, nuestros vecinos, nuestros hermanos o nuestros padres, en la que no importa lo que digamos, no nos escuchan, ni se nos responde, ni se nos valida; es la impotencia suprema. Cuando somos escuchados y respondidos, somos poderosos, influimos en el mundo que nos rodea. Las personas poderosas son las que son escuchadas y respetadas por muchas otras personas, y los impotentes no tienen voz.

He dicho muchas veces que el chakra de la garganta es el chakra más importante que trabajo. Con nuestras palabras creamos nuestras vidas y si no expresamos las palabras que generan nuestro corazón y nuestra mente, entonces no estamos creando vidas auténticas. La gente tiende a quedarse atrapada en un pensamiento dualista cuando se trata de la autoexpresión, pensando que *o bien soy una buena chica o una bruja, o bien soy un chico bueno o un idiota*, cuando en realidad hay un camino intermedio funcional, pacífico y diplomático. Puede llevar un tiempo dominar este camino intermedio, sobre todo si una persona se ha pasado la vida sin decir nada o diciéndole a los demás lo que quieren oír. La diplomacia sincera es una habilidad que se aprende, pero casi sin excepción he visto a personas que se han sometido a la sintonización de biocampo defenderse con éxito y empezar a crear situaciones vitales más auténticas, reales y, en última instancia, menos estresantes.

La función tiroidea también se rige por la energía del chakra de la garganta. Muy a menudo las personas con hipotiroidismo o hipertiroidismo tienen desequilibrios energéticos en sus chakras de la garganta y he visto varios casos en los que las personas redujeron o dejaron por completo su medicación para la tiroides después de someterse a la sintonización de biocampo.

La rigidez o el dolor de cuello pueden estar relacionados con los problemas energéticos antes mencionados, pero también he observado muchos casos en los que el cuello de una persona se desalinea hasta el punto de necesitar un ajuste quiropráctico regular, sobre todo en momentos de estrés, cuando he rastreado el origen de este hasta un accidente físico que la persona sufrió cuando era bastante joven, a partir de los cuatro años o incluso antes. Accidentes de trineo, lesiones en la cabeza, accidentes de auto y otras experiencias que provocan latigazos pueden crear torsiones en el campo que seguirán desalineando el cuerpo. A menudo, después de liberar la energía mediante la sintonización de biocampo, el cuerpo deja de desalinearse tanto y muchas veces se resuelve por completo.

La parte posterior del chakra de la garganta parece estar relacionada con nuestra capacidad para canalizar la inspiración. He visto muchos casos en los que una vez que esta zona se abre energéticamente, a la persona le resulta más fácil escribir o cantar canciones, tiene mayor espontaneidad y libertad de expresión al escribir y hablar, o siente una mayor conexión con su propia guía intuitiva.

CHAKRA DEL TERCER OJO ⇥ SEXTO PLEXO

Color: púrpura o índigo.

Rige: glándula pineal, cerebro.

Se relaciona con: intuición, procesos de pensamiento.

Desequilibrio en el lado izquierdo: preocupación por el futuro.

Desequilibrio en el lado derecho: pensar demasiado en el pasado.

Baja energía general: incapacidad para concentrarse, desconfianza o desconexión de la intuición.

Saludable/en equilibrio: percepción clara del tercer ojo, concentración y agudeza mental.

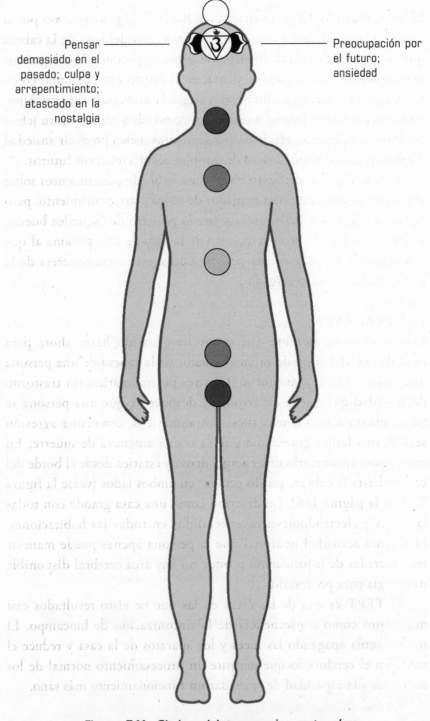

Pensar demasiado en el pasado; culpa y arrepentimiento; atascado en la nostalgia

Preocupación por el futuro; ansiedad

Figura 7.11. Chakra del tercer ojo, sexto plexo
Intuición, procesos de pensamiento

El lado izquierdo del sexto chakra me habla de la preocupación por el futuro. Hay una zona a unos veinte centímetros del lado de la cabeza que yo llamo "la rueda de hámster de la preocupación". Es el lugar que se energiza cuando empiezas a pensar en el futuro y te preguntas cómo vas a pagar las facturas, cómo vas a pagar la universidad de tus hijos, qué le vas a decir a fulano o mengano, cómo vas a tratar con tu jefe o compañero de trabajo, etc. Estos pensamientos suelen producir ansiedad y tensión: anticipación ansiosa de posibles acontecimientos futuros.

El lado derecho del sexto chakra me habla de pensamientos sobre el pasado. A menudo están cargados de culpa y arrepentimiento, pero también pueden ser reflexiones sobre lo positivo de "aquellos buenos tiempos". Si hay un acontecimiento de la vida de una persona al que vuelve una y otra vez en sus pensamientos, esta zona concreta de la línea temporal estará cargada.

Cabeza de TEPT

Este es el mejor nombre que se me ha ocurrido hasta ahora para describir el fenómeno de carga alrededor de la cabeza de una persona que padece TEPT, o trastorno de estrés postraumático, un trastorno de ansiedad que puede desarrollarse después de que una persona se vea expuesta a uno o más sucesos traumáticos, como una agresión sexual, una lesión grave, una guerra o una amenaza de muerte. En estos casos, encontrarás una energía densa y estática desde el borde del campo hasta la cabeza, por lo general en ambos lados (véase la figura 7.12 en la página 166). Lo describo como una casa grande con todas las luces y electrodomésticos encendidos en todas las habitaciones. Hay tanta actividad neuronal que la persona apenas puede manejar más entradas de información porque no hay área cerebral disponible ni energía para procesarlos.

El TEPT es una de las áreas en las que he visto resultados casi milagrosos como consecuencia de la sintonización de biocampo. El sonido actúa apagando las luces y los aparatos de la casa y reduce el ruido en el cerebro, lo que permite un procesamiento normal de los estímulos y la capacidad de reanudar un funcionamiento más sano.

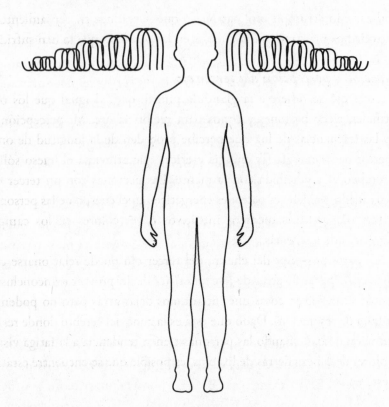

Figura 7.12. Cabeza TEPT

Contusiones cerebrales

Las contusiones cerebrales son otro fenómeno que aparece tanto en el sexto como en el séptimo chakra. Está contraindicado trabajar sobre contusiones cerebrales recientes debido a la inflamación del cerebro, las que tienen varios meses de antigüedad pueden trabajarse con suavidad y las de más de un año pueden trabajarse más a profundidad. He encontrado contusiones cerebrales muy lejanas en la línea de tiempo, de accidentes de la temprana infancia, que todavía afectan a la persona como adulto, causando problemas de memoria, retos cognitivos y desequilibrios estructurales. Los atletas que han sufrido múltiples contusiones cerebrales, sobre todo aquellas en las que han perdido la consciencia, a menudo desarrollan patrones de comportamiento que implican una frustración extrema por situaciones que no pueden controlar y, como resultado, experimentan episodios de ira. La sintonización de biocampo puede localizar e interrumpir este patrón, lo que se traduce en pensamientos y sentimientos más tranquilos y claros en las personas que lo han sufrido.

Intuición y percepción del tercer ojo

El tercer ojo se refiere a la glándula pineal, que, al igual que los ojos normales, tiene bastones y conos para recibir la luz. Mi percepción es que las frecuencias de luz que percibe proceden de la longitud de onda superior de la energía (la energía etérica) que atraviesa el hueso sólido del cráneo y es percibida con la mente. Las personas con un tercer ojo desarrollado pueden ver patrones energéticos en el cuerpo de las personas, realizar diagnósticos médicos intuitivos o ver colores en los campos energéticos de los demás.

La parte posterior del chakra del tercer ojo puede relacionarse con "cosas en la parte de atrás de la cabeza" (es decir, proyectos inconclusos, asuntos sin resolver, cosas que intentamos dejar atrás pero no podemos por falta de resolución). Dado que esta es la zona del cerebro donde reside la función ocular, cuando las personas tienen tendencia a la fatiga visual o dolores de cabeza detrás de los ojos, es posible que se encuentre estática en esta zona.

CHAKRA CORONARIO ✦ SÉPTIMO PLEXO

Color: blanco o púrpura.

Rige: cerebro, relación con el tiempo, relación con lo divino.

Se relaciona con: el pensamiento superior, la inteligencia espacial, la música.

Desequilibrio en el lado izquierdo: indefinido.

Desequilibrio en el lado derecho: indefinido.

Baja energía general: dificultad para concentrarse; abrumado por la vida, a menudo consecuencia de pasar demasiado tiempo en interiores, en especial bajo luces fluorescentes.

Saludable/en equilibrio: relación adecuada con el tiempo y lo divino, ayudada por mucho tiempo al aire libre.

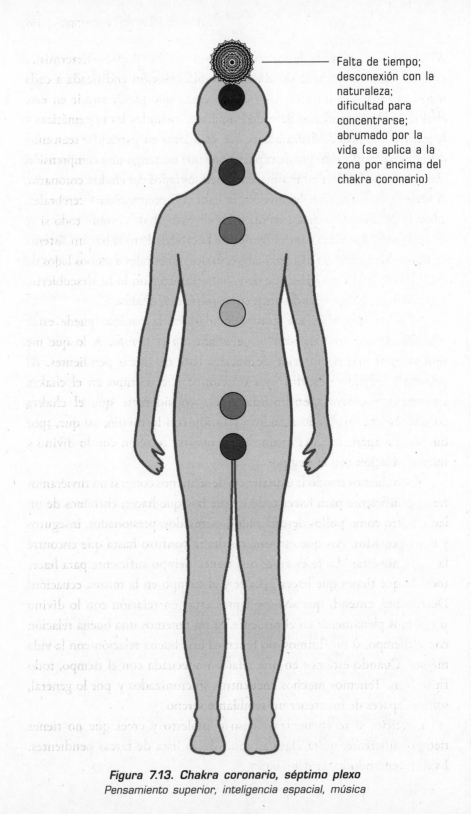

Falta de tiempo; desconexión con la naturaleza; dificultad para concentrarse; abrumado por la vida (se aplica a la zona por encima del chakra coronario)

Figura 7.13. Chakra coronario, séptimo plexo
Pensamiento superior, inteligencia espacial, música

Al igual que con los lados de los pies, no he podido determinar específicamente con qué se relaciona la información codificada a cada lado del chakra coronario. Una de las cosas que puede surgir en este chakra es el pensamiento de orden superior, incluidas las matemáticas y la música. Mi tipo de dislexia hace que esas áreas en particular sean muy difíciles para mí y esto puede explicar por qué no tengo una comprensión clara de lo que podría estar almacenado en los lados del chakra coronario. A veces encuentro aquí lesiones en la cabeza o conmociones cerebrales, además de las que podría encontrar en el sexto chakra, sobre todo si se trata de un golpe en la parte superior de la cabeza. Pero si hay un sistema de almacenamiento de historias emocionales o mentales a ambos lados de este chakra (y me imagino que debe haberlo), aún no lo he descubierto. Sin embargo, he averiguado otras cosas sobre este chakra.

Si la energía circula a gran velocidad en la corona, puede estar relacionada con *una relación inapropiada con el tiempo*. A lo que me refiero es al manejo interior de nuestra lista de tareas pendientes. Al principio, cuando descubrí esta relación con el tiempo en el chakra coronario, me sentí confundida. Suele considerarse que el chakra coronario está vinculado a nuestra relación con lo divino, así que, ¿por qué iban a aparecer en el mismo lugar nuestra relación con lo divino y nuestra relación con el tiempo?

Todos hemos tenido la experiencia de sentirnos como si no tuviéramos tiempo suficiente para hacer todo lo que hay que hacer: corremos de un lado a otro como pollos descabezados, estresados, presionados, inseguros y desconectados. Así que esto me resultaba confuso hasta que encontré la siguiente cita: "La fe es saber que tienes tiempo suficiente para hacer todo lo que tienes que hacer". ¡La fe y el tiempo en la misma ecuación! De repente, entendí que solo podemos estar en relación con lo divino si estamos plenamente en el presente. Si no tenemos una buena relación con el tiempo, si no fluimos, no tenemos una buena relación con la vida misma. Cuando estamos en una relación adecuada con el tiempo, todo fluye bien. Tenemos muchos encuentros sincronizados y, por lo general, somos capaces de mantener un semblante sereno.

Ejercicio: si te encuentras tenso o molesto y crees que no tienes tiempo suficiente, quita algunas cosas de tu lista de tareas pendientes. Estás intentando hacer demasiado.

He observado que las personas que trabajan bajo luces fluorescentes tienden a tener alteraciones en el chakra coronario, mientras que las personas que están mucho tiempo al aire libre no las tienen. Creo que una de las mejores cosas que puedes hacer por tu salud energética es salir tan a menudo como puedas y de ser posible descalzo.

He observado estos patrones en la anatomía del biocampo de cientos de individuos. Estas tendencias no son la verdad absoluta y, aunque proporcionan una guía útil, te invito encarecidamente a que escuches los mensajes de tu propio buzón interno cuando empieces a utilizar los diapasones, algo que aprenderemos a hacer en el próximo capítulo.

8

INTRODUCCIÓN AL USO DE LOS DIAPASONES

Elige tus diapasones y empieza a usarlos

Cuanto más callado estés, más podrás oír.

RAM DASS

¿Alguna vez has recibido "malas vibras" de alguien? ¿Alguna vez has utilizado el poder de la música para cambiar tu estado de ánimo?

Si respondiste que sí a ambas preguntas, ¡genial! Tienes lo que hace falta para trabajar con la sintonización de biocampo, o, en realidad, para ser un terapeuta del sonido o de la música de cualquier tipo. Has sentido las vibras de la gente, lo que significa que estás en sintonía con tu propia capacidad para leer el lenguaje de las vibraciones y eres consciente del poder del sonido para cambiar tu energía y tu estado de ánimo.

La capacidad de percibir la vibración es una realidad biológica del cuerpo y es la habilidad principal de la práctica de la sintonización de biocampo. No son solo los oídos los que captan la información que se oye a través de los diapasones: a un nivel mucho más fundamental, es el cuerpo el que percibe las vibraciones del campo.

En la sintonización de biocampo, los diapasones se utilizan tanto con fines diagnósticos como terapéuticos. Los diapasones actúan como un decodificador de tinta invisible que revela las vibraciones exactas que emiten las personas. Utilizamos los diapasones para detectar zonas de resistencia, distorsión y ruido en el biocampo, y para corregirlas. Cuando trabajamos con los diapasones, estamos trabajando con los principios físicos básicos de la resonancia y el arrastre.

Al principio, los diapasones resonarán con la distorsión que esté presente. Digamos que se trata de ansiedad: el diapasón resonará con la frecuencia de la ansiedad en el campo energético de la persona; se puede oír y sentir. Pero luego, el diapasón empezará a producir una señal coherente. Cuando se mantiene durante un periodo de tiempo suficiente, la introducción de esta entrada sónica coherente hace que el cuerpo se adapte a una expresión más coherente.

Al permanecer con el diapasón en estos lugares de ruido y resistencia, el cuerpo toma consciencia de su propio ruido y se autocorrige. Esa sensación de estática, resistencia y distorsión se resolverá. El diapasón también actúa como un metrónomo, ayudando al cuerpo a encontrar el ritmo adecuado: si algo se mueve demasiado rápido, la frecuencia del diapasón ayuda a ralentizarlo, y si algo se mueve demasiado despacio, ayuda a acelerarlo.

Aunque el método básico es muy sencillo, la sintonización de biocampo, como práctica completa, utiliza un protocolo muy específico que es más complejo de lo que se puede enseñar en un libro. Aunque la mejor forma de aprender es de la mano de un practicante y maestro experimentado, es posible empezar a explorar el método por tu cuenta. Con las instrucciones de este capítulo, dispondrás de información suficiente para empezar a utilizar los diapasones contigo mismo y con los demás. Si eres masajista, quiropráctico o cualquier otro proveedor de bienestar, este capítulo te dará suficiente información para empezar a integrar los diapasones en tu práctica.

Este resumen te presentará algunas técnicas básicas para empezar a utilizar los diapasones en ti mismo o en otros. Si quieres profundizar más, tengo varios videos demostrativos en YouTube, así como videos instructivos a la venta en www.biofieldtuning.com. Si estás interesado en convertirte en un practicante certificado, el primer paso son nuestros programas de formación de fundamentos, que se ofrecen durante todo el año tanto en línea como en persona. Puedes encontrar más información, fechas y lugares de nuestros cursos en nuestra página web.

En este capítulo veremos los aspectos básicos de la elección y activación de los diapasones; cómo prepararse para una sesión; el proceso de peinar el campo (la técnica básica en la sintonización de biocampo) y realizar un ajuste; y los cuidados posteriores tanto para el cliente como para el practicante. También hablaremos sobre qué esperar mientras aprendes el lenguaje de la vibración.

Desde que tomé mi primer juego de diapasones allá por 1996, el proceso de sintonización de biocampo no ha dejado de evolucionar, ni dejará de hacerlo. A lo largo de los años he simplificado y racionalizado enormemente el proceso básico, al mismo tiempo que he ampliado su gama de aplicaciones y he encontrado nuevas formas de trabajar con el cuerpo. Con cada nuevo cliente, estudiante, practicante y sesión, el trabajo se profundiza y expande a medida que aprendemos más sobre el biocampo humano y cómo responde al sonido coherente.

ELEGIR Y ACTIVAR TUS DIAPASONES

Existe una gran variedad en la calidad de los diapasones disponibles, lo que afectará en gran medida el trabajo que realices.

Los diapasones de aluminio son preferibles a los de acero, ya que producen sobretonos, y los sobretonos son lo que trabajamos y escuchamos en la sintonización de biocampo. Los diapasones mecanizados también son preferibles a los moldeados: estos últimos se cortan a partir de una pieza en bruto, mientras que los diapasones moldeados se crean vertiendo metal caliente en un molde. He comprobado que la calidad de los moldeados es tan inferior a la de los mecanizados que, para mí, son inservibles. Los Medivibe, los Omnivos y los Biosonics son buenos diapasones fabricados en Estados Unidos. Después de haberlos utilizado todos, los diapasones Medivibe parecen ser los más adecuados para la sintonización de biocampo. Mi propia línea especializada de diapasones también está disponible en la tienda de nuestra página web antes mencionada.

Por muchos años utilicé el juego estándar Solfeggio de nueve piezas no ponderadas. Con el tiempo he logrado simplificar el proceso que utilizo y enseño, de forma que cuatro diapasones son suficientes para realizar una sesión completa de sintonización de biocampo. Mi diapasón "estrella" es el de 174 Hz (hercios). Este diapasón es el que se puede utilizar muy fácilmente para lo que yo llamo "peinado de campo". He probado muchas, muchas frecuencias diferentes en el campo y hay algo en esta frecuencia en particular que es ideal para este trabajo; está en un buen rango que me da más retroalimentación que otras frecuencias. Me he decantado por el diapasón de 174 Hz como herramienta principal porque me proporciona una retroalimentación muy útil con la gama de sobretonos audibles que emite. Es una retroalimentación que aprenderás a reconocer con el tiempo, a medida que te involucres en el trabajo.

A diferencia de otras modalidades de sanación que utilizan diapasones, en la sintonización de biocampo no trabajamos con la premisa de que es necesario utilizar frecuencias específicas para sintonizar chakras u órganos concretos. Lo que hacemos, en cambio, es encontrar resistencia en el campo y simplemente permanecer allí con una entrada sónica coherente. Se trata mucho más de biorretroalimentación: permitimos que el cuerpo escuche su propio ruido y se autocorrija; puedes utilizar cualquier diapasón en este proceso. Tu cuerpo conoce sus propias expresiones coherentes (lo que yo llamo sus "ajustes de fábrica"), solo necesita ser capaz de escucharse a sí mismo en lugar de cualquier otra frecuencia específica para poder volver a su armonía natural. He descubierto que no es necesario utilizar todo tipo de sonidos diferentes para recordarle al cuerpo qué centros energéticos deben resonar a qué frecuencia, el cuerpo ya lo sabe.

Además del de 174 Hz, utilizaré un diapasón de 528 Hz (o uno de 417 Hz), normalmente después de utilizar el diapasón de 174 Hz, para aligerar y aclarar el tono del cuerpo. Después de pasar por el campo con el de 174, es una buena idea pasar uno de estos diapasones de frecuencias más altas. Los diapasones de 528 y 417 Hz pueden usarse separados en el campo, o juntos a ambos lados de la cabeza para crear un pulso binaural de 111 Hz, estimulando la producción de ondas gamma en el cerebro. Cuando se encuentra con una bolsa de tensión, el de 528 a veces emite un sonido chirriante. Ofrezco el de 417 como alternativa en estos casos porque no tiene esta cualidad y es un poco más agradable para los oídos; sin embargo, no tiene el mismo brillo cristalino que el de 528. Recomiendo experimentar con ambos y encontrar tu propia preferencia.

Los otros dos diapasones de nuestro juego de herramientas para la sintonización de biocampo son un par de diapasones ponderados. Lo que quiero decir con "ponderados" es que tienen discos metálicos a los extremos de cada diente. Esto hace que la vibración dure más y sea más fuerte, lo que los hace más beneficiosos para trabajos en los que el mango se coloca directamente sobre el cuerpo. Los diapasones ponderados que yo utilizo y recomiendo son los de 62,64 Hz y 54,81 Hz que vendemos en la tienda de nuestra página web. Estos dos diapasones ponderados, cuando se combinan, crean la resonancia Schumann (7,83 Hz), como se explica en el capítulo 5, y comprenden la séptima y la octava armonía de esta importante frecuencia de la cavidad ionosférica de la Tierra. Pueden utilizarse juntos para crear el pulso binaural de 7,83 Hz, que puede aplicarse al cuerpo a través de los mangos o escucharse en cualquiera de los dos oídos. Colocar un mango de cada diapasón a cada lado de la cabeza e introducir la resonancia Schumann puede ser muy calmante para una mente hiperactiva. La frecuencia de 7,83 Hz también se encuentra en la cúspide de las ondas cerebrales alfa-theta, que es el estado de los sueños, el sueño REM y los estados meditativos profundos.

Si quieres empezar con un diapasón nada más, te recomiendo el Sonic Slider (deslizador sónico), de 93,96 Hz. Este es un diapasón ponderado de mango extralargo; es la 12ava. armonía de la resonancia Schumann (7,83 x 12), una vibración muy agradable que se puede utilizar en el cuerpo y en el campo, tanto en uno mismo como en los demás. Una vez más, te invito a que pruebes las diferentes frecuencias y hagas tus propios experimentos con los diapasones que quieras utilizar.

El papel de lija es una analogía útil para entender los efectos únicos de los diferentes diapasones. Si consideramos los diapasones como granos de papel de lija cuando trabajamos en el campo, el diapasón de 174 Hz es similar a un papel de lija de grano medio, adecuado para la mayoría de los usos. Los diapasones ponderados de frecuencias más bajas son como una lija de grano grueso, mientras que los de frecuencias más altas, como los de 528 y 417, son más bien de grano fino, mejores para pulir y refinar, en contraposición a los trabajos de trazo grueso. Todos funcionan bien para sus aplicaciones específicas, solo depende de lo que quieras hacer.

Los diapasones no ponderados son más adecuados para el campo que para el propio cuerpo, ya que el biocampo se compone de una energía más sutil que requiere un grano más fino. Cuando se utilizan en el cuerpo físico, los diapasones no ponderados no producen mucha vibración. Están diseñados para que la vibración salga de la parte superior de los dientes y produzca sonido. Un diapasón ponderado, que produce menos sonido y una vibración más gruesa, es óptimo para enviar vibraciones a lo más profundo del cuerpo.

He experimentado con muchas formas de activar los diapasones no ponderados y he descubierto que lo mejor es utilizar un disco de hockey. La mayoría de los juegos de diapasones vienen con un mazo de goma o un pequeño percutor triangular y ambos me han parecido frustrantes e inadecuados. Los discos de hockey canadienses, hechos de caucho vulcanizado, son los mejores. Otros discos parecen estar hechos de plástico, lo que produce un sonido desagradable.

Para activar un diapasón no ponderado, deberás sujetar el disco como si fuera un frisbee, con la mitad del disco expuesta, el pulgar en la parte superior y los otros cuatro dedos rodeando la parte inferior. Sujeta bien el disco, dejando al descubierto la superficie lo suficiente para no golpearte la mano con el diapasón. Sujeta el mango del diapasón con suavidad, pero con firmeza con tu mano dominante y asegúrate de no tocar los dientes del diapasón, ya que esto amortigua la producción de sonido. Golpea el borde exterior del diapasón, a unos 3 a 5 cm de la parte superior, contra el borde superior del disco con un movimiento de vaivén, asegurándote de que el diente del diapasón esté a ras del borde del disco. Golpea con firmeza y rapidez. Antes de reactivar el diapasón, detén la vibración de ambos dientes. Si esto resulta confuso, puedes ver a la instructora de sintonización de biocampo, Michele Kasper, dando instrucciones visuales detalladas en nuestro canal de YouTube.

Para activar un diapasón ponderado, sujétalo por el mango, sosteniendo la parte inferior de los dientes por debajo de la U (sostener el diapasón por encima de la U disminuirá la vibración). Puedes activar el diapasón golpeando suavemente el extremo redondeado del diente contra la cadera, la rodilla, el talón de la palma de la mano o el disco. No es necesario que golpees con fuerza el diapasón; está diseñado para activarse con un simple golpecito. Intenta evitar que los dientes choquen. No pasa nada si chocan, pero si no chocan y se activan bien, vibrarán durante más tiempo y con más fuerza. Asegúrate de que los diapasones ponderados se vean borrosos cuando los mires para estar seguro de que has conseguido una buena activación. Si estás activando ambos diapasones ponderados al mismo tiempo, golpea uno tras otro en cualquiera de los lados del cuerpo (por lo general las caderas o las rodillas). No te golpees con ambos diapasones al mismo tiempo. Otra opción que hemos introducido hace poco en la tienda de la sintonización de biocampo es un mantel activador de caucho verde que es ideal para los diapasones ponderados. También puedes sostenerlo en la mano y puede facilitar mucho el proceso.

Activar los diapasones puede resultar muy incómodo al principio. Sigue haciéndolo y se convertirá en algo natural.

USAR LOS DIAPASONES EN UNO MISMO

Antes de utilizar los diapasones con otras personas, pasa algún tiempo jugando con ellos en ti mismo. Practica su activación; escucha cada tono y nota cómo te hace sentir cada uno de ellos. Intenta escuchar dos a la vez (los diapasones 417 y 528 Hz se combinan para crear un pulso binaural de 111 Hz, dentro del rango de ondas cerebrales gamma de concentración y productividad). Coloca el mango de cada uno de los diapasones ponderados sobre tu cuerpo: tejidos blandos, zonas óseas, diferentes puntos de la cara, manos y pies, y presta atención a tu espacio interior mientras experimentas la vibración. ¿Cómo inspira el sonido o la vibración a tu cuerpo a moverse, abrirse, estirarse, alargarse o suavizarse?

Si estás listo para profundizar un poco más, prueba a proyectar un holograma de ti mismo en una camilla o cama de tratamiento y luego sintoniza tu holograma. Es más sencillo de lo que parece, solo tienes que usar tu imaginación y tu intención para proyectar una representación de ti mismo sobre una esterilla, una camilla de masaje o cualquier otra superficie sobre la que trabajarías con un cliente. A algunas personas les resulta útil colocar piedras o cristales en los centros energéticos o utilizar otros detalles contextualizadores. También puedes utilizar algún tipo de sustituto para que ocupe el espacio del holograma que estás proyectando (tengo un esqueleto llamado Sr. Huesos en mi despacho que utilizo de vez en cuando en las sesiones de grupo). Como me gusta que las cosas sean sencillas y eficientes, mi método preferido es tan solo utilizar mi intención y declarar: "Este es mi holograma".

Al principio de mi práctica, muchos estudiantes me preguntaban si era posible hacerse una sintonización a uno mismo y yo siempre les decía que no. Pensaba que lo que hace que el proceso sea tan eficaz es la triangulación presencial entre el terapeuta, el cliente y los diapasones, que actúan como una forma relativamente objetiva de revelar lo que se presenta en el campo energético del cliente. Como terapeuta, una gran parte de mi papel consiste en ser testigo, junto con mi cliente, del registro de experiencias pasadas que aún no se han procesado del todo. Es presenciarlo, validarlo y estar presente con el sufrimiento de la persona lo que apoya el proceso de sanación. Supuse entonces que ese tipo de acto de presencia no existía cuando trabajabas contigo mismo.

Varios años después cambié de opinión sobre este asunto. Estaba trabajando en una jaula de Faraday (una habitación cerrada protegida de los campos electromagnéticos) con la profesora de sintonización de biocampo e investigadora científica Jessica Luibrand, como experimento para ver si podía conducir bien una sintonización de grupo en ese entorno. Como control, decidí hacer primero una sesión en mi propio holograma para probar la jaula de Faraday antes de hacer una sesión para trescientas personas. Estaba trabajando conmigo misma y me encontré con un obstáculo relacionado con el amor propio en el lado derecho del corazón, en una zona correspondiente a un trauma que sufrí entre los tres y los cuatro años. En ese momento de encuentro con un aspecto doloroso de esa herida que nunca había encontrado antes, me di cuenta de que estaba siendo presenciada, por el universo, la naturaleza, el todo, Dios, como quieras llamarlo.

Fue una experiencia muy poderosa. Ahora creo que, pase lo que pase, estamos siendo observados. Hay una presencia objetiva que es el universo en su totalidad que siempre nos está presenciando, así que el observador sigue estando ahí. Esto puede ser algo "espiritual", aunque no tiene por qué serlo: para mí fue darme cuenta de que solo soy una célula en el organismo de la creación.

Cuando practiques contigo mismo, recuerda que se trata de un proceso de exploración. No pasa nada si no sabes qué hacer, solo tienes que lanzarte y estar dispuesto a jugar y ser curioso. No vas a meter la pata si trabajas con tu propio holograma. Sin embargo, ten en cuenta que el trabajo puede ser profundo. Si surgen entradas más pesadas, una autosesión puede desencadenar una ligera fatiga y liberación emocional, pero eso suele ser todo. Una vez me hice una sintonización en una habitación de hotel en San Diego y me tomó por sorpresa encontrarme con algunas emociones y patrones de pensamiento relacionados con la pobreza en el linaje de mi madre. La sesión me dejó exhausta y acabé echándome una siesta de cuatro horas, pero al levantarme sentí una sensación de mayor ligereza y claridad. El trabajo puede ser fácil, pero también muy poderoso; hay que estar abierto a cualquier resultado.

Otra forma de utilizar los diapasones en uno mismo es la forma para la que está diseñado el Sonic Slider (deslizador sónico). El Sonic Slider tiene un mango extralargo que puedes activar y luego deslizar a lo largo del cuerpo con movimientos firmes, hacia el corazón. Es similar a la idea del cepillado en seco, si alguna vez lo has hecho, excepto que con un diapasón vibratorio en lugar de un cepillo.

Cuando empecé a utilizar el Sonic Slider en mi cuerpo de esta forma, me sorprendió y maravilló bajar de repente seis kilos en solo cinco semanas. Ten en cuenta que este no es el resultado de todos los que utilizan esta herramienta; yo soy un caso atípico, aunque hay otras personas que también han obtenido resultados espectaculares. Sin embargo, la mayoría de los resultados son más moderados y algunos cuerpos no pierden ni un gramo; cada persona es única. Los usuarios reportan una amplia variedad de otros beneficios, incluyendo músculos más tonificados, piel más firme, mejora de la digestión, aumento de la energía, reducción del dolor y la inflamación, mejor sueño, y curiosamente, cosas como más sincronicidades y una mayor sensación de bienestar.

Hace poco creé otro juego de diapasones ponderados, también con mangos largos, basados en la sucesión de Fibonacci. Estos diapasones son de 89 Hz y 144 Hz, las posiciones 11 y 12 de la sucesión, y juntos crean la información de phi, o la proporción áurea. Mientras que los diapasones Schumann están diseñados para informar de nuestros cuerpos electromagnéticos, los diapasones Fibonacci están diseñados para informar de nuestra "plantilla etérica" (el marco geométrico subyacente de nuestros cuerpos). Estos diapasones pueden utilizarse indistintamente con cualquiera de los diapasones ponderados, incluso deslizándolos sobre el cuerpo. Puedes obtener más información sobre todos los diapasones en www.biofieldtuning.com.

APRENDIENDO EL LENGUAJE DE LA VIBRACIÓN

Un participante habitual en mis sesiones de grupo me dijo una vez: "Tu diapasón es como una varita mágica, pero mejor, porque habla y tú sabes lo que dice". Pero esto no solo me pasa a mí, ya que todos los sintonizadores desarrollan esta habilidad con el tiempo.

Hay información valiosa en el tono cambiante del diapasón a medida que atraviesa el campo de la persona. El diapasón revela las emociones, historias y bloqueos presentes en el campo. Con la práctica, acabarás siendo capaz de traducir lo que dicen los diapasones; para mí, fue como aprender braille. Cada nueva vibración que identificaba y descodificaba era como añadir una nueva palabra a mi vocabulario.

En realidad, estamos aprendiendo una nueva lengua: al igual que el francés, el suajili o cualquier otro idioma, toda persona puede aprenderlo si es perseverante y está dispuesta a dedicarle tiempo y energía. Al principio de la evolución de este trabajo, existía la percepción de que yo tenía algún tipo de capacidad única para discernir información muy sutil, que podía oír, sentir y percibir cosas que otros no perciben o no pueden percibir. En 2010, cuando estaba a punto de empezar mi primera clase, uno de mis hermanos me dijo: "¿Se puede enseñar lo que haces?". Yo respondí: "No lo sé, pero voy a averiguarlo". Y lo que descubrí es que cualquiera puede aprenderlo y, cuanto más persevere, más experimentará. En resumen, cualquiera puede aprender este nuevo lenguaje con el tiempo.

Una estudiante me habló de su primer cuerpo de práctica tras asistir a la clase de fundamentos: "La sesión fue extraordinaria porque logré identificar los años exactos del trauma en tres ocasiones, una de ellas en el útero. Pensé que eso me llevaría muchas, muchas horas de práctica. La persona se quedó atónita ante la experiencia y reservó dos sesiones más. Es una persona a la que no conocía antes de esta semana, así que no sabía nada de ella". Este tipo de experiencias no son infrecuentes, miles de alumnos han pasado por nuestros cursos de formación y han tenido observaciones y experiencias similares al utilizar los diapasones sobre el campo.

Este trabajo no consiste en ser psíquico, clarividente o clariaudiente, solo empleamos nuestros sentidos del oído, el tacto y la vista para interpretar las formas de onda que encontramos. Cuando enseño a los estudiantes a utilizar los diapasones, suelen sorprenderse y alegrarse cuando encuentran resistencia en el campo de una persona, lo que significa que pueden encontrar la energía atascada y moverla. Hay una verdadera interacción magnética, no importa si crees que no tienes ni idea de lo que está pasando. Si mueves el diapasón despacio a través del campo, se detendrá por sí mismo cuando choque con algo. El diapasón quedará enganchado magnéticamente por un enredo energético. Se sentirá como una "cosa" física, podría aparecer una oleada de calor en tu cuerpo, o podrías contener la respiración de repente o sentir que el diapasón se pone inquieto. Hay información valiosa en todas las respuestas naturales de tu cuerpo.

PREPARACIÓN PARA LA SESIÓN

Centrarse y conectar a tierra

Antes de una sesión, tómate un momento para centrarte y conectar tu energía a tierra. Esto te ayudará a entrar de lleno en el momento presente, dejar de lado cualquier expectativa o idea preconcebida y prestar atención a las respuestas de todos tus sentidos.

Siempre que trabajes con diapasones, asegúrate de estar descalzo o en calcetines. Empieza tomando consciencia del intercambio electromagnético entre ti y la superficie de la Tierra; eres como un pararrayos y lo que quieres es que la energía que se mueve a través de ti sea libre para soltarla en la tierra en lugar de quedarse atrapada en tu cuerpo. Esto es beneficioso tanto para ti como para el cliente.

Puede ser útil desarrollar algún tipo de rutina de conexión a tierra para anclarse antes de empezar las sesiones. Puedes visualizar cómo dejas caer un cordón de anclaje desde tu chakra raíz hasta el centro de la Tierra, o dedicar unos momentos a practicar lo que en la sintonización de biocampo llamamos una "respiración de conexión" (lo ideal es hacer ambas cosas). Practicar esta respiración es muy sencillo: respira hacia el vientre, hacia la zona situada detrás y debajo del ombligo; al respirar unas cuantas veces, empieza a relajar la zona que rodea el coxis y, en la siguiente respiración hacia el vientre, utiliza tu intención y tu atención para exhalar la energía hacia abajo y hacia fuera por el coxis, o hacia abajo por las piernas y hacia fuera por la planta de los pies. Nos centramos llevando la respiración al vientre y nos conectamos a tierra enviando conscientemente esa energía hacia abajo y fuera del sistema.

Es un ejercicio maravilloso para practicar no solo antes de una sesión, sino siempre que encuentres resistencia y carga en tu campo o en el campo de la otra persona. A lo largo de la sesión, la conexión a tierra efectiva es la forma más útil de asegurarte de que no te aferras a la energía de tu experiencia con la otra persona. Asegúrate de respirar profundo y de mantener una conexión consciente con la tierra (el suelo) en todo momento. Esto te permitirá dejar que cualquier vibración desafiante que encuentres pase a través de ti.

A veces puede que tengas que hacer lo que yo llamo "respirar como los expertos". Si te metes en algo intenso, puedes sentirte abrumado y no querrás que se disparen tus propias emociones mientras trabajas con los demás. Por eso hay que practicar lo que llamamos hueso hueco.

Cultivando el estado interno de hueso hueco

El hueso hueco es como llamamos al estado interior que el terapeuta debe mantener mientras trabaja con otra persona. Como suena: se utiliza una intención clara para extraerse a uno mismo y sus "cosas" de la ecuación, neutralizando y asentando tu propio estado emocional. Adoptar este estado aumentará la eficacia de la sesión al eliminar cualquier influencia personal sobre tus percepciones. En mi primera clase, una alumna sensible a la energía comentó que, cuando estaba tumbada en la camilla con los ojos cerrados, podía sentir la energía de cada persona cuando trabajaban sobre ella, pero no podía sentir mi energía en absoluto y solo era consciente del sonido y la sensación del tono producido por el diapasón mientras yo trabajaba. Eso es lo que debes conseguir: un testigo neutral, que tan solo observa. Al principio de tu práctica, esto puede requerir cierto esfuerzo, pero se hace más fácil con el tiempo y, a medida que te sientas más cómodo y familiarizado con este estado interior, serás capaz de percibir la diferencia entre la energía del cliente y tu energía.

Un ejercicio sencillo para alcanzar el estado de hueso hueco consiste en realizar una exploración rápida del cuerpo, empezando por los pies y terminando en la parte superior de la cabeza. Pero para esta exploración corporal, en lugar de sentir las distintas partes del cuerpo como siempre harías, céntrate en los huesos. Empezando por los dedos de los pies, imagínate desde una perspectiva esquelética: cuando tu consciencia visite cada uno de tus huesos, imagina que los estás iluminando, mediante la luz de tu consciencia. Nuestros huesos son piezoeléctricos; es decir, llevan una carga, lo que significa que tienen luz en ellos, así que cuando llevamos nuestra mente a ellos, los iluminamos. Ilumina todos los huesos de tu cuerpo y, cuando llegues hasta la corona del cráneo, siente cómo se abre tu chakra coronario e imagina que una luz blanca se derrama en tu ser, dividiéndose en los colores del arcoíris a medida que se desplaza por cada uno de tus centros energéticos.

Una vez que te hayas preparado para la sesión, establece tu intención de simplemente ayudar en lo que puedas, sin causar ningún daño. La inteligencia homeodinámica del cuerpo sabe lo que hay que hacer y siempre está trabajando con todos los recursos disponibles para apoyar un estado de orden, estructura y funcionalidad. Estás utilizando los diapasones para apoyar este proceso. Mantén la curiosidad y pregunta: "¿Qué está pasando? ¿Qué quiere pasar?".

Siempre que realizo una sintonización, trato de ser curiosa, neutral y abierta, en lugar de tener intenciones específicas más allá de la intención básica de servir. Me limito a escuchar; siento curiosidad por lo que ocurre y por lo que quiere ocurrir. El cuerpo sabe más que yo (como terapeuta), e incluso más que la mente consciente; el cuerpo sabe lo que pasa y lo que necesita. Creo que es mejor mantener las intenciones y la mente consciente fuera del proceso y permanecer curiosos y receptivos a lo que ocurre en el momento y a lo que notamos. A medida que te vuelves más hábil en tu práctica, hay muchas maneras diferentes de empezar a trabajar con la magia de la intención, que exploramos en nuestros cursos avanzados.

Por ahora, céntrate en cultivar un estado de neutralidad. Recuerda que tu capacidad para ayudar a los demás a sanar tiene mucho que ver con tu propio estado mental y corporal: cuanto más claro, coherente y presente estés, mejor podrás servir a los demás.

Leyendo el campo

Hay muchas formas diferentes de recibir información del campo. Lo primero es sintonizarse con lo que se siente en el diapasón; todas las personas a las que he enseñado son capaces de sentir la resistencia, aunque les cueste al principio. Llegas a cierto punto del campo donde de pronto te cuesta mover el diapasón: te habías estado moviendo bien y, de repente, el diapasón no quiere moverse más, y empiezas a sentirte como si atravesaras melaza. También puedes notar que la vibración es diferente en una zona determinada. La vibración que el diapasón envía a tu mano se hace más fuerte e intensa, o se vuelve errática y nerviosa.

También estarás escuchando el sonido que produce el diapasón. A medida que te desplazas por el campo, el tono y el volumen del sonido producido por el diapasón cambian: una zona de energía cargada producirá un tono más alto. A veces, una zona de resistencia generará un sonido distorsionado o fuera de tono, y a veces el sonido se atenuará y se agotará rápidamente. Al principio, lo que hay que tener en cuenta es el cambio de tono.

Con la práctica empezarás a reconocer el sonido agudo de alerta y el zumbido grave de la depresión, pero no esperes oír la diferencia a la primera; la gente suele impacientarse por no ser capaz de oír las distinciones en los sonidos de buenas a primeras, pero lo cierto es que lleva tiempo aprender este lenguaje de vibración, igual que lleva tiempo aprender cualquier idioma. Hasta que, de repente, estás en una sesión y oyes algo en los diapasones que suena igual a la soledad. Al conocer la estructura temporal del campo, podrás decirle a la persona cerca de qué edad te encuentras. Quizá la persona tenía seis años cuando su padre se fue y eso es lo que oías en los diapasones. Ese sentimiento vibracional manifestado en vocabulario es ahora parte de tu lenguaje: la próxima vez que te encuentres con él, no tendrás que descifrarlo porque ya sabes lo que es. Lleva tiempo descifrar el sonido de la melancolía, el agobio, la rabia o la vergüenza. La última emoción que identifiqué fue el miedo, ¡y de hecho el miedo es una de las más obvias! Pero no podía escucharlo porque no era capaz de reconocer el miedo en mí misma, así que no podía reconocerlo en nadie más. Tu propio grado de consciencia e inteligencia emocional va a determinar las sutilezas y matices que puedes percibir, con los que puedes resonar e identificarte.

Lo que oyes o no es solo una parte de la ecuación. He descubierto que la principal vía sensorial de la mayoría de las personas, sobre todo cuando están empezando, no es el oído. Alrededor del 60% de los alumnos de mis clases son más kinestésicos que auditivos, lo que significa que es más probable que sientan con las yemas de los dedos cuando el diapasón se pone "vibrante" (como diría mi hijo Cassidy), a diferencia del 30% que oye principalmente el cambio de tono. Alrededor del 10% de los estudiantes tienen dificultades para oír o sentir al principio, pero siempre parecen detenerse cuando alcanzan la resistencia a pesar del todo. Hemos descubierto que la pérdida de audición no es un obstáculo para aprender esta modalidad porque existen muchas vías alternativas y eficaces de recibir la información.

Dependiendo de si tiendes a ser más kinestésico, auditivo o empático/ intuitivo, recibirás la información de formas diferentes; cada persona lo verá desde su propio ángulo y todo es válido. Las personas muy sensibles suelen recibir información clara a través del buzón interno sobre lo que está ocurriendo desde el primer momento. Verán imágenes o serán capaces de describir bien lo que hay allí basándose en su sentido del conocimiento interno. Para los que son más kinestésicos, la información aparecerá en forma de respuestas corporales. Cuando entras en el campo, entras en un estado de resonancia con la persona con la que trabajas; tu sistema energético se refleja y armoniza con el suyo.

Estaba trabajando con una amiga que tenía problemas de salud reproductiva concentrados en torno al útero y los ovarios. Mientras trabajaba con ella sentí un dolor intenso en el páncreas; a pesar de que sus síntomas estaban en sus áreas reproductivas, mi páncreas estaba sufriendo como loco, así que extendí la mano para tocar el suyo y estaba duro como una roca. Lo que descubrimos en esa sesión fue que su páncreas había desempeñado un papel importante en sus síntomas. Nunca se me habría ocurrido ir allí si no hubiera sido por mi propio dolor. No hay nada milagroso en esto, es simple física (resonancia), similar a cuando pulsas una cuerda de un instrumento y las cuerdas afinadas de la misma manera en instrumentos cercanos vibran también.

Es importante que te des cuenta de lo que pasa en tu cuerpo. ¿Te sientes ansioso de repente? ¿Ha cambiado tu temperatura? ¿Sientes tensión en el pecho o en el estómago? ¿Estás conteniendo la respiración? Los nuevos practicantes a menudo experimentan este tipo de reacciones físicas y piensan que son solo ellos, ¡pero no eres solo tú! Es tu cuerpo resonando con una parte del campo que contiene información sobre la ansiedad.

Distinción entre tono abierto vs. cerrado

En la sintonización de biocampo existe un fenómeno que llamamos "tono abierto vs. cerrado". Mientras se peina, siempre se quiere trabajar con un tono abierto. Un tono abierto suena como una nota cantada con la boca abierta: claro, resonante y con cuerpo. Por su parte, un tono cerrado suena como una nota cantada con la boca cerrada: atenuado, apagado y debilitado. A menudo, cuando alguien toma un diapasón por primera vez, su cuerpo absorbe o parece "chupar" el sonido, lo que resulta en un tono cerrado dondequiera que lo sostenga. Sin embargo, al cabo de poco tiempo, esto ya no ocurre porque ref lejamos el sonido en lugar de absorberlo. Además, estás nervioso o tienes dudas sobre tu capacidad para utilizar los diapasones, la energía de la otra persona puede crear un tono estático y cerrado.

Si empiezas con un tono abierto y luego se cierra, significa que te has pasado del borde de lo que estás moviendo. Si esto ocurre, vuelve al borde del campo, encuentra el tono abierto y muévete de nuevo hasta que encuentres resistencia.

Y lo más importante: deja que el diapasón responda a lo que está presente y confía en tus sentidos. La duda y el miedo crean una estática que dificulta este proceso más de lo necesario. Intenta mantener tu cabeza al margen. ¡Mantente abierto y curioso! ¡Confía en ti mismo!

Ten en cuenta que el proceso de sintonización de biocampo que enseñamos en clase es más complejo de lo que se puede abarcar en este capítulo. Lo que comparto aquí es la premisa de lo que yo llamo un ajuste: peinar el campo, recoger la energía atascada y devolverla a la línea media del cuerpo, integrándola y enfocándola. Esta idea básica también se puede incorporar con diferentes herramientas: manos, cuencos tibetanos o lo que se te ocurra. Recuerda también que solo los terapeutas certificados pueden llamar a lo que hacen sintonización de biocampo, pero puedes utilizar el término *equilibrio de sonido*.

TRABAJANDO EN EL CAMPO

Peinar

Antes de empezar a trabajar con alguien, es importante hacerle saber que su trabajo consiste en prestar atención a cómo se siente mientras tú trabajas, además de respirar. Enséñale la misma respiración de conexión ya descrita. A veces, las personas son muy sensibles y pueden sentir lo que ocurre de inmediato, otras veces puede que no sientan nada en absoluto; de cualquier manera, está bien. Pídele a la persona que se quite los zapatos y visualice que está conectada a la tierra a través de su respiración. El receptor puede estar sentado en una silla o tumbado en una cama, sofá o camilla.

Al acercarte al campo, sujeta el diapasón no ponderado relajadamente, asegurándote de no agarrar los dientes; cuanto más relajado estés, más oirás, sentirás y percibirás; no obstante, puedes apoyar con suavidad el pulgar en la base de los dientes. Comienza sujetando el diapasón de forma perpendicular al suelo y en línea con el cuerpo, empezando a un metro o metro y medio del cuerpo. Asegúrate de que tu cuerpo está abierto hacia el cliente, con la palma de la mano mirando hacia su cuerpo, en lugar del dorso de la mano (véase la figura 8.1 en la página 188).

Hay muchas maneras de determinar dónde trabajar exactamente. Se puede empezar por donde haya dolor y trabajar esa parte del campo;

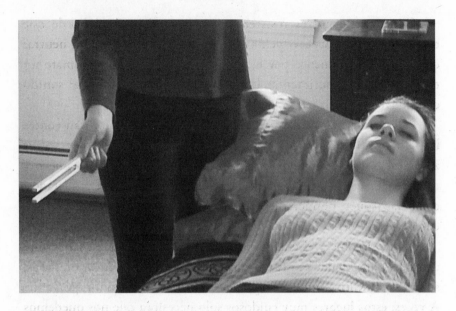

Figura 8.1. Fotografía que ilustra posición del diapasón para peinar

siempre se puede trabajar en los pies porque en la sintonización de biocampo, al igual que en la reflexología, podemos encontrar información sobre todo el cuerpo a través de los pies. O puedes utilizar un péndulo sobre el cuerpo, pidiéndole que te informe de cuál es el mejor ángulo de enfoque.

En los primeros días de mi práctica solía recorrer todo el cuerpo, trabajando con cada lado de cada centro energético. Pero con el tiempo mi ritmo se ha ralentizado y el trabajo ha acabado siendo más profundo en lugar de más amplio, hasta el punto de que a veces puedo pasarme una hora entera o más trabajando despacio y a profundidad en un solo centro energético. Está bien hacerlo de cualquier manera.

Una vez que hayas determinado hacia qué región del cuerpo vas a peinar, empieza a un metro y medio más o menos de distancia y luego empieza a moverte lentamente hacia el cuerpo con el diapasón activado. Si avanzas bien despacio, encontrarás resistencia en algún punto, casi siempre entre metro y metro y medio de distancia del cuerpo: ese es el límite exterior del campo que a algunas personas les cuesta encontrar al principio. No lo pienses, solo mueve el diapasón lentamente hacia el cuerpo y siente lo que percibes en las yemas de los dedos.

Cuando encuentres resistencia, detente. Este es el borde que trabajarás para mover, o peinar, de vuelta a la línea media neutral que corre verticalmente por la línea central del cuerpo. Tómate un momento para experimentar lo que ves y sientes mientras el sonido disminuye un poco.

Para que el diapasón deje de vibrar, colócalo con suavidad contra la palma de la mano, desactivando ambos dientes, antes de volver a golpearlo. Cada vez que lo golpees, querrás tener un tono nuevo y distinto. Ten en cuenta que esa es la regla para diapasones no ponderados; con diapasones ponderados puedes golpearlos repetidamente sin detenerlos primero.

Vuelve a golpear el diapasón y regresa al lugar donde encontraste el borde. Si hay mucha resistencia, ruido y actividad en los sobretonos, suele ser indicativo de una carga elevada o una alteración importante. A veces, estos lugares muy ruidosos solo necesitan que nos quedemos con ellos un tiempo antes de intentar moverlos: son lo que yo llamo "puntos de parada". Mantén el diapasón firme en las zonas densas o ruidosas, espera a que se calmen y continúa hacia el cuerpo. Siempre que enseño esto, los estudiantes se sorprenden al descubrir el terreno cambiante y la diversidad de expresiones que produce el diapasón.

El proceso de peinado utiliza un método muy sencillo que yo llamo pulsar, arrastrar y soltar. Este método es lo que hace que la sintonización de biocampo sea tan fácil de aprender. Basta con encontrar el borde (pulsar), acercar el diapasón al cuerpo (arrastrar) y detener el diapasón antes de que se agote el sonido (soltar). Vuelve a activar el diapasón y "pulsa" donde "soltaste" la última vez. Sé muy deliberado en tus movimientos, como si estuvieras moviendo una entidad física. Asegúrate de permanecer en el borde exterior (el lado más alejado del cuerpo) del punto en el que estés trabajando. Aunque sea sutil, ¡estás moviendo cosas! Si pierdes el borde y empiezas a sentirte inseguro sobre lo que está pasando, detén el diapasón, vuelve a golpearlo y, luego, retrocede y acércate al cuerpo hasta que encuentres de nuevo el borde.

Ayuda pensar en el diapasón como un imán y en la energía que encuentras como un montón de limaduras de metal que el imán puede atrapar y arrastrar. Si vas demasiado deprisa, dejarás algunos atrás, y si vas demasiado despacio, perderás tiempo. Una de las artes de esta técnica que aprenderás con el tiempo es lo rápido o lento que puedes moverte con cada encuentro energético y cómo trabajar con él con óptima eficiencia.

Una de las cosas que no hay que hacer es lo que yo llamo difuminar: consiste en mover el diapasón hacia atrás, lejos del cuerpo, y luego hacia delante, hacia el cuerpo, una vez que has encontrado el borde de energía y estás trabajando con él. Cuando el diapasón está en el borde de la bolsa de energía con la que estás trabajando, es como si estuvieras conectado al cuerpo; en este punto debes mantener una presión constante hacia dentro. Tirar de él hacia delante y hacia atrás puede resultar muy incómodo para las personas sensibles a la energía, ya que lo experimentarán como una sensación de tirón.

Realizar el ajuste y encolumnar

Repite el proceso de pulsar, arrastrar y soltar hasta que estés a unos veinticinco centímetros del cuerpo. Aquí encontrarás lo que llamamos la zona de los 25 cm, un área que contiene acontecimientos más recientes y que parece tener mayor densidad. Puede que te resulte más difícil atravesar esta zona. Como dijo uno de mis alumnos, atravesar la zona de los 25 cm puede exigirte "bajar a segunda velocidad"; sabrás a qué me refiero cuando te encuentres con ella. En esta zona puede ser necesario aumentar la cantidad de golpes del diapasón que estás utilizando y aplicar una firme intención de atravesar la densidad.

Otra característica que puedes encontrar en esta zona es lo que yo llamo los ríos ancestrales: se trata de dos corrientes de energía que discurren a ambos lados del cuerpo y parecen ser un vínculo directo con los flujos de información del ADN del padre en el lado derecho del cuerpo y de la madre en el lado izquierdo. Trabajar con ellos me ha mostrado que el ADN, en lugar de ser una química fija, es más como una canción que fluye. Se muestra como una corriente bidireccional, donde aguas arriba (por encima de la cabeza) contiene el registro de las experiencias de nuestros antepasados, y aguas abajo (por debajo de los pies) contiene información relativa a nuestros descendientes. Cualquier trabajo que hagamos sobre una persona resonará con esta cadena ininterrumpida de información en ambas direcciones. Por ello, muchos clientes afirman haber presenciado cambios en las relaciones con sus padres e hijos a medida que atravesaban el proceso de reajustar su propio ADN en una canción más coherente.

Cuando hayas atravesado esta zona, continúa peinando hasta que estés a diez centímetros del cuerpo. La zona de 10 cm es un área con la que no trabajamos en la sintonización de biocampo, sencillamente porque no podemos hacerlo. El campo magnético del cuerpo es tan denso aquí que parece atrapar cualquier energía que se mueva a través de él y es fácil quedarse atascado aquí si te acercas demasiado al cuerpo. Así que, en lugar de eso, sube y pasa por encima de la zona de 10 cm para dejar caer la energía que has peinado en el centro del chakra correspondiente, o en la línea media del cuerpo, manteniendo el diapasón a diez centímetros más o menos por encima de la superficie del cuerpo mientras te mueves sobre él. Piensa en el chakra como un vórtice giratorio que atraerá esta energía y la redistribuirá por todo el cuerpo donde sea necesaria. Es importante entender que la energía que estamos devolviendo al cuerpo no es "mala" o "negativa", es energía que había quedado atrapada en un patrón incoherente en el campo y es inherentemente neutra. Es a través de este proceso de acceder a la energía congelada y devolverla a la circulación que elevamos nuestra energía general y nos volvemos más fuertes y libres.

Sigue prestando atención al proceso de pulsar, arrastrar y soltar, incluso a medida que avanzas por el propio cuerpo. La energía no se estanca y desequilibra solo en el campo, sino también dentro del cuerpo. Si alguien tiene mucho dolor, por ejemplo, en un hombro, lo mejor es pulsar en los puntos fuertes y moverlos hacia el centro.

Una vez que te acercas a la línea media, es fácil dejar atrás la energía, recogiendo parte de ella, pero no toda. Es muy fácil dejarla alrededor del borde del chakra y, como es invisible, no es tan fácil saber lo que estás haciendo allí. Una de las metáforas que utilizo cuando enseño es la siguiente: si alguna vez has enseñado a un niño a barrer el suelo, sabes que tenderá a dejar algo de suciedad donde tú no lo harías, y sabes que van a dejar la línea de suciedad que se produce entre la escoba y la pala. Soltar energía en un chakra es como usar una escoba y una pala. Hacen falta más pasadas de las que se cree en un principio para limpiarlo por completo.

Lo que yo llamo el *ajuste* es cuando traemos la energía que antes estaba atascada en el campo y la depositamos de nuevo en el cuerpo, donde puede circular. El siguiente paso es mezclar la pintura, o integrar la energía, lo que implica mantener el diapasón encima del chakra durante varios golpes después de haber hecho el ajuste. Aquí estamos mezclando las frecuencias para crear un tono consistente. Tenemos la frecuencia que está en el cuerpo y luego introducimos esta nueva colección de frecuencias a la ecuación y dejamos que se mezclen, como si mezcláramos dos colores de pintura para hacer un tercer color.

Una vez que hayas dado unos cuantos golpes con el diapasón directamente sobre el chakra (recuerda mantenerte por encima de la zona de los 10 cm), puedes empezar el movimiento final para encolumnar. Empieza sujetando el diapasón cerca del cuerpo y, desde ahí, sube despacio hacia el techo. Si vas poco a poco, puede que te encuentres con algunos lugares en los que el diapasón se detiene; quédate en esos lugares un momento y luego continúa con el barrido hacia arriba. Puedes desplazarlo hasta donde alcance tu mano. Al igual que antes, evita el emplumado, no muevas el diapasón de arriba hacia abajo sobre el chakra. Comienza cada movimiento en la parte inferior, unos centímetros por encima del cuerpo, y muévete solo hacia arriba. Repítelo hasta que el diapasón suene fuerte, claro y brillante y sientas que el cuerpo te libera energéticamente.

Cuando encolumnamos, lo que hacemos es crear un canal de información y energía entre el cuerpo físico y el borde frontal del campo, que se desplaza hacia el campo unificado. Esto libera nuestra consciencia de lo que Eckhart Tolle llama *el cuerpo del dolor*: nuestra historia, nuestras respuestas instintivas habituales a las cosas, y nos conecta con el momento presente.

Si trabajas un lado del cuerpo, siempre es bueno hacerlo también un poco en el otro lado. Puedes usar un diapasón ponderado (papel de lija de grano grueso) y moverte despacio por el campo con un movimiento suave y de rebote para hacer lo que llamamos una capa fina. Se trata de un ajuste más rápido que sigue los mismos pasos. Es importante hacerlo en ambos lados cuando se trabaja en la cabeza. Otra cosa muy importante es que cuando encolumnas la corona, debes

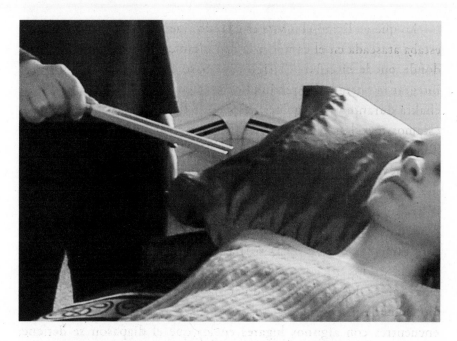

Figura 8.2. Foto de la posición del diapasón para encolumnar

alejar el diapasón de la parte superior de la cabeza, hacia la pared si la persona está acostada y hacia el techo si está sentada.

¡Y eso es todo! También puedes dar la vuelta a la persona y encolumnar la parte trasera de los chakras de la misma forma que la parte delantera, aunque no tienes que peinar los lados si ya lo has hecho en la parte delantera. Luego puedes jugar con cómo quieres terminar. En la sintonización de biocampo tenemos un protocolo de cierre, pero se trata de un procedimiento más detallado del que podemos tratar aquí. Si no, puedes usar diapasones ponderados en el cuerpo; también he visto que la gente que practica reiki puede terminar con eso. He descubierto que es importante terminar con el enfoque en los pies, incluso si es solo sosteniéndolos por un momento. Si terminas en la cabeza, la persona puede sentirse desconectada.

También se pueden hacer tratamientos puntuales rápidos en lugar de trabajar en todo el cuerpo, lo que resulta útil si se trata de un dolor localizado. Pueden hacerse con la persona acostada en una cama o sentada en una silla. Si la persona tiene mucho dolor, el borde del campo de dolor puede estar muy lejos del cuerpo, a veces a dos metros o más. Es importante encontrar el borde y trabajar a partir de ahí. Llevo mis diapasones conmigo todo el tiempo y en muchas ocasiones he ayudado a personas a salir de un dolor agudo en menos de veinte minutos.

Qué hacer si te quedas atascado

¿Qué ocurre si te encuentras con una bolsa turbulenta que no cede? Algunas zonas están muy enredadas y, por eso, no se mueven con facilidad cuando te encuentras con ellas. Si te quedas atascado en algún sitio (te pasará), hay varias cosas que puedes hacer para que la energía se mueva.

Trabajar directamente sobre el cuerpo físico

Cuando te resulte difícil mover la energía del campo, puede ser necesario acudir al cuerpo: prueba a utilizar un diapasón ponderado en la parte del cuerpo en cuestión. La tensión en el campo se corresponde con la tensión física en el cuerpo y las vibraciones producidas por los diapasones ponderados pueden interrumpir los patrones de tensión en el cuerpo. Utilizar dos diapasones de frecuencias diferentes uno al lado del otro también puede ser una forma eficaz de interrumpir los patrones de tensión en el cuerpo.

Usar cristales en el campo

Mejor aún, puedes enviar el sonido al cuerpo a través de un cristal. Los cristales de semilla lemuriana, de los que se habla en el capítulo 3, parecen ser las mejores herramientas para este trabajo, pero un cristal de cuarzo también servirá muy bien. Los cristales amplifican y pulsan las corrientes de energía si envías una corriente a un extremo del cristal, en este caso, aplicando el mango del diapasón (ponderado) al extremo plano. El sonido resultante saldrá por el extremo puntiagudo en un pulso rítmico, predecible y amplificado. A medida que estos pulsos de sonido recorren el cuerpo, disuelven las zonas congestionadas, permitiendo que la electricidad, la sangre y la linfa f luyan con más libertad.

Cuando estés aprendiendo a aplicar sonido a través de un cristal, pregúntale a la persona con la que estás trabajando si la presión que estás utilizando es demasiada o insuficiente. Es necesario que sea firme pero no en exceso porque estás aplicando el extremo puntiagudo del cristal al cuerpo. También puedes utilizar "sujetadores de gemas" en los diapasones, que son pequeños accesorios que se enroscan en la base del mango de los diapasones ponderados. Sin embargo, yo prefiero trabajar con cristales naturales que tengan puntas.

Aunque puede ser útil tener algún conocimiento de los puntos de acupuntura, confía en tu sentido magnético de dónde ves y sientes que los diapasones serían útiles para aplicar pulsos de sonido en el cuerpo. Suelen bastar tres o cuatro aplicaciones, en unos cuantos puntos diferentes del cuerpo en la región del chakra. Casi por arte de magia, cuando vuelvas al campo después de trabajar con el cuerpo, verás que el tono se ha abierto y la energía se mueve con más facilidad.

Asegúrate de mantener limpio el cristal lavándolo con agua fría entre sesión y sesión. Cuando puedas, déjalo reposar al sol o a la luz de la luna durante un día para ayudar a limpiar la energía.

Utilizar la cronología biológica del cliente

Otra forma de desbloquear un punto es identificarlo. Por ejemplo, si te encuentras en el lado izquierdo del tercer chakra de una mujer de cuarenta y cinco años y consigues resistencia alrededor de un tercio del camino hacia el cuerpo desde el borde del campo, puedes consultar la figura 3.2 en la página 60. Como descubrirás, esta zona en concreto está ligada a la relación con la madre y esa distancia del cuerpo sugiere un periodo de tiempo en torno a los quince años. Entonces podrías decirle a la persona: "Según el mapa, esta zona de resistencia puede tener algo que ver con la relación con tu madre cuando tenías alrededor de quince años, ¿te hace pensar en algo?". Algunas personas son muy comunicativas y no tienen inconveniente en hablar de que no se llevaban nada bien con su madre en aquella época, mientras que otras son más reservadas y no desean hablar de los detalles. Sin embargo, no es necesario que alguien hable de recuerdos o historias para que el trabajo resulte útil.

Nombrar y presenciar

Un método que utilizamos consiste en preguntar a la persona: "¿Qué notas?", cada vez que entras en una zona que se siente turbulenta o alterada de alguna manera. El cliente puede sentir molestias en alguna parte del cuerpo, que surja un recuerdo o alguna respuesta emocional, pero también es posible que no note nada y eso está bien. La mayoría de las personas dicen sentirse más relajadas en algún punto, tampoco pasa nada si no notan esto. No te presiones por "sanar" a alguien, solo ten curiosidad sobre lo que estás experimentando y notando. Al fin y al cabo, este trabajo consiste en facilitar los mecanismos de autosanación del propio cuerpo.

Cuando realizo una sesión de sintonización de biocampo, sobre todo en grupo, siempre nombro lo que encuentro. Descubrí que cuando nombro las cosas, en especial las que no parecen ceder incluso después de repetidos intentos, nos permite observarlas y presenciarlas con más claridad. Podemos examinar cómo nos ha estado afectando. Parte de lo que estamos haciendo aquí es precisamente eso: sacar a la luz estas emociones y estructuras energéticas. La teoría detrás de por qué esto funciona involucra el poder de presenciar; estás reconociendo y validando la experiencia pasada de la persona y las emociones asociadas a ella. A menudo, presenciar es todo lo que se necesita para la sanación. Insisto en que esta parte del trabajo no es para todo el mundo y a la mayoría de las personas les lleva un tiempo llegar al punto en el que puedan leer el lenguaje de las vibraciones con confianza.

Recuerda que no es tu trabajo dar detalles de lo que está apareciendo energéticamente, tu trabajo consiste en localizar la estática, la resistencia y la turbulencia en el campo y quedarte con ellas hasta que desaparezcan. Yo tiendo a considerar este papel más como el de un técnico que como el de una terapeuta. Recuerda también que no estás intentando resolver el problema, el simple hecho de sacar a la luz el patrón y examinarlo suele bastar para que cambie. Con tan solo observar el patrón a través de la triangulación de (a) el diapasón, (b) sanación mediante sonido y (c) el cliente, la carga se libera de su posición congelada en el campo y se devuelve a la línea media del cuerpo, donde puede volver a circular.

Mover la energía con la respiración

Ten en cuenta que la mejor herramienta que tienes para mover la energía, aparte de los diapasones, es tu propia respiración.

Como practicantes, solemos controlar nuestra respiración y la utilizamos para descargar energía. Una parte fundamental de tu papel como practicante es darte cuenta de cuándo no respiras. Cuando eso ocurra, es una señal para respirar más profundamente y recordar a tu cliente que siga respirando también.

Lo que te darás cuenta es que en el momento en que te encuentres con una zona de fuerte distorsión, es posible que lo primero que hagas sea contener la respiración. Es una respuesta de resonancia empática con lo que estás encontrando en el campo, estás reflejando la energía que se mantiene en ese momento turbulento de la historia de la persona. Lo primero que hacemos cuando estamos en una situación difícil es contener la respiración: cuando tienes siete años y tu padre alcohólico entra furioso a casa, contienes la respiración; es una forma de contener tus emociones e intentar desaparecer. Así que cuando empiezas a trabajar en el registro del padre alcohólico de alguien, puede que contengas la respiración. Va a desencadenar la misma respuesta, tanto en el cliente como en el terapeuta.

Cuando te metes en un enredo como este, necesitas respirar, centrarte y conectarte a tierra. Utiliza la respiración para descargar la energía. Inhala hacia el vientre y exhala profundo por la boca, que se escuche, mientras liberas la energía a través del coxis o los pies. Esto puede resultar un poco extraño al principio: tardé un tiempo en sentirme cómoda respirando de forma audible frente a mis clientes, pero tienes que hacerlo, no hay más remedio. Cuando los estudiantes tienen dificultades en clase y sienten que la energía de otra persona es demasiado, les digo: "¡Respira como los expertos!".

Aprender a respirar, centrarse y conectarse a tierra es en realidad el ejercicio más sencillo que puedo ofrecerte para ayudar a convertirte en un mejor terapeuta y a gestionar mejor tu estrés en general. Antes de cada sesión tómate unos minutos para hacer la respiración de conexión. Esfuérzate por mantener esa respiración profunda tanto como sea posible a lo largo de la sesión y utilízala para liberar cualquier energía persistente no descargada después de que hayas terminado.

DESINTOXICACIÓN SÓNICA
Y CUIDADOS POSTERIORES

Aunque la mayoría de los tratamientos con diapasones son relajantes y agradables de recibir (la mayoría de las personas dicen sentirse más ligeras, relajadas, despejadas y tranquilas), a veces el trabajo puede crear una respuesta de desintoxicación en la que la persona empeora antes de mejorar. El dolor puede volverse más intenso, los síntomas pueden agudizarse, las emociones pueden aflorar, pueden producirse varios días de agotamiento y se puede tener la sensación de que la experiencia lo ha empeorado todo. Sin embargo, muchos años de observación nos han demostrado sin lugar a duda que ¡estas cosas están mejor fuera que dentro!

Algunos clientes han manifestado:

- Cansancio y agotamiento extremos; necesidad de descansar durante un día o más. Esto suele ocurrir con personas que se han sentido "completamente agotadas".
- Emociones intensificadas, o ser muy consciente de emociones antes enmascaradas o enterradas (tristeza abrumadora, llorar mucho, estar muy enfadado o irritable).
- Dolores de cabeza y/o mareos.
- Secreción de mucosidad.
- Sed excesiva (es muy importante hidratarse bien antes y después de la sintonización).
- En raras ocasiones, erupciones cutáneas, fiebre, vómitos, heces blandas.

Por lo general, estos síntomas son un indicio de desintoxicación y desaparecen en pocos días. En estos casos, les digo a los clientes que, si hacen todo lo posible por no resistirse a la experiencia, se sentirán mejor en uno o tres días. En raras ocasiones, la desintoxicación puede durar una semana o más, pero es muy poco frecuente.

Si un problema persiste, es conveniente que el cliente reciba una sesión de seguimiento cuanto antes. A veces las personas se atascan en el proceso de desbloqueo y necesitan un impulso adicional para completar los ajustes. Hemos observado que realizar sesiones en series de tres con una semana de intervalo, en general es un enfoque eficaz para este trabajo. Sin embargo, no hay límite en el número de sesiones que se pueden recibir, ya que cada una se apoya en la anterior. Al final, la sanación no tiene fin: yo ya he recibido más de quinientas sesiones y siempre hay otra capa que atravesar, siempre hay más potencial al que acceder.

Después de cualquier sesión, para apoyar el proceso de limpieza e integración, siempre recomiendo abundante agua, por dentro y por fuera. Diles a tus clientes que beban mucha agua y té de hierbas, y lo mejor que puedes hacer después de una sesión es sumergirte en un baño de sales de Epsom durante al menos veinte minutos (o incluso mejor, ir al mar si es posible). Esto ayuda al cuerpo a desintoxicarse o a liberar cualquier componente físico de los bloqueos liberados del campo energético. También es beneficioso estar bien hidratado antes de una sesión debido a las propiedades del agua para conducir el sonido.

Como terapeuta, descubrirás que el agua también puede ser beneficiosa para limpiar tu propia energía después de una sesión. Lávate las manos despacio y con consciencia mientras dices con intención: "Que todo lo que he recogido aquí se libere hacia la tierra". Si tengo un día difícil en particular y he tenido que lidiar con muchos traumas, me doy una ducha al llegar a casa y me imagino que todo lo que pueda estar pegado a mí se va por el desagüe. Para limpiar el espacio y los diapasones, muchas personas queman salvia o palo santo. Hay muchas herramientas y rituales diferentes para limpiar la energía, te recomiendo que experimentes un poco para encontrar lo que mejor te funciona.

CULTIVAR LA AUTOCONFIANZA

La clave definitiva para crecer en este trabajo es la autoconfianza. A muchos de nosotros nos han enseñado a no confiar en nosotros mismos, y muy a menudo, cuando las personas aprenden a sintonizar el biocampo, se dan cuenta de que no confían en sus propios sentimientos. Esto es lo que puede suceder cuando tantas cosas en nuestra educación nos condicionan a remitirnos a la autoridad externa en lugar de escuchar y honrar nuestros sentimientos viscerales e inclinaciones naturales. He visto a docenas de personas en clase intentando encontrar el borde del campo: entran, se detienen un momento y luego se invalidan y se cuestionan. No confían en sí mismos y, como resultado, no reconocen esa pequeña huella que han dejado al dar en el clavo.

Volver a nuestro propio conocimiento puede ser un obstáculo en este trabajo. El proceso de trabajar con los diapasones puede ayudar a reconstruir esa confianza. Los diapasones pueden actuar como ruedas de entrenamiento para que desarrollemos nuestras capacidades sensoriales y perceptivas. Nos ayudan a perfeccionar nuestra capacidad de leer la energía que nos rodea, que es lo que hacemos todo el tiempo. Recuerda que lo que ocurre entre el terapeuta y el cliente es una interacción electromagnética real. Los diapasones simplemente magnifican y amplifican las frecuencias ambientales que ya estamos sintiendo. Entrar en sintonía con lo que ocurre es solo cuestión de escuchar y confiar en los sentidos.

No tomarnos tan en serio a nosotros mismos puede ayudarnos. Sobre todo, al principio, la curiosidad es lo más importante: ten curiosidad por lo que notas y por lo que nota tu cliente. ¡Este trabajo es muy curioso! Cada sesión es una aventura, nunca sabes lo que te vas a encontrar. Incluso después de hacer esto durante veinticinco años, nunca sé lo que va a pasar en una sesión. Hay que estar dispuesto a jugar y experimentar: en lugar de preocuparte por hacerlo bien e intentar predecir o dirigir lo que ocurre, sé más como un niño, escarba, explora y siente curiosidad por lo que ocurre. Cada sesión es un viaje con un destino desconocido. No tenemos ni idea de lo que va a pasar y nuestra intención es estar presentes en cada momento con lo que surja.

Si quieres ver una demostración de este proceso, nuestro kit de herramientas de sintonización de biocampo contiene más de dos horas de videos instructivos que te pueden llevar a profundizar en el proceso. Y si tu buzón interno te dice que esto es algo que te gustaría ofrecer como profesional certificado, echa un vistazo a www.biofieldtuning.com para cursos de formación en línea y presenciales.

En definitiva, tu capacidad para ayudar a otros a sanar tiene mucho que ver con tu propio estado mental y corporal. Cuanto más sano, coherente, presente e íntegro estés, más podrás servir a los demás. Afortunadamente para mí, hacer este trabajo me ha enseñado mucho sobre los patrones de nuestra mente subconsciente, sobre los comportamientos que son funcionales y los que son disfuncionales, y eso me ha ayudado a ser una persona mucho más sana.

En el siguiente capítulo comparto algunos de los conocimientos más valiosos que he adquirido, con la esperanza de que te ayuden a ti también a estar más sano.

9

SABIDURÍA DE LA ANATOMÍA DEL BIOCAMPO

Aprender a cuidarse, a decir no, cultivar la neutralidad y utilizar el amor como la herramienta de sanación definitiva

Tienes un cuerpo estupendo. Es una intrincada pieza de tecnología y un sofisticado superordenador. Puede funcionar a base de maní e incluso puede regenerarse a sí mismo. La relación con tu cuerpo es una de las más importantes de tu vida y, como las reparaciones son caras y las piezas de repuesto difíciles de conseguir, merece la pena que esa relación sea buena.

STEVE GOODIER

"Darle vuelta al giro" es el nombre que le doy a un ejercicio muy sencillo para ayudar a las personas sensibles a lidiar con las "malas vibras" de los demás o de su entorno. He experimentado con diferentes técnicas a lo largo de los años para tratar este tema y esta parece ser la más fácil y la más eficaz. *Darle vuelta al giro* es una metáfora basada en la noción de que lo que llamamos *energía negativa* gira en espiral hacia nosotros en una dirección que hace que nos sintamos desgastados, agotados o debilitados cuando estamos expuestos a ella. También podemos sentirnos tristes, enfadados o frustrados, o sentirnos de algún modo responsables de esta energía negativa o de otros estados de ánimo no beneficiosos.

Cuando te encuentres en el camino de esta energía, ya sea por elección (como al estar al lado de un amigo en crisis) o por algo circunstancial, en lugar de resistirte a ella o tratar de erigir una barrera contra ella (algo muy difícil de hacer, según mi experiencia), simplemente la "atrapas" con la energía de tu plexo solar, permitiéndote sentirla por un momento, empatizar con ella y, con una intención clara, la sacudes con suavidad para hacerla girar hacia el otro lado, enviándola de vuelta a la otra persona con un giro positivo y el sentimiento de compasión. Así de sencillo.

Cuando estamos bien centrados y conectados a tierra, podemos irradiar compasión continuamente, lo cual es un estado agradable que vale la pena mantener. Esta es la esencia del "trabajo de la luz" o alquimia espiritual: convertir el plomo energético en oro, o las energías pesadas y negativas en energías ligeras y positivas. Cuanto más lo practiques, más fácil y automático te resultará. Las personas con las que he compartido este ejercicio dicen estar asombradas de lo sencillo y eficaz que es.

DECIR QUE NO

Una de las cosas que he observado en este trabajo es la tendencia de tantas personas a decir sí cuando lo que en realidad quieren o incluso necesitan decir es no. Me di cuenta de lo a menudo que yo hacía esto en mi propia vida: fui criada por una ama de casa que nos cuidaba a todos con esmero, que nos daba de comer tres veces al día, lavaba la ropa y limpiaba la casa sin pedir nunca ayuda y, aunque teníamos algunas tareas, ella se ocupaba de casi todo. Nunca se tomaba días libres, pero de vez en cuando, tal vez una vez cada dos o tres meses, tenía que tumbarse en el sofá durante un día entero con migraña, que parecía ser la única forma en que podía justificar tomarse un tiempo de descanso.

Tendemos a criar a nuestros hijos como nos criaron a nosotros y yo adopté hábitos muy parecidos a los de mi madre (menos las migrañas). Esto funcionó bien durante un tiempo, pero cuando empecé la universidad y comencé a cursar dieciocho créditos, además de ver a clientes, fue demasiado. Nunca olvidaré la primera vez que me di cuenta de que estaba demasiado agotada para preparar la cena y que lo que necesitaba era irme a la cama. Mi marido es carpintero y pasaba muchas horas haciendo trabajos físicos, por lo que se había acostumbrado a llegar a casa agotado y agradecía tener una comida en la mesa, y mis hijos tenían entonces ocho y once años y también estaban acostumbrados a que mamá se ocupara de todo. Aquella noche les dije que no iba a preparar la cena, que podían arreglárselas solos y me fui a la cama, tapándome la cabeza con las sábanas, atormentada por la culpa de haber dicho que no.

Desde entonces he mejorado muchísimo mi capacidad de decir que no y de cuidar de mí misma cuando lo necesito. He enseñado a mi marido y a mis hijos a preparar diferentes comidas (o a pedir comida a domicilio) y ya no me siento culpable cuando tengo que anteponer mis necesidades. Cassidy incluso me dijo el otro día: "Mamá, si no te apetece hacer la cena, no la hagas. Ya lo solucionaremos".

Por supuesto, como madre, hay momentos en los que simplemente no puedes anteponer tus propias necesidades, sobre todo cuando tus hijos son muy pequeños, lo que nos lleva al siguiente tema.

PEDIR AYUDA

Como persona nacida y criada en Nueva Inglaterra y como residente de Vermont desde hace once años, estoy muy acostumbrada a la tradición del individuo autosuficiente. Los habitantes de Nueva Inglaterra, y parece que los de Vermont aún más, dan mucha importancia a la autosuficiencia y a no querer ni necesitar ayuda de los demás. Lo irónico es que estas personas son las primeras en mostrarse dispuestas a ayudar a los demás e incluso disfrutan haciéndolo.

Tuve un cliente que era dador por naturaleza y me expresó su sentimiento de que "en una relación, quien da más, gana". Le señalé que en realidad se trataba de una actitud egoísta, porque le convertía a él en el ganador y no daba a la otra persona la oportunidad de sentir los buenos sentimientos asociados a dar. Se sorprendió al oírlo, ya que no había considerado antes esta perspectiva.

Recibir con gracia dignifica el acto de dar. Estar dispuesto a recibir ayuda y apoyo permite a los demás disfrutar dando ayuda y apoyo.

El hecho es que a veces necesitamos ayuda, cuando nos enfrentamos a una tarea que es demasiado grande, demasiado abrumadora, demasiado para hacerla nosotros solos. Es importante aprender a reconocer estos momentos, antes de que te lastimes la espalda moviendo el sofá tú solo, o le grites a tus hijos porque en verdad necesitabas un descanso, o te retrases en una fecha de entrega porque no reconociste o no te diste cuenta de que otra persona podría haberte ayudado.

Hay un tipo de personalidad que yo llamo "el buen soldado" que sigue adelante con valentía, sin decir nunca que no a nadie, sin pedir nunca ayuda, sobrepasando con regularidad los límites de su cuerpo y de su mente. Aunque eso puede ser admirable, al final el cuerpo se rebela: esa persona se encuentra agotada, irritable, propensa a las infecciones, incapaz de dormir bien o automedicándose con comida, alcohol, drogas o yendo de compras. Para estar verdaderamente sano y mantener un estado equilibrado, es importante aprender a reconocer cuándo es apropiado decir no y cuándo pedir ayuda.

EL SÍNDROME DEL 80 POR CIENTO

El síndrome del 80 por ciento describe la propensión a iniciar un proyecto o tarea y terminar cerca del 80 por ciento de este, pero no llevarlo a cabo hasta el final. La vida de estas personas está plagada de proyectos sin terminar (y a menudo de parejas frustradas). En mi caso, se manifiesta en cosas como lavar la ropa y doblarla, pero no guardarla, sino dejarla encima de la secadora, en la cesta o encima de la cómoda. En el caso de los hombres, puede manifestarse en trabajos de acabado incompletos: últimos retoques de pintura sin hacer, o proyectos de autos o motos que se quedan sin terminar, ocupando espacio en el garaje. Para los artistas, puede traducirse en pinturas y esculturas incompletas; para los escritores, en artículos y libros abandonados. Yo misma solía hacerlo hasta que empecé a entender por qué ocurre.

Este síndrome suele surgir en personas que tienen mucha energía atascada en sus campos en relación con problemas con alguno de sus padres o con ambos. Debido a que el tercer chakra es el chakra de establecer metas y lograrlas, nuestra energía para completar tareas viene a través de él. Si una buena parte de la energía vital del tercer chakra de uno está atada en el pasado con heridas no resueltas, no tendremos el coraje o la audacia para terminar nuestras tareas; sencillamente, no lo lograremos. Así que, si conoces a alguien del grupo del 80 por ciento o si tú mismo eres uno de ellos, no se lo reproches, o no te castigues. La buena noticia es que los diapasones se pueden utilizar para encontrar, romper y reintegrar esta energía atascada para que puedas ir esa milla extra hasta la línea de meta. Una de las cosas que he aprendido, como exmiembro del grupo del 80 por ciento, es que esa milla extra no es tan difícil ni está tan lejos y que la recompensa, el retorno de la inversión de energía en sentirse satisfecho, supera con creces la pequeña cantidad de energía necesaria para recorrer la distancia extra hasta la meta.

PURPLEWASHING (LAVADO PÚRPURA)

Purplewashing (lavado púrpura) describe la tendencia de la gente a pasar por alto, reprimir o negar emociones incómodas, normalmente "espiritualizando" la situación o "siendo amables" al respecto. Lo llamo *purplewashing* porque es similar al concepto de greenwashing (lavado verde), en el que las empresas que no son realmente respetuosas con el medio ambiente se dedican a prácticas de relaciones públicas y campañas para aparentar que lo son cubriendo una verdad desagradable con un barniz verde.

Los que hacen *purplewashing* omiten la ira y van directo al perdón; se saltan los celos y van directo a sentirse felices por la gente; dejan a un lado la frustración y sonríen. Tienden a etiquetar ciertas emociones como "malas" e inaceptables y, por lo tanto, no las reconocen cuando surgen en el cuerpo. Utilizo el color púrpura porque, al igual que el verde se considera el color del ecologismo, el púrpura es el color del espiritualismo, o de los reinos superiores del pensamiento y del ser.

Una emoción es un acontecimiento electroquímico y cualquier emoción reprimida o negada es una represión y negación de la propia fuerza vital. La neuróloga Candace Pert ha demostrado que las diferentes emociones tienen diferentes composiciones químicas y cuando experimentamos cualquiera de estas emociones, sus contrapartidas vibracionales y químicas se generan y circulan por nuestro cuerpo. Cuando una emoción no se expresa o no se reconoce, el cuerpo no la digiere ni la recicla, sino que la almacena, o como dice Pert: "Las emociones que se entierran vivas nunca mueren"[1]. Las emociones siempre encuentran una forma de expresarse. Lo que esto significa es que la energía de nuestras emociones siempre está tratando de ser escuchada y expresada de alguna manera, como podría hacerlo cualquier cosa enterrada en vida. Si no las reconocemos por lo que son y no encontramos formas sanas de expresarlas, encontrarán la manera de expresarse de todos modos: en la enfermedad, en situaciones tumultuosas de la vida o en un colapso mental o emocional.

Las personas que hacen *purplewashing* tienden a ser golosas; en lugar de sentir y expresar su enfado, se consuelan con chocolate o una copa de vino, con lo que se tranquilizan a sí mismas, pero no hacen nada para resolver el problema, cuando lo indicado sería actuar. Esto explica por qué las emociones no expresadas también pueden manifestarse en un exceso de peso, y un lugar en particular donde la energía emocional puede acumularse en forma de grasa es en la base del cuello, en la parte posterior. Todos hemos visto a personas que tienen un bulto en esa zona; la forma en que he llegado a entender y explicar esta zona grasa es que es el hogar del "guardián de la puerta": el guardián decide qué emociones pueden pasar al cerebro y, por tanto, a la cognición consciente, y cuáles están prohibidas.

No cabe duda de que a lo largo de mi vida he hecho bastante *purplewashing*. Hasta los veintitantos apenas reconocía la emoción de la ira en mí: había crecido con una madre que era una pelirroja irlandesa luchadora, que era tranquila y cariñosa la mayor parte del tiempo, pero cuando se enfadaba, se enfadaba de verdad y arrojaba las cosas. Una vez le arrojó toda la vajilla, los platos y los vasos a mi hermano mayor, que estaba acurrucado en un rincón del comedor. Después del derrame cerebral de mi padre, nunca se sabía qué iba a salir volando por la casa. Así que, después de presenciar estas aterradoras muestras de ira, decidí que "la ira era mala", algo que no quería sentir.

Hice lo mismo con la emoción del miedo. No estoy segura del origen de este patrón en mí, pero llegué a ser muy buena reprimiendo el miedo y rara vez o nunca lo reconocía conscientemente en mí. De hecho, fue una de las últimas emociones que aprendí a reconocer cuando estaba creando la anatomía del biocampo, lo cual, en retrospectiva, resulta un tanto extraño, dado que el miedo es una de las emociones más fáciles de detectar debido a su marcada y distintiva cualidad pulsante. Pero solo podemos reconocer en otro lo que reconocemos en nosotros mismos. Y yo había hecho un muy buen *purplewashing* con el miedo en mí misma. Más o menos una semana después de oírlo por fin en un cliente, pude percibirlo en mí misma y me sorprendió bastante e incluso me sobresaltó. Por aquel entonces trabajaba a tiempo parcial como jardinera y estaba sentada, arrancando malas hierbas bajo los rosales, pensando en nuestros actuales problemas de dinero. Mi marido tenía un retraso considerable en el cobro de un gran trabajo que había realizado y las facturas empezaban a acumularse; aún no sabíamos cuándo llegaría el cheque, ni siquiera si llegaría, y yo no tenía ni idea de si íbamos a poder aguantar mucho más. De repente me di cuenta de que estaba circulando la corriente del miedo. "¡Esto es miedo!", exclamé, complacida y sorprendida a la vez de reconocerlo.

Otra emoción que he reprimido son los celos. La primera vez que sentí celos de alguien de forma consciente fue cuando tenía veintipocos años y lo sentí como si me corriera veneno por las venas. *Es una emoción muy incómoda y no quiero volver a sentirme así*, me dije. Y así fue, durante mucho tiempo, pero hace varios años, en una sesión con una consejera chamánica, estábamos hablando de emociones. "No me permito sentir celos", le dije (esto fue antes de la introspección sobre *purplewashing*), y ella dijo: "Qué extraño, ¿por qué querrías impedirte sentir cualquiera de tus emociones?". Qué buena pregunta. La mejor respuesta que se me ocurrió fue que era desagradable, incómodo y que había juzgado los celos como "malos" y los había apartado de mi consciencia. ¿Significaba eso que ya no sentía celos? ¿O simplemente que no me permitiría sentirlos? Qué soberbia la mía al declararme por encima de los celos. ¿Logras identificar el *purplewashing* aquí?

Hace poco tuve la oportunidad de experimentar el sentimiento de los celos, de dejar que fluyera a través de mí. No fue agradable, en absoluto, pero me permití afrontarlo, sentirlo de verdad. También hablé con algunos amigos sobre mi experiencia; es cierto que la confesión es buena para el alma. Siente el sentimiento, habla de la experiencia del sentimiento, quiérete a ti mismo, aunque estés experimentando un sentimiento desagradable, y avanza. Si no lo hacemos, las emociones que negamos tienden a supurar de un modo u otro.

Tuve una clienta que se puso a la defensiva cuando le dije que tenía mucha energía atascada en la zona que yo relaciono con la culpa y la vergüenza. Esta persona sufría un trastorno autoinmune que no había podido curar. Cuando le conté lo que percibía, insistió en que esos no eran sentimientos que ella sintiera, al parecer, dando a entender que sabía que no debía sentir emociones tan bajas (un sentimiento con el que obviamente podía identificarme). ¿Estaban sus emociones reprimidas relacionadas con la enfermedad? Eso parecía.

La conclusión es que, como humanos, todos experimentamos todo el espectro de emociones, las reconozcamos o no. Las emociones no reconocidas actúan de modo subconsciente en nuestras vidas según la ley de la vibración recíproca. Lo que emitimos, de forma consciente o no, es lo que recibimos de vuelta. Según el diseño humano, una síntesis de varios sistemas antiguos, como la astrología, el *I Ching*, el sistema védico de chakras y la cábala, nuestras emociones son una especie de sistema de navegación diseñado para informarnos de dónde estamos en nuestro camino. Nos empujan, alejándonos de lo que nos resulta desagradable o malsano, hacia lo que es agradable, sano y apropiado para nosotros. Si siempre estamos haciendo purplewashing, puede que consideremos que es lo correcto, pero la calidad de nuestra vida nos mostrará lo que estamos reprimiendo.

MANEJAR LAS EMOCIONES

El malestar emocional, cuando se acepta, sube y baja en una serie de olas. Cada ola arrastra una parte de nosotros y deposita tesoros que nunca imaginamos. Sale la ingenuidad y entra la sabiduría; sale la ira y entra el discernimiento; sale la desesperación y entra la bondad. Nadie lo llamaría sencillo, pero el ritmo del dolor emocional que aprendemos a tolerar es natural, constructivo y expansivo.

...El dolor te deja más sano de lo que te encontró.

MARTHA BECK

Si estás dispuesto a sentir tus emociones, tienes que saber cómo manejarlas y, culturalmente, esto no es algo sobre lo que recibamos mucha orientación. La mayoría de las veces solo se nos dice que no están bien y, por lo tanto, se espera que las reprimamos de una forma u otra. Pero hay algunas cosas sencillas que podemos hacer para manejar nuestras emociones de forma saludable.

Una importante observación que he hecho tiene que ver con la forma en que la gente se refiere a sus experiencias emocionales en diferentes lenguas y culturas. En lenguas germánicas como el inglés y el alemán, nos referimos a las emociones en términos de "serlas": *I am angry* (Yo 'soy' rabioso), *I am sad* (yo 'soy' triste), *I am frustrated* (yo 'soy' frustrado). En las lenguas románicas, como el italiano, el francés y el español, nos referimos a las emociones en términos de "tenerlas": *Yo tengo rabia*, *yo tengo tristeza*, *yo tengo frustración*. Si observamos a los británicos y luego a los italianos, ¿quién es más libre en cuanto a su capacidad de expresar emociones?

Prueba decir: "Soy bravo". Luego decir: "Yo tengo rabia". ¿Cuál es la diferencia en tu experiencia interior cuando reformulas la forma de expresar tus emociones? ¿Qué forma te permite sentirte bien con tu experiencia emocional? Todas las personas con las que he compartido esto encuentran preferible la experiencia de tener emociones a la de ser la emoción. No solo es una forma más cómoda de expresar la experiencia, sino que también es más precisa. Recuerda que las emociones son como las olas: se elevan, alcanzan su pico y luego se desvanecen, si se lo permitimos. Sin embargo, hay muchas formas de detener el movimiento de la ola: fumar un cigarrillo, comer un chocolate, beber una copa, tener relaciones sexuales, ir de compras, tomar una pastilla, señalar con el dedo a otra persona o pasar el rato frente al televisor sin pensar. La publicidad nos ofrece oportunidades ilimitadas para evitar nuestras emociones; incluso nos anima a evitar nuestras emociones, beneficiándose de nuestra evasión. Y esto es bastante útil, porque las emociones no están permitidas en realidad, sobre todo para los hombres, en nuestra cultura. A los hombres se les permite sentir ira y no mucho más: cuántos de ustedes escucharon mientras crecían: "Los chicos grandes no lloran" o "las chicas buenas no se enojan". A todos nos han condicionado nuestras familias y Madison Avenue para no sentir y no expresar esos sentimientos.

Los centros para el control y la prevención de enfermedades afirman que el 85% de las enfermedades están causadas por el estrés. ¿Qué es el estrés? Es una respuesta emocional a una situación, lo que significa que el 85% (quizá incluso más) de las enfermedades están causadas por emociones no expresadas ni reconocidas. Y, sin embargo, cuando vamos al médico o al hospital, en la mayoría de los casos nunca nos preguntan por nuestra situación vital.

Hace un tiempo, una buena amiga mía acabó en urgencias porque sentía una repentina opresión en el pecho, palpitaciones y una dificultad extrema para respirar; le hicieron una serie de pruebas, pasó la noche en observación y le dijeron que no le pasaba nada. Resulta que había tenido una experiencia muy estresante, una "gota que colmó el vaso" con su marido alcohólico y había sufrido un ataque de ansiedad masivo. Sufrió una crisis mental y emocional tan extrema que su cuerpo se sobrecargó, pero ni una sola persona del hospital le preguntó por su estado mental o emocional.

Tal es el estado de la medicina moderna, y una de las razones por las que la sintonización de biocampo es una práctica tan útil y provechosa. En la sintonización de biocampo, el cliente ni siquiera necesita ser consciente de lo que le ocurre emocionalmente, porque el patrón de resistencia que aparece con los diapasones lo ilustra a la perfección.

Tengo un cliente que padece un trastorno sanguíneo y sufre de baja energía. En una de sus primeras sesiones tenía tanta frustración presente que sentía como si le estuviera matando. Era consciente de que estaba frustrado, pero no se dio cuenta del malestar que estaba creando en su cuerpo hasta que se reflejó en él, porque le resultó fácil oír la calidad tonal del diapasón y lo disonante que resultaba. Se fue a casa con una tarea: ser consciente de la corriente de frustración que recorría su cuerpo. En el transcurso de las sucesivas sesiones, mostró cada vez menos frustración en su campo, a medida que aprendía a experimentar cada vez menos frustración con su situación vital a través de la consciencia plena.

Las emociones corren como barandillas a los lados de nuestros cuerpos energéticos. Nos proporcionan un bucle de retroalimentación para hacer los ajustes necesarios para mantenernos a flote. Si nos atascamos demasiado en un estado emocional (por ejemplo, la frustración) nos desequilibramos o, para usar una metáfora de barco, nos inclinamos a babor. En los barcos, desde atrás hacia delante, el lado izquierdo del barco es babor y el derecho es estribor: las inclinaciones a babor se expresan en tristeza, frustración, decepción y estancamiento; las inclinaciones a estribor son ira, sobreesfuerzo, culpa, vergüenza e impotencia (también las llamo la zanja izquierda y la zanja derecha). En realidad, inclinarse demasiado hacia uno u otro lado conduce a la impotencia. Una mujer describió las emociones de cada lado como paredes de velcro y a sí misma como si estuviera en un traje de velcro, arrancándose de un lado al que estaba pegada, solo para ser lanzada al otro lado y quedarse atrapada allí durante un tiempo.

Si aprendemos a sentir nuestras emociones de verdad, a reconocerlas, a dejar que nos guíen para hacer las correcciones de rumbo necesarias para navegar sin problemas, podremos viajar por la vida con mucha más facilidad, con el viento a nuestras espaldas y nuestra proa equilibrada surcando con facilidad las aguas que estemos navegando en ese momento.

LA INFLUENCIA DE LAS CREENCIAS

Todo el mundo tiene patrones que se repiten una y otra vez. Lo que he descubierto es que las pautas que se establecen a una edad temprana se convierten en los surcos en los que podemos quedarnos atascados el resto de nuestras vidas. Aunque existe un potencial infinito en cada momento, seguimos eligiendo lo que nos resulta familiar, lo que encaja con nuestras creencias.

Algunos de los trabajos más significativos que he realizado utilizando la sintonización de biocampo han sido con creencias que se forman alrededor de la edad crucial de los siete años. He descubierto que es la edad en la que empezamos a pensar de forma crítica sobre nuestro entorno y las personas que lo componen. Mi hijo pequeño trajo eso a mi atención un día: estaba en sexto grado y yo le llevaba del colegio a casa. "Cuando llegas a segundo grado", dijo, "ya has perdido esa inocencia que tenías en el jardín de infancia".

Antes de los siete años tomamos todo como viene y también tendemos a pensar que somos responsables de todo; no se nos ocurre que los adultos puedan tener la culpa de nada. Por lo tanto, cualquier cosa desagradable en nuestro mundo debe ser culpa nuestra. Pero cuando llegamos a los siete años, nos damos cuenta de que los demás también pueden tener la culpa. Antes de eso, podemos crearnos algunas creencias autolimitantes muy poderosas que forman la historia de nuestra vida. Estas creencias están muy fijadas o atascadas cuando las encuentro en el borde exterior del campo y la energía hundida en ellas a menudo no se mueve a menos que se nombre la creencia.

Comparo el trabajo de creencias atascadas con desenterrar bardanas. Si alguna vez has desenterrado bardanas, sabes exactamente de lo que estoy hablando. Se requiere paciencia y tenacidad para desenterrar la raíz, al igual que se requiere paciencia y tenacidad para desarraigar una creencia muy fija y autolimitante. Otra metáfora que podemos usar es el aparato que utiliza un oftalmólogo para evaluar tu visión, que tiene muchas lentes diferentes; el médico va cambiando los lentes, preguntándote cuál te hace ver mejor. Las creencias fijas y limitantes son como lentes que distorsionan nuestra percepción de la realidad. "Siempre lo arruino todo". "A nadie le interesa lo que tengo que decir". "Mis necesidades no son importantes". "Los hombres no me apoyan". "Las mujeres no me apoyan". "No merezco estar aquí". "No sirvo para nada". "Nunca llegaré a nada". "No merezco el amor, el éxito o la felicidad".

Nuestros sentidos están sometidos a unos cuarenta millones de bytes de información por segundo, pero solo podemos procesar cuarenta bytes por segundo, lo que significa que descartamos muchísima información. En general, percibimos lo que se ajusta a nuestras creencias sobre lo que es posible.

Muchos de nosotros hemos conocido la historia de los nativos de Sudamérica que no podían ver los grandes barcos de los españoles cuando llegaban a sus costas, a pesar de tenerlos delante de sus ojos. No podían concebir tales cosas, por lo tanto, no podían verlas y, solo después de que los chamanes los vieran y los describieran, la gente corriente pudo por fin ver los barcos.

Tuve una experiencia similar de percepción a los veinte años: cuando a mi madre le diagnosticaron cáncer, nos puse a todos a dieta macrobiótica, pues había leído que podía ser útil para curar esta enfermedad. La dieta macrobiótica consiste más que todo en arroz integral y verduras, eliminando el azúcar, el trigo, los lácteos y la mayoría de la carne. Hasta entonces, yo había seguido una dieta a base de azúcar, trigo, lácteos, carne y café, así que esto supuso un cambio radical con respecto a lo que había estado comiendo la mayor parte de mi vida. La dieta macrobiótica también incluye vegetales como la col rizada, las berzas, las hojas de mostaza, etc., cosas que no había comido en toda mi vida (de niña era muy quisquillosa con la comida). Me di cuenta enseguida de que estaba mucho más tranquila con la dieta macrobiótica y, aunque no hizo nada por mi madre, sin duda nos ayudó a los demás a llevar su declive con más tranquilidad de lo que lo habríamos hecho de otro modo.

Una de las cosas que me pasó durante este tiempo fue que mis anteojos empezaron a molestarme: los usaba desde los trece años por un caso leve de miopía y supuse que mi visión debía de haber empeorado porque eso es lo que le ocurre a la gente cuando envejece, así que pedí cita con mi oftalmólogo, previendo que necesitaría una prescripción más fuerte, pero, para mi sorpresa, después de examinarme el médico me dijo: "Bueno, la razón por la que te molestan tus anteojos es porque ya no las necesitas, tienes una visión perfecta 20/20". Cuando volví a casa sin los anteojos puestos, me di cuenta de que, al parecer gracias a mi mejor alimentación, podía verlo todo de lejos, sin la habitual nubosidad. Necesitaba que una autoridad me dijera que podía ver mejor antes de darme cuenta de que veía mejor, porque ver mejor no encajaba con mi creencia: "Soy miope y necesito anteojos". Así es como muchos de nosotros pasamos la vida, sin ver ni percibir lo que tenemos delante, porque no creemos que sea posible.

¿Cuántos de ustedes han tenido la experiencia de tener un problema concreto durante algún tiempo y luego descubrir que tenían lo que necesitaban para remediar la situación desde el principio, solo que no lo veían?

CULTIVAR LA NEUTRALIDAD

Cultivar la neutralidad es como describo el proceso de adquisición de la ecuanimidad. Me refiero a un estado en el que no estás ni feliz ni triste, ni elevado ni deprimido, sino neutral. Creo que el edicto de que los estadounidenses tienen derecho a "la vida, la libertad y la búsqueda de la felicidad" crea un problema que en gran medida no se examina en nuestra cultura. Hay una gran diferencia entre buscar la felicidad y tan solo ser feliz, y muchas personas se quedan atrapadas en la búsqueda sin llegar a "alcanzar" la felicidad. El asombroso número de personas que toman antidepresivos demuestra por sí solo que algo no funciona.

A menudo, las personas que sufren depresión se sienten muy presionadas para ser felices, pero la distancia entre el punto más bajo de la depresión y el más alto de la felicidad puede parecer muy larga. Incapaces de alcanzar la felicidad o de mantenerla una vez que la han experimentado fugazmente, vuelven a caer en la depresión. Las personas intentan pensar en positivo, solo para encontrarse invadidas por sentimientos negativos y de autorreproche. Les atenaza el miedo a que algo les arrebate la felicidad, por lo que les cuesta incluso permitirse sentirla por temor a perderla.

Cuando cultivamos la neutralidad, no tenemos que preocuparnos por nada de esto. Entendemos que la vida está llena de altibajos; pasan cosas buenas y cosas malas y esa es la naturaleza de la vida. Nos permitimos sentir todas nuestras emociones a medida que surgen, sin etiquetar ninguna de ellas como "buena" o "mala", sino viendo que forman parte de la experiencia humana. Permitimos que se desarrollen como necesitan, con una buena carcajada o un buen llanto, o quizás un paseo o una limpieza profunda si estamos enfadados. Cuando dejamos que nuestras emociones sigan su curso, sin juzgarlas, reprimirlas o pensar que no deberíamos sentirlas, siguen adelante. Solo cuando nos resistimos a ellas, las reprimimos o las juzgamos, tienden a quedarse y a crear problemas.

La neutralidad es el lugar al que volvemos una vez que han pasado los altibajos. Y en la neutralidad se respira cierta paz: no hay nada que hacer, nada que arreglar, ninguna agenda que imponer, ningún hacha que moler, nada que ser excepto estar presente. Es un espacio encantador, un estado mental en el que se puede disfrutar del verdadero descanso, en el que no hay ninguna carga de felicidad que mantener, ninguna carga de tristeza en la que regodearse o de la que intentar escapar, y el lugar desde el que podemos crear nuestra realidad.

CREAR TU REALIDAD,
O LA LEY DE LA ATRACCIÓN

*Mi gente puede tener lo que dice, pero mi gente sigue diciendo
lo que tiene.*

CHARLES CAPPS,
THE TONGUE: A CREATIVE FORCE

Esta cita, del libro *The Tongue: A Creative Force*, de Charles Capps, agricultor jubilado, promotor inmobiliario y ministro ordenado, resume la esencia de la creación de la realidad, o el poder de la palabra para crear la propia realidad. Lo que dice es que la palabra es creativa y cuando repetimos cosas como "estoy arruinado" o "estoy atascado" o "estoy enfermo y cansado", eso es lo que estamos creando. No está solo en lo que decimos, sino también en lo que sentimos.

La mayoría de las personas piensan que la creación de la realidad es al revés. Esperan a que las circunstancias externas cambien para decir "soy rico", "mi vida va viento en popa" o "me siento genial" y experimentar todos los sentimientos asociados que eso conlleva.

Recuerda, nuestra situación vital es una "visión explosionada" de nuestros cuerpos y nuestros campos. El cuerpo y su campo son primarios, son creativos, y la situación vital lo refleja, no al revés. Cuando seguimos diciendo lo que tenemos, estamos creando más de eso. Cualquier cosa a la que nos resistimos tiende a quedarse (lo que resistes, persiste) porque le estamos dando energía. Solo estando dispuestos a cultivar palabras y sentimientos diferentes primero y luego no prestando atención o resistencia a lo que aparece en oposición a eso, porque esas cosas seguirán apareciendo por un tiempo hasta que el nuevo patrón entre en acción, es que el nuevo patrón comienza a aparecer en la situación de la vida.

Imagina lo que se siente al ser rico, tener éxito, ser dueño de tu propia casa, tener un auto nuevo; ahora permítete sentir esos sentimientos. Hace poco oí la historia de alguien que decidió empezar a tratar su auto viejo como trataría a uno nuevo: manteniéndolo limpio y ordenado, por dentro y por fuera, sintiendo lo que imaginaba que sentiría en un auto mejor, y, en muy poco tiempo, un auto más bonito y nuevo apareció de repente y por casualidad en la vida de esta persona.

Tus sentimientos magnetizarán hacia ti las circunstancias externas que reflejen esos sentimientos, pero hay un intervalo de tiempo en el que es necesaria la fe y aquí es donde muchas personas se rinden.

He aquí un ejercicio muy sencillo que puedes hacer en cualquier momento: pregúntate: "¿Cómo me siento? ¿Cómo quiero sentirme? ¿Qué tiene que pasar para que me sienta así, que yo pueda controlar o afectar ahora mismo?".

No podemos tan solo expulsar o eliminar los sentimientos de nuestro cuerpo sin antes escuchar lo que intentan decirnos. Recuerda que están ahí como guías para mantenerte en equilibrio, de modo que, si sientes una emoción fuerte, hay un mensaje para ti, una indicación de que debes cambiar de rumbo de alguna manera, emprender algún tipo de acción, comunicar algo a alguien. No prestar atención a tus emociones puede llevarte al abismo y no aprender a cultivar la disciplina emocional puede mantenerte en el abismo.

VALOR PROPIO

Cuando empecé a trabajar con diapasones, me sorprendió mucho descubrir que debajo del "ruido" de cada persona hay una señal completamente armónica. Y cuando esa señal llega con claridad, la persona es lo que solo puedo describir como "grandiosa". No paraba de llegar a casa y contarle a mi marido: "¡La persona con la que trabajé hoy era grandiosa!". No dejaba de asombrarme descubrir esto en casi todo el mundo.

Al reflexionar sobre mi sorpresa, me di cuenta de que siempre había asumido, basándome en lo que me habían enseñado, que los seres humanos éramos imperfectos, que habíamos caído en desgracia, que teníamos algún defecto fatal. Nuestra cosmología cristiana, incluso en nuestra cultura supuestamente secular, se había colado en mi cerebro y había formado la creencia subconsciente de que yo era una "pecadora culpable". Aunque en realidad crecí en un hogar sin religión, la omnipresente historia de Adán y Eva y de cómo lo arruinaron todo (sobre todo Eva) parecía haber moldeado mi forma de pensar sin que me diera cuenta. Así que aquí estaba yo, sorprendida de ver que eso no era cierto, que aquí estaba el potencial de la armonía perfecta, un aspecto de la humanidad que no estaba fuera de sincronía con el universo ni con la naturaleza, sino en realidad bastante en sincronía, una sincronía hermosa, agradable e impresionante. Nunca he trabajado con alguien que no tenga este potencial armónico.

La cuestión es que la mayoría de nosotros nos asociamos con lo que el maestro espiritual Eckhart Tolle llama *el cuerpo del dolor*. Es el aspecto del ser que ha soportado todas las heridas de la vida, traumas grandes y pequeños, en todos los niveles del ser. Incluso pueden ser traumas heredados que han sido codificados como vibraciones en nuestro plano energético. La mayoría de nosotros no creemos que una clara armonía exista como potencial dentro de cada uno de nosotros, e incluso si lo hiciéramos, la creencia de que no lo merecemos se interpondría en el camino. He encontrado en el núcleo de cada disfunción, de cada problema, esta creencia: *no lo valgo*.

Te invito a ver dónde y cómo la frase no lo valgo aparece en tu mente y en tu vida; creo que te sorprenderá ver cómo se esconde a plena vista en todas partes. Tu valía no tiene nada que ver con lo que haces, solo es lo que eres. Que no lo vales es una mentira; lo vales, y mucho, por la simple armonía de tu cuerpo, mente y espíritu, simplemente porque esa es la esencia de quién y qué eres en realidad.

EL AMOR, LA HERRAMIENTA SANADORA POR EXCELENCIA

Cuando cumplí cuarenta y un años, mi hijo Quinn me dijo: "¡El año que viene serás la respuesta a la vida, al universo y a todo!". Se refería al hecho de que cuarenta y dos es el número que responde a esa pregunta en el emblemático libro *Guía del autoestopista galáctico*. Así que, cuando cumplí cuarenta y dos años, eso me rondaba por la cabeza. Sucedió que por aquel entonces estaba investigando sobre el plasma y la geometría sagrada como estudio independiente para mi máster, así que pensaba mucho en estos temas.

Una mañana estaba en Burlington, mientras revisaban mi auto, y pasé un rato esperando y desayunando en una cafetería. De repente se me ocurrió que quería escribir, pero no tenía más papel que mi agenda, así que la abrí en la parte de casillas de atrás y escribí el poema que aparece a continuación, colocando cada línea en una de las casillas. No soy aficionada a escribir poesía; de hecho, tuve un buen encontronazo con mi profesor de inglés de secundaria porque pensaba que los poemas eran una tontería y no quería tener que escribir ninguno, pero este poema surgió de la nada.

He descubierto la respuesta a la vida, el universo y todo lo demás
Y es...
el AMOR
El amor hace que el mundo gire
¿La gravedad? El amor
¿La electricidad? El amor
¿La fuerza poderosa? El amor
¿La fuerza débil? El amor
AMOR AMOR AMOR
¿Podría ser más sencillo?
¿Podría ser más obvio?
Pero no lo vemos
Justo delante de nosotros
Todo el tiempo
No lo vemos
No lo comprendemos
Buscamos algo más
Pero no hay nada más que
AMOR
El amor es todo lo que hay
El amor es la fuerza motriz del universo
De toda la creación
De la física
De la biología
De la metafísica
Pi = Amor
Phi = Amor
$E = mc2 = $ amor
Todo es
AMOR AMOR AMOR

El amor sana. Cualquier lugar en el que no estés sano, no estás permitiendo que el amor suceda en ti, no te estás amando a ti mismo.

Nos han enseñado que está mal amarnos a nosotros mismos, que es egoísta, que está bien y es apropiado amar a otros, tener compasión por otros, pero no por nosotros mismos. Esto es mentira, por eso hay tanta gente enferma. Nos han enseñado que no importa lo que pensemos o lo que digamos, porque no tenemos poder. Creemos que no tenemos poder, porque no comprendemos el poder de la palabra; no nos damos cuenta de lo creativas que son las palabras.

Una de las cosas que siempre digo en las clases es que, como sanadora del sonido, he aprendido que lo más poderoso del universo está debajo de nuestras narices... y es nuestra boca. Con nuestras palabras creamos nuestras vidas.

¿Qué tipo de historias te estás contando a ti mismo y a los demás sobre quién eres? Sanar es estar dispuesto a desprenderte de tus historias, estar dispuesto a entrar en neutro y estar abierto a otras posibilidades, creer que eres digno de esas posibilidades, permitirte descansar en la esencia del universo, que es, simplemente, amor.

CONTINUAR EL VIAJE

Actualizado para la segunda edición

Han pasado veinticuatro años desde que tomé por primera vez un diapasón y diez desde que empecé a enseñar lo que ahora se llama la sintonización de biocampo. Nuestra organización cuenta hoy en día con dieciocho profesores y más de dos mil estudiantes y practicantes en todo el mundo y está a punto de añadir muchos más al empezar a ofrecer formación virtual. Esto es algo que nunca creímos que fuera posible hasta que nos pusimos manos a la obra y descubrimos que el trabajo puede enseñarse eficazmente en un formato en línea.

Lo que empezó como una incursión a ciegas en territorio desconocido ha abierto toda una nueva frontera y no deja de sorprenderme la facilidad con que los alumnos asimilan esta práctica sutil, e incluso extraña, y la dominan en relativamente poco tiempo. Aunque es muy útil en muchos contextos, como todo, tiene sus limitaciones e inconvenientes: por un lado, puede ser un poco agotadora cuando se empieza a aprender y lleva tiempo adquirir la resistencia necesaria para poder realizar sesiones durante todo el día; como practicante, tienes que mantenerte bien descansado, bien alimentado y en buen equilibrio para poder hacer el tipo de esfuerzo energético que requiere este trabajo.

Recuerda que estás trabajando con resistencias, a veces muy fuertes y arraigadas a profundidad. La mente humana es muy poderosa, y no solo eso, cuando encuentras un área de trauma en el biocampo de una persona (yo me he encontrado con algunos sucesos demasiado traumáticos en los campos de la gente) la oscilación patológica de esa área atraviesa tu propio cuerpo. Tienes que aprender a sentirla y luego anularla y anclarla a tierra y eso requiere algo de práctica.

He descubierto que la sintonización de biocampo no es muy útil como práctica independiente cuando la enfermedad ha penetrado a profundidad en el cuerpo. Por ese motivo, no tratamos enfermedades físicas graves, ni nada grave en realidad. Es muy útil para problemas leves a moderados de todo tipo, e incluso mejor cuando se combina con otras prácticas como el trabajo corporal y los cambios nutricionales. En última instancia, lo veo más como una herramienta para mantener a las personas sanas y en equilibrio que para sacarlas del borde del abismo.

Hoy en día hay muchos tipos diferentes de terapeutas que incorporan este trabajo a lo que ya están haciendo con el trabajo corporal, la quiropráctica, el reiki, la enfermería holística, la acupuntura y otras formas de terapia de sonido. Incluso médicos, psicoterapeutas y coaches han descubierto que este sencillo enfoque es muy útil con sus pacientes y clientes.

Cuando enseño, animo a mis alumnos a que encuentren su propia manera de incorporar a su práctica las dos premisas básicas del equilibrio sonoro: peinar y utilizar el sonido para encontrar y equilibrar las zonas de distorsión en el campo. Muchas personas que se inician en esta técnica se sienten frustradas por no tener el grado de intuición inmediata y precisa que yo he desarrollado a lo largo de décadas, por eso siempre digo: "No intentes ser yo; descubre cómo tomar este concepto básico y utilizarlo para jugar con tus propios puntos fuertes e intereses. Hazte presente y sé curioso en tus exploraciones del biocampo".

Una cosa que ha ido cambiando poco a poco desde que escribí mi tesis de maestría en 2011 es que, mientras que el biocampo sigue siendo un campo de batalla, ya que todavía estamos viviendo en un mundo dominado por la medicina convencional, una gran cantidad de información está saliendo a la superficie para desmitificar a "la energía en la medicina energética", y muchos estudios sobre el biocampo se han publicado en la última década, aportando mayor claridad sobre la ciencia detrás de muchas técnicas de sanación energética. He llegado a ver este trabajo como simple electricidad (aunque una forma más sutil de electricidad que aún no comprendemos del todo) y cada vez me pregunto más por qué la gente se escandaliza por ello, ya que a estas alturas parece tan evidente.

La premisa de que esta energía es en realidad electricidad fue el tema central de un foro en línea en el que participé en el 2019, la Cumbre del Cuerpo Eléctrico. Este evento me permitió presentar junto a otros treinta y cinco investigadores y proveedores que han llegado a la misma conclusión que yo: nuestros cuerpos son eléctricos. Este sistema eléctrico es lo que comprende nuestro biocampo en su totalidad, todo el cableado eléctrico y el flujo de información de nuestro cuerpo, así como el cableado y el flujo del campo magnético que rodea el cuerpo.

Esto es quienes somos en un nivel fundamental, nuestra luz interior. Cuando esa luz se apaga, el cuerpo permanece, pero nosotros desaparecemos. Es la salud de este sistema (podríamos llamarlo nuestra mente en su totalidad, o incluso nuestra alma o espíritu) lo que es primario y da lugar a las expresiones químicas/mecánicas del cuerpo. Cuando modulamos y ajustamos adecuadamente su sistema eléctrico, llegamos al núcleo de lo que está pasando: nuestro plano vibratorio.

La sintonización de biocampo mejora nuestra salud eléctrica al eliminar el ruido y la resistencia de nuestro sistema eléctrico y, de este modo, volver a cablearnos, limpiar nuestros enredos y patrones no beneficiosos y restaurar nuestra configuración original de fábrica. Una vez que eliminamos la acumulación de viejas emociones que se mantienen en la resistencia (a menudo crean inflamación en el cuerpo), nos volvemos mucho más resistentes a los factores estresantes actuales y es más fácil mantener nuestra energía y salud. No se trata tanto de elevar nuestra vibración, sino más bien de clarificarla, de encontrar nuestro punto vibracional óptimo y de elevar el voltaje general de la batería que es nuestro cuerpo.

Mi propio viaje personal con mi salud y bienestar a través de este trabajo ha sido maravilloso. Empecé a recibir sesiones de mis primeros estudiantes en 2010 y de inmediato empecé a solucionar los muchos problemas de salud que había estado sufriendo, los cuales descubrí que eran casi todos consecuencia de emociones mal gestionadas, falta de conexión eléctrica a tierra, límites deficientes y patrones repetitivos de la infancia.

A estas alturas de 2021, he recibido más de quinientas sesiones de sintonización de biocampo (incluidas casi trescientas sesiones de grupo grabadas que dirigí y en las que puse mi propio cuerpo energético).

A mis cincuenta y un años, no tengo problemas de salud de ningún tipo, muchísima energía, claridad, concentración y el cuerpo que tenía cuando era adolescente. A través de la creación de herramientas y técnicas con el sonido y la enseñanza a los demás, he perdido con éxito nueve kilos, eliminado todos los problemas digestivos (dolores de estómago, ardor de estómago, gases, hinchazón, indigestión, alergias a los alimentos), conseguí deshacerme del dolor crónico de espalda media y dolor de rodilla, eliminé una colonia de verrugas plantares en los pies, eliminé la cándida, superé la adicción al azúcar que tuve durante décadas, mejoré bastante mi relación con mi marido y mucho más. No fue por falta de intentos que no había mejorado estas cuestiones antes de 2010, sino que, antes de eso, yo no estaba pensando eléctricamente.

Cada sesión que realizas y recibes se basa en la anterior, para aportar mayor claridad, ligereza y una sensación de flujo a tu ser. Cada ajuste elimina un poco de ruido de la señal y devuelve un poco de luz atascada al flujo, elevando el voltaje general de tu sistema. He sido testigo de cómo miles de personas a mi alrededor, estudiantes, clientes y amigos, han tenido esta misma experiencia. Las personas se vuelven más ligeras, más brillantes, más fuertes, más libres en sus cuerpos y sus mentes, más liberadas en su potencial. Dejan de contarse historias de victimismo y carencia, empiezan a hacerse cargo de la forma en que responden a la vida y a sus seres queridos, sus vidas cambian, a menudo drásticamente, para mejor.

Cuando pasamos de pensar en cuidar de nuestra salud química y mecánica a cuidar de nuestra salud eléctrica, es como descubrir una puerta trasera que de repente permite el movimiento donde antes no lo había. Descubrimos habitaciones y dimensiones que sospechábamos que estaban dentro de nosotros, pero a las que no teníamos acceso, porque en cada uno de nosotros están los códigos para una salud vibrante, para vivir en armonía con la naturaleza y con los demás. Son nuestros ajustes originales de fábrica. Todo lo que necesitamos es estar "sintonizados" para acceder a ellos.

AVANZAR

Si te sientes atraído por aprender este trabajo, puedes empezar con algo tan sencillo como el Sonic Slider (deslizador sónico), que puede utilizarse en el cuerpo y en el campo, en ti mismo o en otros. También puedes explorar la premisa básica del equilibrio del sonido con cualquier instrumento que tengas: se han obtenido resultados similares con cuencos tibetanos que se mueven alrededor del cuerpo, así como con el didyeridú, la voz humana y otros instrumentos.

Si quieres profundizar más, te animo a que pruebes nuestro kit de herramientas de sintonización de biocampo, que contiene todas las herramientas utilizadas por los terapeutas y más de dos horas de videos instructivos. Adquirirlo es el primer paso para poder practicarlo y te da la información que necesitas para trabajar con familiares y amigos. Incluso puedes utilizar estas herramientas como complemento a tu práctica profesional actual, pero es importante tener en cuenta que el kit de herramientas y los videos instructivos no te certificarán como practicante de sintonización de biocampo y no te darán permiso para afirmar que la practicas.

Otra forma de ver si este método es adecuado para ti es recibir una sesión de uno de nuestros muchos practicantes en todo el mundo, todos ellos formados para realizar el trabajo, ya sea en persona o a distancia. Puedes encontrar uno en nuestra página web, para recibir una sesión virtual o una sesión en persona en nuestra clínica de Burlington, Vermont. Nota: Recomiendo encarecidamente que te comprometas a tres sesiones si es posible, ya que muchos años de observación me han demostrado que, mientras una puede ser muy útil e incluso cambiar la vida para muchos, la profundidad de la transformación que se puede lograr a través de una serie es de magnitudes más allá de lo que se puede lograr en una sola sesión.

Otra opción más asequible es probar una de nuestras sesiones de grupo virtuales en directo o grabadas. Aunque la premisa de las sesiones grupales grabadas de sanación con diapasones puede sonar un poco ridícula (yo pensaba lo mismo antes de probarla), las primeras exploraciones de este medio de entrega (que nació de la necesidad debido a que mi consulta privada estaba demasiado ocupada como para seguir viendo a los clientes uno por uno) nos han proporcionado numerosas pruebas de su eficacia. Muchas personas me han escrito y me han dicho que sentían como si yo les hablara directamente a ellos y no a un grupo, también me han informado que sentían cómo la energía se movía en sus cuerpos y experimentaban, en muchos casos, profundos cambios energéticos. En consecuencia, pasé a grabar cientos de sesiones, en casi todas las partes posibles de nuestro cuerpo físico y energético. Estas sesiones son una combinación de coaching, educación y ajuste de sintonización de biocampo y, como tales, son útiles para profundizar en nuestra comprensión del biocampo y su anatomía y fisiología.

En definitiva, este trabajo nos lleva a una mayor comprensión de nuestra propia mente y cuerpo, y en este conocimiento se encuentra el poder que necesitamos para mejorar nuestra propia salud y bienestar y ayudar a los demás, así como a nuestra sociedad en su conjunto. Aunque he realizado un trabajo preliminar en el mapeo del biocampo y en el desarrollo de un método eficaz para que el cuerpo vuelva a su plano energético original con un simple diapasón, ¡todavía queda mucho por descubrir! La sintonización de biocampo es un método en continua evolución y desarrollo que se centra en la salud óptima del cuerpo eléctrico.

Te deseo todo lo mejor en tu propio viaje para amplificar tu luz interior. ¡Mantente en sintonía!

Recursos

www.biofieldtuning.com
www.biofieldtuningstore.com
www.biofieldtuningclinic.com
www.eileenmckusick.com

CASOS PRÁCTICOS

Nota: los nombres en esta sección fueron cambiados.

Jim, de cuarenta y siete años, vino a verme porque sufría ataques masivos de ansiedad cada vez que tenía que conducir a algún sitio, sobre todo si había que recorrer cierta distancia. También sentía molestias en el hombro derecho y en ambos talones. Jim fue uno de mis casos más intrigantes porque cuando empecé a investigar su campo tuve la clara impresión de que estaba "fuera de sí": todo su campo presentaba oscilación, como una lavadora cuando se desequilibra.

Encontré el borde del campo oscilante en cada chakra y lo llevé a la línea media de su cuerpo, donde tuve la curiosa y algo inusual percepción de que hacía "clic" en su sitio (la mayor parte de la energía parece acumularse en el chakra o se siente como si fuera atraída hacia el interior del cuerpo, pero rara vez hace clic). Tenía especial curiosidad por saber cuál había sido su experiencia después de la sesión y cuando vino a verme la semana siguiente me dijo: "Estoy completamente curado. Al día siguiente tuve que dar un largo paseo en auto y no me molestó en absoluto. Un día después tuve que hacer un viaje más largo y tampoco me molestó, de hecho, lo disfruté. Y el dolor de hombro y talón también ha desaparecido". Cuando revisé su campo comprobé que había conservado el equilibrio y de manera muy sólida. Lo ha mantenido y no ha vuelto a "perder los papeles" en los varios años que llevo viéndole una o dos veces al año para una sintonización general.

⇒

Cuando Bill, de sesenta años, vino a verme por primera vez, estaba en muy mal estado: había sufrido una serie de accidentes terribles, en varios de los cuales estuvo a punto de morir; tenía fuertes dolores en la cadera del lado derecho, la parte baja de la espalda y el hombro izquierdo, sufría de ansiedad crónica y debilitante, padecía insomnio y solía sentir un gran bajón de energía hacia las tres de la tarde. Había probado la acupuntura, la quiropráctica, los masajes y el tratamiento osteopático, pero nada le había ayudado más que un poco. Y se negaba a tomar analgésicos.

En el transcurso de unas ocho sesiones pude localizar y neutralizar los efectos de cada accidente e incluso descubrir algunos que había olvidado. Conseguimos calmar su ansiedad, que durmiera toda la noche y aliviar sus bajones de energía por la tarde. Cuando terminamos esta primera ronda de sesiones, ya casi no le dolía nada. Ahora Bill viene algunas veces al año para una sintonización general.

La primera vez que vi a Noreen, de veintidós años, fue en una minisesión que impartí en una feria de salud. Consistía en sesiones sentadas que duran entre veinte y veinticinco minutos y mi enfoque consiste en preguntar a la persona si tiene alguna zona problemática con dolor o tensión, para trabajar específicamente en esta, en lugar de recorrer todo el cuerpo. Aunque Noreen era joven, ya padecía artritis reumatoide y fibromialgia, y sus síntomas eran tan graves que no podía mecanografiar los trabajos de la universidad y tenía que escribirlos con un programa de dictado.

Intuitivamente, sentí que el origen del problema estaba en su chakra del corazón y, en efecto, después de un rato de investigación, encontré una gran bolsa de energía atrapada en el lado izquierdo de su corazón alrededor de los catorce años; me dijo que fue entonces cuando empezaron los síntomas. Una investigación más profunda reveló que el problema estaba relacionado con la relación con su madre, lo que ella confirmó. Pude romper la energía atascada con relativa facilidad y reintegrarla de nuevo en el chakra del corazón. Varios días después, recibí un correo electrónico de Noreen en el que me decía que esa noche se había ido a casa y había tecleado durante tres horas seguidas sin sentir ninguna molestia ni dolor en las manos ni en los hombros. Hicimos algunas sesiones de seguimiento más y pudo reducir mucho la medicación y mantener un nivel de funcionamiento mucho más alto con solo sesiones ocasionales.

Kristin, de treinta y dos años, se apuntó a una serie de diez sesiones, más por el trabajo emocional que físico. Uno de los retos de la vida de Kristin había sido la relación con su padre, que tenía un carácter muy difícil. Como madre soltera, una de las cosas con las que Kristin había tenido dificultades era con el dinero y, aunque en su mayor parte se las había arreglado bien, había momentos en los que necesitaba ayuda. No estaba dispuesta a pedir ayuda a su padre porque él siempre se enfadaba, a pesar de que tenía mucho dinero y estaba en condiciones de ayudarla. El asunto parecía encender las energías no resueltas entre ambos.

Mucho del trabajo que hicimos involucró limpiar estas energías. Durante una sesión en particular descubrimos e integramos un área bastante cargada que tenía que ver con asuntos de dinero entre ellos, de cuando ella era adolescente. Mientras estábamos en estas sesiones, Kristin encontró una casa que en verdad quería comprar y no estaba segura de cómo iba a hacerlo, pero estaba decidida a resolverlo. De la nada, el día después de la sesión anterior, el padre de Kristin le dijo que la ayudaría con la casa, y así lo hizo, pagando en efectivo, una acción bastante inusual de su parte, en especial porque ella no le había pedido ayuda. Pero después del trabajo que habíamos hecho, parecía que la carga que había habido entre ellos sobre este tema simplemente ya no existía, y su relación con él mejoró en todos los sentidos, sin que ella tuviera que hablar del tema con él.

Charlie, de sesenta y cinco años, acudió a mí sin ninguna queja en particular, pero tenía curiosidad por el trabajo después de haber visto a su exesposa tener una experiencia poderosa con él. Una de las cosas que me sorprendió fue lo rígida e inflexible que era la energía de su chakra del corazón: no solo sentía que había endurecido emocionalmente su corazón, sino que su fisiología también se estaba endureciendo. Después de unas pocas sesiones, Charlie se encontró mucho más capaz de comunicar de manera espontánea sus sentimientos a sus seres queridos, permitiéndose sentir el amor y la vulnerabilidad que no se había permitido sentir durante muchos años.

Como artista, Charlie también volvió a su primer amor, el dibujo a mano alzada, una práctica que había abandonado muchos años antes para hacer arte con la computadora. Se encontró con abundantes cantidades de energía para dibujar y se volvió prolífico, sintiendo que estaba creando algunos de los mejores trabajos que había hecho. También le disminuyó el dolor de la artritis.

Mickey, de veinte años, había empezado a tomar Ritalín a los ocho y lo había seguido tomando durante toda su adolescencia. También había recurrido a otras drogas en su adolescencia, luchaba contra la depresión y había intentado sin éxito dejar todas esas sustancias. Mickey fue la primera persona con la que trabajé que había tomado Ritalín durante tanto tiempo y me quedé atónita al ver el efecto que su uso a largo plazo tenía en su campo energético: había zonas en que presentaban una ausencia total de cualquier tipo de energía, como si su campo fuera un queso suizo. Fui capaz de conseguir que estas áreas se llenaran y equilibraran y después de unas pocas sesiones Mickey dijo sentirse menos ansioso, más claro y más él mismo. Fue capaz de dejar el Ritalín y en poco tiempo dejó todas las otras drogas también.

Fred, de treinta y dos años, acudió a mí quejándose de dolor en el lado derecho del cuello y en el lado izquierdo de la parte baja de la espalda, el cual parecía haber surgido de la nada y no podía atribuirlo a ninguna lesión. Había ido a ver a un quiropráctico y los ajustes le ayudaban durante uno o dos días, pero poco después reaparecía el dolor. Descubrí que su campo estaba fuertemente desplazado hacia el lado derecho de su cuello y el lado izquierdo de su segundo chakra (frustración por no ser escuchado) y supe que había estado peleando mucho con su novia en tiempos recientes. Ajusté la energía y le puse como tarea hacer frente a la situación de forma más eficaz. Cuando volvió la semana siguiente, me informó que no había tenido ningún dolor desde la última vez que me vio.

Se trataba de un caso clásico de dolor psicosomático: son las distorsiones del cuerpo energético las que provocan el malestar y no una patología concreta. Este es el tipo de problema que responde mejor al trabajo de sonido y a menudo es intratable por otros medios porque, en realidad, está todo en la mente de la persona, aunque genere un dolor muy real.

Phyllis, de cuarenta y ocho años, vino a verme porque estaba, en sus palabras, "completamente descolocada". La casa de Phyllis se había inundado por completo el año anterior, lo que la obligó a trasladarse a un lugar temporal mientras ella y su marido la limpiaban y restauraban, algo que tenían que hacer al mismo tiempo que atendían un negocio. A medida que transcurría el año, Phyllis se encontraba cada vez más dispersa y desorientada y había sido incapaz de recomponer las cosas por sí misma. Después de solo tres sesiones, su nivel de energía subió mucho, fue capaz de abordar proyectos que no había tenido el valor de abordar y de establecer mejores límites para sí misma en el trabajo y tomarse el tiempo libre que necesitaba. De hecho, Phyllis acabó luciendo diferente en el proceso de estar más relajada, centrada, conectada a tierra y coherente.

Matthew, de cuarenta y cuatro años, acudió a mí sin dolencias físicas, pero necesitando una profunda sanación emocional. Había sido adoptado por una familia que había sido muy cruel con él y sufrió una dislexia grave que le impidió aprender a leer hasta los trece años. Su familia adoptiva no toleraba su discapacidad y le castigó sistemáticamente por ello, lo que lo sumió en una profunda depresión. Para empeorar las cosas, se había puesto en contacto con su madre biológica cuando tenía veintiún años y fue acogido en su nueva familia durante un tiempo, solo para ser expulsado de nuevo de forma repentina e inexplicable. Matthew había luchado por mantener una relación tras otra, pero siempre tenía la sensación de que las mujeres de su vida le succionaban el alma.

Pude localizar algunos desgarros importantes en el borde de su campo, en el lado izquierdo, en zonas relacionadas con la tristeza, la madre y la frustración, lugares en los que había estado perdiendo energía y atrayendo a personas que estaban más que dispuestas a quitársela. Un trauma temprano en torno a la madre, como el que Matthew había experimentado al ser adoptado, y su posterior falta de química con su madre adoptiva, habían creado heridas que permanecieron abiertas durante toda su vida. Con el sonido pudimos localizar y sanar estas perturbaciones vibracionales.

Tuvimos que realizar un buen número de sesiones para contrarrestar todas las influencias no beneficiosas de su vida, pero se sintió cada vez más centrado y libre en lo emocional y más capaz de expresarse de forma creativa. Empezó a sentir que en verdad valía, que tenía algo que ofrecer al mundo y fue capaz de formular una vocación para sí mismo que apoyaba esta nueva perspectiva. Hace poco me informó que tenía una nueva pareja y de que era una relación completamente diferente de las que había tenido antes, mucho más enriquecedora.

Andrew, de treinta y dos años, acudió a mí en un estado terrible: agotado, estresado y acabado. Andrew tenía su propio negocio y era víctima de su propio éxito; trabajaba muchas horas, a menudo tenía plazos ajustados y tenía un empleado difícil que era una fuente continua de estrés. Había crecido con un padre alcohólico y maltratador, que a su vez había sido hijo de un padre alcohólico y maltratador, por lo que su infancia había estado plagada por un estrés agudo incesante.

Como suelo empezar por el lado izquierdo del cuerpo, en nuestra primera sesión juntos me encontré con la señal de la suprarrenal izquierda de Andrew antes de encontrarme con la señal de la derecha. Era, por mucho, la suprarrenal más disonante que jamás había escuchado. Le dije: "Si tu suprarrenal izquierda suena así de mal (porque la mayoría de las suprarrenales derechas están más activadas y 'desplazadas' que la izquierda), no puedo ni imaginarme cómo sonará la derecha". En efecto, cuando me acerqué a su lado derecho, escuché el ritmo de esa suprarrenal y no encontré nada. Energéticamente, se sentía como pudín y era claro que había sido empujada tan lejos que se había desconectado por completo; no era de extrañar que cada vez le resultara más difícil manejar el estrés en su vida. En el transcurso de unas seis sesiones, resucité y equilibré las glándulas suprarrenales de Andrew y le ayudé a restablecer la integridad y el equilibrio en su campo, que estaba bastante destrozado. Posteriormente, su vida experimentó una transformación radical: vendió su negocio y su casa y se mudó a otro clima, donde consiguió un trabajo que le encantaba, trabajando para otra persona, y pudo construir una vida libre de estrés crónico.

APÉNDICE B

TESTIMONIOS DE MIS ALUMNOS

Mientras estaba trabajando en el sexto chakra a la derecha, pude oír una tenue música de fondo, que se hizo más fuerte a lo largo de un minuto, por lo que me detuve, y comenté a mi cliente que podía oír con claridad música de feria o circo. Pensé que solo estaba en mi cabeza, pero era tan intensa que tuve que decir algo. Y la clienta comentó que en ese momento estaba pensando en lo loca que es su vida, como un circo, y que estaba construyendo todo el circo en su mente mientras yo oía la música, así que esto podría ser un caso de música psíquica.

ADAM MEACHEM

He decidido centrarme en las artes de la sanación mediante el sonido después de trabajar con Eileen. Lo que me convenció para continuar fueron los efectos positivos que he podido producir en las personas con las que he trabajado. También he visto una gran mejora en mi propia salud y bienestar al recibir sesiones.

MARY BETH GIROUX

Soy maestra certificada de reiki, maestra de karuna y sanadora magnificada, pero estaba buscando algo más. Mi marido me compró un cuenco tibetano, me inscribí en una clase de cuencos y me certifiqué; fue maravilloso y me di cuenta de que era el sonido con el que tenía que trabajar. Luego tomé una clase de diapasones, pero seguía buscando algo más, y fue entonces cuando encontré a Eileen.

Vi su video y la llamé; fue muy intuitiva y me dio un libro para leer. Encontré la manera de llegar a ella para tomar la primera clase de sintonización de biocampo; era lo que había estado buscando.

La reacción que estoy obteniendo ha sido mejor de lo que imaginaba. Siempre surge algo nuevo que me enseña algo. Las personas a las que he tratado con diapasones nunca dejan de sorprenderme, algunos han llorado durante el tratamiento y me han dicho después que se sentían muy aliviados y relajados. Algunas personas tenían alergias y no podían respirar bien y esto también les hizo sentirse mejor. Trabajé en el chakra de la garganta de una mujer y al principio se hinchó, pero el resultado fue estupendo: empezó a alzar su voz y las cosas empezaron a funcionar como ella necesitaba. La lista continúa y las personas con las que he trabajado, ahora están pidiendo más sesiones. No tengo palabras para expresar lo agradecida que estoy de poder ayudar a la gente mediante el uso del sonido.

DEBRA DION

Hay algo que me resulta muy familiar en el uso de los diapasones y el proceso de relacionarse y conectar con la gente. Creo que se debe a dos cosas: mi formación como músico y bailarín y mi experiencia en mediación y resolución de conflictos.

Como músico y bailarín, me siento cómodo y disfruto el mundo de las vibraciones, también me gusta trabajar espacialmente con seres humanos. Sin embargo, como al principio me resultaba bastante fácil "sentir" las vibraciones, no me resultaba tan fácil "oír" los cambios en los diapasones, sobre todo a medida que trabajaba con notas más agudas. Pero a medida que practico, me doy cuenta de que estoy haciendo grandes avances en la audición; antes no podía distinguir las notas graves de las agudas y ahora sí. He aprendido tanto siendo el cuerpo de práctica de otros como siendo el practicante. Cuando no me presionan para que haga algo, me resulta más fácil centrar mi atención. Estoy seguro de que hay más cosas que escuchar y espero con impaciencia esos avances.

También me siento cómodo en el ámbito de escuchar con atención a la gente hablar sobre lo que surge en el proceso. Creo que uno de los dones que aporto de mi experiencia y formación en mediación (y de alguna manera, también simplemente de mi "ser") es un fuerte sentido de la escucha profunda, confiando en mi propia intuición, la capacidad de comprobar esa intuición con gracia y estar enfocado en el cliente. Puedo pasar con facilidad de lo que oigo/siento/intuyo a la escucha reflexiva (¡y ahora a "escuchar como una esponja"!) y a la indagación creativa para apoyar lo que surja para el cliente.

K. M.

La sintonización de biocampo ha cambiado mi vida. Al principio lo probé porque otros terapeutas me habían dicho que había sido una experiencia muy beneficiosa y profunda para ellos. Estaba atravesando un momento de crisis en mi vida, y lloré durante toda la primera sesión. Sentí que Eileen había dado en el clavo en todos los aspectos de mi vida en los que sentía dolor; fue un gran alivio y una liberación de emociones reprimidas. Después sentí que estaba en un estado alterado; se me salían las lágrimas, aunque no sabía por qué, pero luego me sentí más ligera, tranquila y en paz.

Las sesiones posteriores fueron menos intensas, pero no menos profundas. Seguí recibiendo sesiones con Eileen tan a menudo como me fue posible, a veces una vez a la semana, a veces una vez al mes. Me ayudó a superar la intensidad que estaba experimentando en aquel momento y sigue siendo una fuente de sanación y salud para mí.

Empecé a estudiar la terapia de sonido en la clase piloto de Eileen. Aprender a sintonizar el biocampo me ha enseñado a escuchar mi intuición: me he dado cuenta de que todos somos intuitivos, solo necesitamos "sintonizarnos" para escucharla. Ahora tengo una nueva profundidad en mi práctica profesional de sanación: utilizo los diapasones solos en sesiones de terapia de sonido, en mis sesiones de masaje y como primeros auxilios. Considero que las vibraciones de los diapasones son como un masaje sónico del cuerpo, las emociones y la mente. Estoy muy contenta de tener la sintonización de biocampo en mi vida como herramienta de sanación para los demás y para mí misma.

Cara Joy

En este trabajo me estoy dando cuenta de que, en definitiva, son los propios diapasones los que hacen el trabajo, no yo. En cierto modo, yo soy más bien la guía y puedo confiar en que los diapasones harán su trabajo, aunque yo siga siendo una principiante. Una amiga con problemas suprarrenales me acaba de decir que, aunque no sintió mucho durante nuestra segunda sesión, después tuvo un subidón de energía como no lo había tenido en mucho tiempo, que le recordó lo que era tener energía y sentirse bien de nuevo. Solo duró unas horas y luego volvió a estar agotada, pero dijo que le ayudó sentir cómo era y saber que era posible. No estaba segura de haber hecho mucho, ya que no parecía sentir las cosas como la primera vez. Después de que me lo contara, me di cuenta de que los diapasones iban a tener algún tipo de efecto en la gente, sin importar mi capacidad. Esto me ha hecho ser más consciente y respetuosa con el poder potencial (tanto sanador como dañino, si se usa de forma ignorante o descuidada) de los diapasones, por lo que debo extremar las precauciones con la gente.

Susannah Blachly

He trabajado con Eileen personalmente con la sintonización de biocampo durante cuatro años. Cuando empecé, descubrí que mi cuerpo absorbía las vibraciones de los diapasones como una esponja. El dolor que sentía en aquel entonces se alivió muchísimo, y me sentí cada vez mejor en el transcurso del tratamiento durante dos años y mi nivel de estrés siempre disminuía significativamente después de una sesión.

Soy artista y me formé en Holanda en terapia pictórica. Hace unos quince años compré dos diapasones y la verdad es que no sabía qué hacer con ellos. Hace casi dos años me pidieron que fuera al hospital a trabajar con un paciente con depresión que había intentado suicidarse, e intuitivamente, junto con mi caja de pinturas de colores, me llevé los diapasones. El paciente respondió tan bien a los diapasones que decidí que le debía a esa persona recibir formación con Eileen.

Después de empezar mi formación, cuando trabajaba con sonido en este paciente, al colocar el diapasón vibratorio en el pie, no había sensación de vibración más allá de los dedos más cercanos al diapasón. Ahora esta persona puede sentir vibrar todo el pie. Esta persona continúa con ambas modalidades terapéuticas y cada vez tiene más éxito en la adopción de un estilo de vida saludable y ahora es capaz de valerse por sí mismo. Sin duda, estas dos modalidades funcionan bien en tándem.

MARTHA LOVING

Por alguna razón desconocida, me sentí atraída a tomar la clase de Eileen. Tenía un diapasón de un amigo nativo americano, pero no sabía cómo utilizarlo en beneficio de nadie. Vi publicada la clase de Eileen y decidí intentarlo; me encantó la clase y me di cuenta de cómo la gente respondía a los diapasones, algunos de una manera muy dramática. Yo practicaba reiki, pero nunca había obtenido ese tipo de respuesta. Sentí que el sonido llegaba mucho más profundo en el campo.

Entonces decidí que tal vez debería ir a una sesión con Eileen y, pues, ¡nunca había experimentado algo tan profundo en toda mi vida! Sentí como si toda una vida de mierda embotellada (disculpen mi profanidad) hubiera salido en esa sesión. Llegué a la asombrosa conclusión de que primero tengo que salvarme a mí misma y luego ocuparme de los demás. Siento que entré en mi propia fuente de energía de una manera equilibrada; estoy más saludable de adentro hacia afuera. Estoy muy agradecida por esta herramienta de sanación que llegó a mi vida. Puedo oír y sentir cuando me encuentro con resistencia en el biocampo de una persona cuando practico con los diapasones. Tanto yo como algunas de las personas con las que he trabajado hemos oído que se hace muy fuerte en algunos lugares, lo que es muy interesante. También he tenido personas que dicen que pueden sentir si estoy torciendo o manipulando los diapasones sin que me vean hacerlo.

ROBIN FARRAR

Quedé fascinada la primera vez que fui a ver a Eileen para experimentar los diapasones. Podía oír la perturbación del sonido en mi campo energético y me asombraron las preguntas que me hizo sobre mis experiencias en el pasado. Supe que quería aprender a hacerlo. Soy homeópata y practicante de heilkunst, así que estoy acostumbrada a utilizar la energía, pero de una forma mucho más específica.

La homeopatía y el sistema heilkunst, todo un sistema de medicina basado en la homeopatía, son procesos intelectuales e intuitivos que analizan el dolor de una persona para encontrar los remedios homeopáticos y el apoyo nutricional adecuados para resolver tanto los problemas físicos como los emocionales. Para encontrar los remedios adecuados hago muchas preguntas, como: qué ocurría cuando empezaron los síntomas, qué hace que mejore y empeore, el momento del día en que es más problemático, etc. Muchas personas no conocen las respuestas; no son lo bastante conscientes de sí mismas como para darme la información, así que debo buscar los síntomas en la materia médica.

La terapia de sonido utiliza la gama del practicante, o sabiduría interior, para sentir la disonancia en un campo de energía. Cuando el cliente siente u oye la disonancia, el terapeuta es testigo para que el cliente pueda permitir que las frecuencias sanadoras disuelvan el dolor atascado. Esa experiencia puede integrarse para avanzar con mayor claridad.

Me ha sorprendido la forma en que cada persona experimenta los diapasones: algunas personas oyen los cambios de sonido, otras sienten presión u hormigueo, algunas sienten un dolor intenso y luego desaparece. La gente es capaz de reírse de situaciones que han sido muy dolorosas para ellos y darse cuenta de que tienen opciones. Otras personas han sido capaces de recordar situaciones tan solo al escuchar o sentir el cambio de energía en sus cuerpos o la disonancia del sonido. Dolores de cabeza, ansiedad, ataques de pánico, trastornos de la articulación temporomandibular, tensión en la espalda, problemas de rodilla y brotes de herpes han disminuido o se han disipado totalmente. Utilizo los diapasones ponderados en las personas cuando vienen a una sesión homeopática, los utilizo también para el dolor físico y les hago utilizar los diapasones en ellos mismos mientras preparo remedios para ellos. Es un complemento inestimable para mi consulta.

JUDY JARVIS

Al igual que el arte del masaje, cualquiera puede comprender los fundamentos de la sintonización de biocampo si le interesa el tema. Pero se necesita sensibilidad para manejar estos diapasones con verdadero poder y ser consciente de las ligeras diferencias en el sonido, o la capacidad de sentir los cambios energéticos que se producen a través del diapasón al sostenerlo en la mano. Ambos aspectos pueden fomentarse en cualquiera que se sienta atraído por esta modalidad de equilibrio.

Cuando trabajo con los diapasones soy muy consciente del tono, los sobretonos y los subtonos. Cuando encuentro una discrepancia en el campo, el sonido se agudiza o se atenúa, los sobretonos y los subtonos aumentan o desaparecen. Esto me indica que combine esta entrada sensorial con cualquiera de las numerosas técnicas que Eileen me ha enseñado para devolver el tono a su sintonía original. Cuando estoy recibiendo trabajo de sintonización de biocampo y esto ocurre, el uso del diapasón en mi biocampo es muy perceptible. De hecho, puedo sentir la vibración del sonido, y he llegado a reír o llorar como reacción natural a la reparación que se está produciendo.

Sé que este método funciona porque he estado en el extremo receptor y en el extremo dador de numerosas experiencias de sanación y equilibrio. Me siento bendecida por haber tenido el privilegio de trabajar con Eileen y aprender directamente su técnica de creación propia. Podría decir que el último año y medio que he pasado estudiando los diapasones con Eileen McKusick ha sido uno de los períodos más transformadores de mi vida.

ASHLEY LAUX

APÉNDICE C

TABLAS DE CHAKRAS
Y MAPAS
DE LA ANATOMÍA
DEL BIOCAMPO

CHAKRAS SECUNDARIOS

CHAKRA	DIAPASÓN	SE RELACIONA CON	DESEQUILIBRIO IZQUIERDO	DESEQUILIBRIO DERECHO	INDICACIÓN GENERAL
Pies	UT/C	potencial vínculo con vidas pasadas	indefinido	indefinido	capacidad para sustentarse uno mismo y dar los siguientes pasos en la vida
Rodillas	UT/C	grado de libertad interior y exterior	rodilla izquierda: cosas del pasado que ya no son indicadas o apropiadas en el presente	rodilla derecha: dificultades para avanzar; obstáculos internos o externos; parto lento o complicado	frente de las rodillas: "mentalidad de pasto más verde"

CHAKRAS PRINCIPALES

CHAKRA/PLEXO	COLOR	DIAPASÓN SOLFEGGIO/DIAPASÓN ARMÓNICO	RIGE	SE RELACIONA CON	DESEQUILIBRIO IZQUIERDO	DESEQUILIBRIO DERECHO	BAJA ENERGÍA EN GENERAL	SALUDABLE
Raíz/Primero	rojo	UT/C	coxis, relación con la tierra, piernas y pies, articulaciones de la cadera, pelvis	vida en el hogar, seguridad, tribu, sustento adecuado, arraigo, conexión con tierra	no hacer, indolencia, pensar en hacer pero no actuar, no poner en práctica (sin conexión entre pensamientos y acciones)	demasiado activo físicamente (hacer en exceso), demasiado activo mentalmente (pensar en exceso), a menudo impulsado por la culpa	poca energía, no dormir bien, no descansar lo suficiente, lucha contra infecciones	pensamientos y sentimientos acordes con las acciones, presente en el ahora, cómodo en el hogar, sustento apropiado, alto nivel de energía
Sacro/Segundo	naranja	RE/D	órganos reproductores, vejiga, intestino grueso, intestino delgado	sexualidad, creatividad, flujo de dinero, autoestima, relaciones íntimas	frustración, decepción	culpa, vergüenza	atascado en lo creativo, relaciones íntimas poco saludables, baja autoestima	relaciones íntimas saludables, creatividad fluida

					impotencia	ira		
Plexo solar/ Tercero	amarillo	MI/E	bazo, páncreas, estómago, riñones, glándulas suprarrenales, hígado, vesícula biliar y relación con la madre y el padre	autoconfianza, autoestima, cómo interactuamos con las energías de los demás, establecer objetivos y alcanzarlos	impotencia	ira	poco asertivo, le cuesta fijar y alcanzar objetivos, se deja abrumar fácilmente por la energía de los demás	asertivo, capaz de abogar por sí mismo, capaz de completar proyectos
Corazón/ Cuarto	verde	FA/F	corazón, pulmones	dar y recibir amor, compasión y gratitud	tristeza, dolor y pérdida	decir sí cuando queremos decir no, hacer demasiado por los demás	dificultad para dar y recibir amor, albergar viejos dolores, padecer depresión	seguir los deseos del corazón, ser capaz de amar con libertad
Garganta/ Quinto	azul	SOL/G	tiroides, mandíbula, garganta, facultad auditiva	comunicación, decir la verdad, creatividad	no comunicar, no expresar, contenerse	hablar sin ser escuchado	no expresarse, problemas de tiroides, contenerse	comunicar con claridad, ser escuchado, energía especialmente fuerte relacionada con la docencia, la escritura u otra vocación comunicativa

CHAKRAS PRINCIPALES (CONTINUACIÓN)

CHAKRA/ PLEXO	COLOR	DIAPASÓN SOLFEGGIO/ DIAPASÓN ARMÓNICO	RIGE	SE RELACIONA CON	DESEQUILIBRIO IZQUIERDO	DESEQUILIBRIO DERECHO	BAJA ENERGÍA EN GENERAL	SALUDABLE
Tercer ojo/ Sexto	púrpura o índigo	LA/A	glándula pineal, cerebro	intuición, procesos de pensamiento	preocupación por el futuro	pensar demasiado en el pasado	incapacidad para concentrarse, desconfianza o desconexión de la intuición	percepción clara del tercer ojo, concentración y agudeza mental
Coronario/ Séptimo	blanco o púrpura	963 Hz/B	cerebro, relación con el tiempo, relación con lo divino	pensamiento superior, inteligencia espacial, música	indefinido	indefinido	dificultad para concentrarse; abrumado por la vida, a menudo consecuencia de pasar demasiado tiempo en interiores, sobre todo bajo luces fluorescentes	relación adecuada con el tiempo y lo divino, ayudada por mucho tiempo al aire libre

DESEQUILIBRIOS ENERGÉTICOS DE LA ANATOMÍA DEL BIOCAMPO

Vista frontal

Lado derecho: masculino

Falta de tiempo; desconexión de la naturaleza

Lado izquierdo: feminino

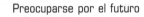

Pensar en el pasado

Preocuparse por el futuro

Hablar sin ser escuchado

Aquello que no expresamos

Decir sí cuando queremos decir no; cuidado emocional

Tristeza; duelo; pérdida

Relaciones con el padre; ira

Relación con la madre; impotencia

Culpa; vergüenza

Frustración; resentimiento

Ajetreo; hacer demasiado

Cosas que queremos hacer y no hacemos

Dificultades para avanzar; confusión; obstáculos

Dificultades para dejar ir; incomodidad con el cambio

DESEQUILIBRIOS ENERGÉTICOS DE LA ANATOMÍA DEL BIOCAMPO

Vista posterior

Se señalan las zonas de malestar o dolor y sus desequilibrios asociados

Lado izquierdo: femenino

Lado derecho: masculino

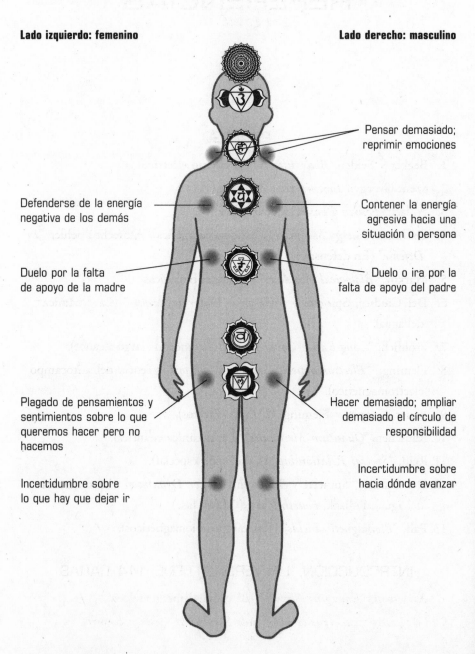

Pensar demasiado;
reprimir emociones

Defenderse de la energía
negativa de los demás

Contener la energía
agresiva hacia una
situación o persona

Duelo por la falta
de apoyo de la madre

Duelo o ira por la
falta de apoyo del padre

Plagado de pensamientos y
sentimientos sobre lo que
queremos hacer pero no
hacemos

Hacer demasiado; ampliar
demasiado el círculo de
responsabilidad

Incertidumbre sobre
lo que hay que dejar ir

Incertidumbre sobre
hacia dónde avanzar

REFERENCIAS

PRÓLOGO

1. Becker y Selden, *Body Electric* (El cuerpo eléctrico).
2. Szent-Györgyi, *Bioenergetics* (Bioenergía).
3. Pollack, *Fourth Phase* (La cuarta fase).
4. Oschman, *Energy Medicine* (Medicina energética); Albrecht-Buehler, "*In Defense*" (En defensa).
5. Markov, "*Biological Windows*" (Ventanas biológicas).
6. Del Giudice, Spinetti y Tedeschi, "*Water Dynamics*" (La dinámica del agua).
7. Fröhlich, "*Long-Range Coherence*" (Coherencia de largo alcance).
8. Fleming, "*Electromagnetic Self-Field Theory*" (Teoría del autocampo electromagnético).
9. Bauer, Cooper y Fleming, "*Effects*" (Efectos).
10. Rauscher, "*Quantum Mechanics*" (La mecánica cuántica).
11. Reid, "*Special Relationship*" (La relación especial).
12. Del Giudice, Spinetti y Tedeschi, "*Water Dynamics*" (La dinámica del agua); Pollack, *Fourth Phase* (Cuarta fase).
13. Pall, "*Biomagnetic Fields*" (Los campos biomagnéticos).

INTRODUCCIÓN. LA VERDAD TIENE 144 CARAS

1. Anderson, "*Emerging Science*" (La ciencia emergente), 1.
2. Gary Schwartz, "*True versus Pseudo-Skepticism*" (Escepticismovs.

pseudoescepticismo), doctor Gary Schwartz (sitio web, sitio descontinuado).

3. Dunning, *"Facts and Fiction"* (Hechos y ficción).

4. Rosch, *"Reminiscenses"* (Reminiscencias).

1. EL PODER DE LAS PALABRAS

1. Carey, *"Princeton Lab"* (Laboratorio de Princeton).

2. Patton, *Utilization-Focused Evaluation* (Evaluación centrada en el uso), 203.

3. Higgo, *"A Lazy Layman's Guide to Quantum Physics"* (Guía para laicos perezosos de la física cuántica)

2. EL SONIDO, ¿QUÉ ES?

1. Tennenbaum, *"Foundations"* (Los fundamentos).

2. Moore, *"Use of a Tuning Fork"* (El uso del diapasón).

3. Lipton, *Biology* (La biología), 53.

4. USO TERAPÉUTICO DEL SONIDO

1. Hadjiargyrou, McLeod, Ryaby y Rubin, *"Enhancement of Fracture Healing"* (Optimización de la sanación de fracturas).

2. Srbely y Dickey, *"Randomized Controlled Study"* (Estudio aleatorio controlado).

3. Byl, *"Use of Ultrasound"* (E uso del ultrasonido).

4. Wilkins, *"Magnetic Resonance"* (Resonancia magnética).

5. Silber, *"Bars"* (Barras).

6. Taylor, *"Biomedical Theory"* (La teoría biomédica).

7. Kim, et al., *"Emotional, Motivational, and Interpersonal"* (Emocional, motivacional e interpersonal).

8. Chanda y Levitin, *"Neurochemistry"* (La neuroquímica),

9. Freeman, *Mosby's,* 21.

10. Boyd-Brewer, *"Vibroacoustic Therapy"* (Terapia vibroacústica).

11. Boyd-Brewer, *"Vibroacoustic Therapy"* (Terapia vibroacústica).

12. Edelson, et al., *"Auditory Integration"* (Integración auditiva).

13. Lazar, et al., *"Functional Brain Mapping"* (Mapeo del cerebro funcional).

14. Kreutz, et al., *"Effects of Choir Singing"* (Los efectos del canto coral).

15. Salaman, et al., *"Sound Therapy"* (Terapia de sonido), RA119.

16. Wahbeh, et al., *"Binaural Beat"* (Pulso binaural).

17. Lynes, *Cancer Cure* (La cura del cáncer).

5. AMPLIANDO MI COMPRENSIÓN DEL PLASMA Y DEL ÉTER

1. Alvino, *"The Human Energy Field"* (El campo energético humano).

2. Brennan, *Hands of Light* (Manos que curan).

3. McCraty, et al., *"Resonant Heart"* (Corazón resonante), 16.

4. Martin, *"Discover the Ultimate Power of Your Heart"* (Descubre el poder supremo de tu corazón), Finerminds (sitio web, el artículo ya no está disponible), 2009.

5. Friedlander, *Golden Wand* (La varita de oro), 83.

6. Einstein, *Sidelights* (Luces laterales), 23.

6. DESCUBRIENDO EL BIOCAMPO EN LA CIENCIA

1. Oschman, *Energy Medicine* (Medicina energética), 8.

2. Oschman, *Energy Medicine* (Medicina energética), 5.

3. Oschman, *Energy Medicine* (Medicina energética), 5.

4. Oschman, *Energy Medicine* (Medicina energética), 5.

5. Sheldrake, *"FAQs: What are the morphic fields? How do they fit into your hypothesis of formative causation?"* (Preguntas frecuentes: ¿Qué son los campos mórficos? ¿Cómo encajan en tu hipótesis de la causalidad formativa?) Rupert Sheldrake (sitio web).

6. Sheldrake, *"FAQs: What do you think the repercussions would be if your Hypothesis of Formative Causation were to be vindicated?"* (Preguntas frecuentes: ¿Cuáles crees que serían las repercusiones si se reivindicara tu hipótesis de la causalidad formativa?) Rupert Sheldrake (sitio web).

7. Rubik, "*Biofield Hypothesis*" (Hipótesis del biocampo), 713.

8. Rubik, "*Biofield Hypothesis*" (Hipótesis del biocampo), 713.

9. Tiller, *Science and Human Transformation* (La ciencia y la transformación humana).

10. "*Research*" (Investigación), Valerie V. Hunt (sitio web).

11. Hunt, *Infinite Mind* (Mente infinita).

12. Swanson, *Life Force* (Fuerza vital).

13. Swanson, *Life Force* (Fuerza vital).

14. Oschman, *Energy Medicine* (Medicina energética).

15. Swanson, *Life Force* (Fuerza vital).

16. Swanson, *Life Force* (Fuerza vital).

17. Swanson, *Life Force* (Fuerza vital).

18. Swanson, *Life Force* (Fuerza vital).

19. Swanson, *Life Force* (Fuerza vital).

20. Gilman, "*Memory*" (La memoria).

21. Swanson, *Life Force* (Fuerza vital).

22. Pert, *Molecules of Emotion* (Moléculas de la emoción).

23. Stenger, "*Bioenergetic Fields*" (Campos bioenergéticos).

24. Nelson y Schwartz, "*Human Biofield*" (Biocampo humano), 93.

25. Schwartz, *Energy Healings* (Sanaciones energéticas).

7. LA ANATOMÍA DEL BIOCAMPO

1. Sol Luckman, comunicación personal por correo electrónico, 22 de marzo de 2013.

2. Sarkar, "*Consciousness—Our Third Eye*" (La consciencia, nuestro tercer ojo), LifePositive.

9. SABIDURÍA DE LA ANATOMÍA DEL BIOCAMPO

1. Pert, *Molecules* (Moléculas).

BIBLIOGRAFÍA

Albrecht-Buehler, Guenter. *"In Defense of 'Nonmolecular' Biology"* (En defensa de la biología 'no molecular'). *International Review of Cytology*, 120, (1990): 191–242.

Alfred, Jay. *Our Invisible Bodies: Scientific Evidence for Subtle Bodies* (Nuestros cuerpos invisibles: Pruebas científicas de los cuerpos sutiles). Indiana: Trafford, 2006.

Alvino, Gloria. *"The Human Energy Field in Relation to Science, Consciousness, and Health"* (El campo energético humano en relación con la ciencia, la consciencia y la salud). The VXM Network (sitio web). 1996.

Anderson, John y Larry Trivieri, eds. *Alternative Medicine: The Definitive Guide* (Medicina alternativa: la guía definitiva), 2.ª ed. Berkeley, Calif.: Celestial Arts, 2002.

Anderson, Scott Virdin. *"The Emerging Science of Subtle Energy"* (La ciencia emergente de la energía sutil). *The Noetic Post* 1, no. 2 (primavera/verano 2010): 1–3.

Bauer, E. B., K. Cooper y A. H. J. Fleming. *"The Effects of Acoustic Frequencies on Core Tendon Lesions of the Thoroughbred Racehorse"* (Efectos de las frecuencias acústicas en las lesiones del tendón central del caballo de carreras pura sangre). *BEMS* 27 (19–25 de junio, 2005).

Beck, Martha. *Expecting Adam: A True Story of Birth, Transformation and Unconditional Love* (Esperando a Adam: una historia real de nacimiento, transformación y amor incondicional). Nueva York: Berkley Books, 2000.

Becker, Robert y Gary Selden. *The Body Electric: Electromagnetism and the Foundation of Life* (El cuerpo eléctrico: El electromagnetismo y los fundamentos de la vida). Nueva York: William Morrow, 1998.

Berbari, Nicholas F., Amber K. O'Connor, Courtney J. Haycraft y Bradley K. Yoder. *"The Primary Cilium as a Complex Signaling Center"* (El cilio primario como centro de señalización complejo). *Current Biology* 19, no. 13 (2009): R526–35.

Boyd-Brewer, Chris. *"Vibroacoustic Therapy: Sound Vibrations in Medicine"* (Terapia vibroacústica: vibraciones sonoras en la medicina). *Alternative and Complementary Therapies,* 9, no. 5 (2004): 257–63.

Brennan, Barbara. *Hands of Light: A Guide to Healing through the Human Energy Field* (Manos que curan: El libro guía de las curaciones espirituales). Nueva York: Bantam, 1988.

Buchanan, Gary Robert. *SONA: Healing with Wave Front BIOresonance* (SONA: Sanación con BIOresonancia de onda frontal). Reno, Nevada: International Community Guilds, 2008.

Byl, Nancy N. "*The Use of Ultrasound as an Enhancer for Transcutaneous Drug Delivery: Phonophoresis*" (El uso del ultrasonido como potenciador de la administración transcutánea de fármacos: Fonoforesis). *Journal of the American Physical Therapy Association* 75, no. 6 (1995): 539–53.

Capps, Charles. *The Tongue: A Creative Force* (La lengua: una fuerza creadora). Inglaterra, Ark.: Capps Publishing, 1976.

Carey, Benedict. "*A Princeton Lab on ESP Plans to Close Its Doors*" (Un laboratorio de Princeton para la percepción extrasensorial planea cerrar sus puertas), *New York Times* (en línea), 10 de febrero de 2007.

Chanda, Mona Lisa y Daniel J. Levitin. "*The Neurochemistry of Music*" (La neuroquímica de la música). *Trends in Cognitive Sciences* 17, no. 4 (2013): 179–93.

Clandinin, D. Jean, ed. *Handbook of Narrative Inquiry: Mapping a Methodology* (Manual de investigación narrativa: Mapeo de una metodología). Thousand Oaks, California: Sage Publications, 2007.

Clandinin, D. Jean y Michael Connelly. *Narrative Inquiry: Experience and Story in Qualitative Research* (Investigación narrativa: Experiencia e historia en la investigación cualitativa). San Francisco, California: Jossey-Bass, 2000.

Cousineau, Denis. "*The Rise of Quantitative Methods of Psychology*" (El auge de los métodos cuantitativos en psicología). *Tutorial in Quantitatitve Methods for Psychology* 1, no. 1 (2005): 1–3.

Del Giudice, E., P. R. Spinetti y A. Tedeschi. "*Water Dynamics at the Root of Metamorphosis in Living Organisms*" (La dinámica del agua en la raíz de la metamorfosis en los organismos vivos). *Water* 2, no. 3 (2010): 566–86.

Dunning, Brian. "*Facts and Fiction of the Schumann Resonance*" (Hechos y ficción de la resonancia Schumann). *Skeptoid,* podcast 352.

Edelson, Stephen M., Deborah Arin, Margaret Bauman, Scott E. Lukas, Jane H. Rudy, Michelle Sholar, Bernard Rimland. "*Auditory Integration Training: A Double-Blind Study of Behavioral and Electrophysiological Effects in People with Autism*" (Entrenamiento en integración auditiva: estudio doble ciego de los efectos conductuales y electrofisiológicos en personas con autismo). *Focus on Autism and Other Developmental Disabilities* 14, no. 2 (junio 1999): 73–81.

Einstein, Albert. *Sidelights on Relativity* (Luces laterales sobre la relatividad). Elegant Ebooks, ibiblio (sitio web).

Emoto, Masuru. *The Hidden Messages in Water* (Los mensajes ocultos del agua). Hillsboro, Oregón: Beyond Words Publishing, 2004.

Fleming, A. H. J. *"Electromagnetic Self-Field Theory and Its Application to the Hydrogen Atom"* (Teoría del autocampo electromagnético y su aplicación al átomo de hidrógeno). *Physics Essays* 18, no. 3 (2005): 265–85.

Freeman, Lyn. *Mosby's Complementary and Alternative Medicine: A Research- Based Approach* (Medicina complementaria y alternativa de Mosby: un enfoque basado en la investigación), *3.ª* ed. San Luis, Misuri: Mosby's Inc., 2008.

Friedlander, Walter J. *The Golden Wand of Medicine: A History of the Caduceus Symbol in Medicine* (La varita de oro de la medicina: historia del símbolo del caduceo en medicina). Westport, Connecticut: Greenwood Press, 1992.

Fröhlich, H. *"Long-Range Coherence and Energy Storage in Biological Systems"* (Coherencia de largo alcance y almacenamiento de energía en sistemas biológicos). *International Journal of Quantum Chemistry* 2, no. 5 (1968): 641–49.

Gaynor, Mitchell L. *The Healing Power of Sound: Recovery from Life- Threatening Illness Using Sound, Voice, and Music* (El poder curativo del sonido: recuperación de enfermedades mortales mediante el sonido, la voz y la música). Boston: Shambhala, 2002.

Gilman, R. *"Memory and Morphogenetic Fields"* (La memoria y los campos morfogenéticos). *In Context* 6 (Summer 1984): 11.

Hadjiargyrou, Michael, Kenneth McLeod, John P. Ryaby y Clinton Rubin. *"Enhancement of Fracture Healing by Low Intensity Ultrasound"* (Optimización de la sanación de fracturas con ultrasonidos de baja intensidad). *Clinical Orthopaedics and Related Research* 355 (1998): 216–29.

Hawkins, David. *Power vs Force: The Hidden Determinants of Human Behavior* (Poder vs. fuerza: Los determinantes ocultos del comportamiento humano), ed. rev. Hay House, 2012.

Higgo, James. *"A Lazy Layman's Guide to Quantum Physics"* (Guía para laicos perezosos de la física cuántica). SCRIBD (sitio web).

Horowitz, Leonard G. y Joseph S. Puleo. *Healing Codes for the Biological Apocalypse* (Códigos curativos para el apocalipsis biológico). Tetrahedron Publishing, 2001.

Hunt, Valerie. *Infinite Mind: Science of the Human Vibrations of Consciousness* (Mente infinita: la ciencia de las vibraciones humanas de la consciencia). Malibú, California: Malibu Publishing, 1996.

Jain, Shamini y Paul Mills. *"Biofield Therapies: Helpful or Full of Hype? A Best Evidence Synthesis"* (Terapias de biocampo: ¿útiles o engañosas? Síntesis de las mejores pruebas). *International Journal of Behavioral Medicine* 17, no. 1 (2010): 1–16.

Kim, Jinah, Tony Wigram y Christian Gold. *"Emotional, Motivational, and Interpersonal Responsiveness of Children with Autism in Improvisational Music Therapy"* (Respuesta emocional, motivacional e interpersonal de niños con autismo en musicoterapia improvisada). *Autism* 13 (2009): 389–409.

Kreutz, Gunter, Stephan Bongard, Sonja Rohrmann, Volker Hodapp y Dorothee Grebe. *"Effects of Choir Singing and Listening on Secretory Immunoglobulin A, Cortisol, and Emotional State"* (Efectos del canto y la audición coral sobre la inmunoglobulina A secretora, el cortisol y el estado emocional). *Journal of Behavioral Medicine* 27, no. 6 (diciembre 2004): 623–35.

Kuhn, Thomas S. *The Structure of Scientific Revolutions* (La estructura de las revoluciones científicas), 3.ª ed. Chicago: University of Chicago Press, 1996.

LaViolette, Paul A. *Secrets of Antigravity Propulsion: Tesla, UFOs, and Classified Aerospace Technology* (Secretos de la propulsión antigravitatoria: Tesla, ovnis y tecnología aeroespacial clasificada). Rochester, Vermont: Bear & Co., 2008.

Lazar, Sara W., George Bush, Randy L. Gollub, Gregory L. Fricchione, Gurucharan Khalsa y Herbert Benson. *"Functional Brain Mapping of the Relaxation Response and Meditation"* (Mapeo de la respuesta de relajación y la meditación del cerebro funcional). *NeuroReport* 11, no. 7 (2000): 1581–85.

Levitin, Daniel J. *This Is Your Brain on Music* (Así es tu cerebro con la música). Nueva York: Plume/Penguin, 2007.

Lipton, Bruce H. *The Biology of Belief: Unleashing the Power of Consciousness, Matter, and Miracles* (La biología de la creencia: Liberar el poder de la consciencia, la materia y los milagros). Nueva York: Hay House, 2005.

Lockhart, Maureen. *The Subtle Energy Body: The Complete Guide* (El cuerpo energético sutil: La guía completa). Rochester, Vermont: Inner Traditions, 2010.

Luckman, Sol. *Conscious Healing: Book One of the Regenetics Method* (Sanación Consciente: Primer libro del método Regenetics). Raleigh, Carolina del Norte: Crow Rising, 2010.

——*Potentiate Your DNA: A Practical Guide to Healing and Transformation with the Regenetics Method* (Potencie su ADN: Guía práctica para la sanación y la transformación con el método Regenetics) Raleigh, Carolina del Norte: Crow Rising, 2011.

Lynes, Barry. *The Cancer Cure That Worked: 50 Years of Suppression* (La cura del cáncer que funcionó: 50 años de supresión). South Lake Tahoe, California: BioMed Publishing Group, 1987.

Markov, Marko S. *"Biological Windows': A Tribute to W. Ross Adey"* ('Ventanas biológicas': Homenaje a W. Ross Adey). *Environmentalist* 25, no. 2–4, (2005): 67–74.

Mason, Russ. *"The Sound Medicine of Brian Dailey, M.D., F.A.C.E.P."* (La medicina del sonido de Brian Dailey, M.D., F.A.C.E.P.). *Alternative and Complementary Therapies* 10, no. 3 (junio 2004): 156–60.

McCraty, Rollin, Raymond Trevor Bradley y Dana Tomasino. *"The Resonant Heart"* (Corazón resonante). *Ions Shift* 5 (diciembre 2004–febrero 2005): 15–19.

Moore, Michael Bryan. *"The Use of a Tuning Fork and Stethoscope to Identify Fractures"* (El uso del diapasón y el estetoscopio para identificar fracturas). *Journal of Athletic Training* 44, no. 3 (2009): 272–74.

Myss, Carolyn. *Anatomy of the Spirit: The Seven Stages of Power and Healing* (Anatomía del espíritu: Las siete etapas del poder y la sanación). Nueva York: Harmony, 1997.

Nelson, Lonnie, A. y Gary E. Schwartz. "Human Biofield and Intention Detection: Individual Differences" (Biocampo humano y detección de intenciones: Diferencias individuales). *Journal of Alternative and Complementary Medicine* 11, no. 1 (2005): 93–101.

Oschman, James. *Energy Medicine: The Scientific Basis* (Medicina Energética: La base científica). Nueva York: Churchill Livingstone, 2000.

Pall, Martin L. *"Biomagnetic Fields Act via Activation of Voltage-Gated Calcium Channels to Produce Beneficial or Adverse Effects"* (Los campos biomagnéticos actúan a través de la activación de los canales de calcio activados por voltaje para producir efectos beneficiosos o adversos), *Journal of Cellular and Molecular Medicine* 17, no. 8 (2013): 958–65.

Patton, Michael Quinn. *Utilization-Focused Evaluation* (Evaluación centrada en la utilización), 4.ª ed. Beverly Hills, California: Sage Publications, 2008.

Pert, Candace. *Molecules of Emotion: The Science behind Mind-Body Medicine* (Moléculas de la emoción: La ciencia detrás de la medicina cuerpo-mente). Nueva York: Simon y Schuster, 1999.

Pollack, Gerald. *The Fourth Phase of Water: Beyond Solid, Liquid, and Vapor* (La cuarta fase del agua: Más allá del sólido, el líquido y el vapor). Seattle, Washington: Ebner & Sons, 2013.

Rapport, Frances, ed. *New Qualitative Methodologies in Health and Social Research* (Nuevas metodologías cualitativas en la investigación sanitaria y social). Nueva York/Londres: Routledge, 2004.

Rauscher, E.A. *"Quantum Mechanics and the Role for Consciousness in the Physical World"* (La mecánica cuántica y el papel de la consciencia en el mundo físico). *Subtle Energy and Energy Medicine* 16, no. 1 (2006): 1–42.

Reid, John S. "*The Special Relationship between Sound and Light, with Implications for Sound and Light Therapy*" (La relación especial entre el sonido y la luz, con implicaciones para la terapia de luz y sonido). *Subtle Energy and Energy Medicine* 17, no. 3 (2007): 215–31.

Robertson, Valma J. y Kerry G. Baker. "*A Review of Therapeutic Ultrasound: Effectiveness Studies*" (Revisión del ultrasonido terapéutico: Estudios de su eficacia). *Physical Therapy* 81, no. 7 (2001): 1339–50.

Rosch, Paul John. "*Reminiscenses of Hans Seyle and the Birth of Stress*" (Reminiscencias de Hans Seyle y el nacimiento del estrés). *International Journal of Emerging Mental Health* 1, no. 1 (1999): 59–66.

Rubik, Beverly. "*The Biofield Hypothesis: Its Biophysical Basis and Role in Medicine*" (La hipótesis del biocampo: Su base biofísica y su papel en medicina). *Journal of Alternative and Complementary Medicine* 8, no. 6 (2002): 703–17.

Salaman, Elliott, Minsun Kim, John Beaulieu y Geroge B. Stefano. "*Sound Therapy Induced Relaxation: Down Regulating Stress Processes and Pathologies*" (Relajación inducida por la terapia del sonido: Regulación de los procesos de estrés y patologías) *Medical Science Monitor* 9, no. 5 (2003): RA116–21.

Schwartz, Gary. *The Energy Healing Experiments: Science Reveals Our Natural Power to Heal* (Los experimentos de sanación energética: La ciencia revela nuestro poder natural para sanar). Nueva York: Atria, 2008.

Scott, Donald. *The Electric Sky* (El cielo eléctrico). Portland, Oregón: Mikamar Publishing, 2006.

Sheldrake, Rupert. *The Presence of the Past: Morphic Resonance and the Memory of Nature* (La presencia del pasado: La resonancia mórfica y la memoria de la naturaleza), 4.ª ed. Rochester, Vermont: Park Street Press, 2012.

Silber, Laya. "*Bars behind Bars: The Impact of a Women's Prison Choir on Social Harmony*" (Barras tras las rejas: el impacto de un coro femenino de la prisión en la armonía social). *Music Education Research* 7, no. 2 (2005): 251–71.

Srbely, John Z. y James P. Dickey. "*Randomized Controlled Study of the Antinociceptive Effect of Ultrasound on Trigger Point Sensitivity: Novel Applications in Myofascial Therapy*" (Estudio aleatorio y controlado del efecto antinociceptivo del ultrasonido sobre la sensibilidad de los puntos gatillo: Nuevas aplicaciones en terapia miofascial). *Clinical Rehabilitation* 21, no. 5 (2007): 411–17.

Stenger, Victor. "*Bioenergetic Fields*" (Campos bioenergéticos). *Scientific Review of Alternative Medicine* 3, no. 1 (1999): 16–21.

Swanson, Claude. *Life Force, the Scientific Basis: Breakthrough Physics of Energy Medicine, Healing, Chi and Quantum Consciousness* (Fuerza vital, la base científica: Avances en la física de la medicina energética, la sanación, el chi y la consciencia cuántica). Tucson, Arizona: Poseidia Press, 2009.

Szent-Györgyi, Albert. *Bioenergetics* (Bioenergía). Nueva York: Academic Press, 1957.

Tarnis, Richard y Dean Radin. "*The Timing of Paradigm Shifts*" (El momento de cambiar el paradigma). *Noetic Now* 18 (2012).

Taylor, D. B. "*The Biomedical Theory of Music Therapy*" (La teoría biomédica de la musicoterapia). En *Introducción a los enfoques en musicoterapia,* 2.ª ed., editado por Alice-Ann Darrow, 105–27. Silver Spring, Maryland: American Music Therapy Association, 2008.

Tennenbaum, Jonathan. "*The Foundations of Scientific Musical Tuning*" (Los fundamentos de la sintonización musical científica). *Fidelio* 1, no. 1 (1991–92).

Tompkins, Peter. *The Secret Life of Plants: A Fascinating Account of the Physical, Emotional, and Spiritual Relations between Plants and Man* (La vida secreta de las plantas: Un relato fascinante de las relaciones físicas, emocionales y espirituales entre las plantas y el hombre). Nueva York: Harper and Row, 1989.

Tiller, William. *Science and Human Transformation: Subtle Energies, Consciousness and Intention* (Ciencia y transformación humana: Energías sutiles, consciencia e intención). Walnut Creek, California: Pavior, 1997.

Wahbeh, H., C. Calabrese y H. Zwickey. "*Binaural Beat Technology in Humans: A Pilot Study to Assess Psychologic and Physiologic Effects*" (Tecnología de pulsos binaurales en humanos: Un estudio piloto para evaluar los efectos psicológicos y fisiológicos). *Journal of Alternative and Complementary Medicine* 13, no. 1 (ene–feb 2007): 25–32.

Wilkins, S. "*Magnetic Resonance-Guided Focused Ultrasound Overview*" (Visión general de la ecografía focalizada guiada por resonancia magnética). *Journal of Radiology* 18 (2007): 132–38.

Witte, Darlene. *Adult Memories of Childhood Play Experiences: Emergence of Metaphoric Themes* (Recuerdos adultos de experiencias recreativas infantiles: Aparición de temas metafóricos). Edmonton, Alberta: Universidad de Alberta, 1989.

ÍNDICE ANALÍTICO

Los números de página en *cursiva* se refieren a ilustraciones.

acupuntura, 79, 112–13, 222
  puntos, 79, 110, 195
acústica, 39
Adey, Ross, xvii
ADN, xii, 114–16, 145, 190–91
adrenalina, 149–51
agujeros negros, 90
ajuste, 39, 174, 199, 211, 224, 230,
alcohol, 151, 153, 205
alcohólicos, 143, 151
Alexander, Eben, 22
Alfred, Jay, 107
Alfvén, Hannes, 91
alzhéimer, 75
amor, 156, *157*, 160, 218–20, 243
anatomía del biocampo, 1, 4, *9*, 59,
   60, 61, 130–32
  chakra coronario, 167–70, *168*
  chakra de la garganta, 160–63, *161*
  chakra del corazón, 156–60, *157*
  chakra del plexo solar, 146–56, *148*
  chakra del tercer ojo, 163–67, *164*
  chakra raíz, 135–39, *136*, *138*
  chakra sacro, 140–146, *141*, *144*
  mapas de, *245–46*
  pies, 132–33
  rodillas, 134–35
  tablas de chakras, 241–44
Anatomía del espíritu, 59
Anderson, Scott Virdin, 5
ansiedad, 2, 65, 76–77, 80, 154, *164*,
  165
arrastre, 76–77
astronautas, 97
ataques de pánico, 7, 239
aura, 10, *94*, *105*
autismo, 77
autoestima, 140, *141*, 242
azúcar, 151

Barrett, Stephen, 127
bazo, 124, 146–47, 149, 243
Beaulieu, John, 79
Becker, Robert, 110
Berger, Hans, xv
biocampo, 107–112
biofotones, *9*, 114–16, 122–23, 126
biología bioacústica, 80
biología de la creencia, La, 40
bioplasma, 92, 107, 109, 131

Birkeland, Kristian, 87
Body Electric, The, 110
Boehm, Charlene, xxi
Bosón de Higgs, xiii
Boswinkel, Johan, *9*, 137
Brennan, Barbara, 92, 107
brotes de herpes, 7, 239
Buchanan, Gary Robert, 81
bulimia, 43–45
Burr, Harold Saxton, 110
buzón interno, 50, 55–57

Cabeza de TEPT, 165, *166*
caduceo, *95–96*
cambios de paradigma, xii, 90, 98
campo de Higgs, 16, 100, 131
campo de punto cero, 16, 121, 126
campo de torsión, 103, *120–22*
campo energético, 57–61, *60*
campo fuente, 16, 100
campos eléctricos, xiii–iv
campos electromagnéticos (EM), 110, 114
campos mórficos, 110–11
cáncer, 2–3, 82
Cannon, Walter, xv
Capps, Charles, 216
cantar, 50–52, 75, 78
carbohidratos, 151
casos prácticos, 227–33
celos, 206, 208
células, xiii–xiv, 116
cerebro, 152–53, 163, 167, 244
chakra coronario, *56*, 167–70, *168*
chakra de la garganta, *56*, 160–163, *161*
chakra del corazón, *56*, 156–60, *157*

chakra del plexo solar, *56*, 146–56, *148*
chakra del tercer ojo, *56*, 163–167, *164*
chakra raíz, *56*, 135–39, *136*, *138*, 143, *144*
chakra sacro, *56*, 140–46, *141*, *144*
chakras, 54–55, *56*, 95–6, 132. *Véase también* anatomía del biocampo; *chakras específicos*
    tablas de chakras, 241–44
chamanes y chamanismo, 20, 97, 121–23, 213
charlas TED, 4–5, 21, 110
chi, 5, 16, 18, 101, 122
chocolate, 151, 207, 210
chorros, 98
ciencia, 4–6
cimática, 35–36
clariaudiencia, 58
clarividencia, 58
compasión, 156, *157*, 203, 243
comunicación, xv, 115, 116, 160, *161*, 243
concentración, *164–66*, *168*, 244
condensación de Bose-Einstein, 122
conexión, 99
conexión a tierra, 182
consciencia, 20–24, 124–27
contraindicaciones, 2
contusiones cerebrales, 7, *166*
corazón, 37–38, 93
corrientes de Birkeland, 87, 88, 91, *95*, 98
corrientes telúricas, 91–92, 114
cortisol, 150
cosmología, 25–27, 90, 98–99
crear tu realidad, 216–17

creatividad, 140, *141*, 160, *161*, 242, 243

creencias, xii, 20–22, 212–14

creencias fijas, 212–13

cristal de semilla lemuriana, 67–68, 194

cristales, 67–69, 74, 110–11, 177, 194–95

crítico interior, 143–45

cuántico, 28–29

cuarto plexo, 156–60, *157*

cuencos tibetanos, 39, 78–79, 187, 225

cuerpo del dolor, 192, 218

cuerpo fragmentario, 143, 145–46

cuerpo sutil, 117

cuidado propio, 202–3
  amor, 218–20
  crear tu realidad, 216–17
  cultivar la neutralidad, 214–15
  decir no, 203–4, 243, *245*
  influencia de las creencias, 212–14
  manejar las emociones, 209–12
  pedir ayuda, 204–5
  purplewashing (lavado púrpura), 206–9
  síndrome del 80 por ciento, 205–6
  valor propio, 217–18

culpa, 135, *136*, 140–46, *141*, *144*, 242, *245*

culpar, 143

darle vuelta al giro, 202–3

decepción (desilusión), 140, *141*, 212, 242

decir que no, 203–4, 243, *245*

depresión, 2, 66, 156–59, *157*, 184, 215, 243

desintoxicación, 2, 198

diapasones, 2, 78–9, 171–80
  conexión a tierra antes de usar, 181–82
  confiar en sí mismo y, 199–201
  desarraigar creencias fijas, 212–213
  desintoxicación, 198
  elegir, 173–77
  intención, 182–84
  leer el campo, 184–86
  lenguaje de, 180–81
  reconocer las zonas, 190
  tono abierto vs. cerrado, 186–87
  trabajar con, 187–97, *188*, *193*
  usarlos sobre uno mismo, 177–79

diapasones Solfeggio, 64–65, 66, 132, 145, 173, 242–44

dietiléter, 99

difuminar, 190

diplomacia, 162

discernimiento, 152

doble hélice del ADN, *95–96*

dolor, 65, *157*, 246

dolores de cabeza, 7, 167, 198, 239

duelo (pérdida), 156, *157*, 243, *245–46*

duendes, 98

Dunbar, Robin, 10

ecuanimidad, 214–15

Edwards, Sharry, 80–81

Einstein, Albert, 90, 99, 100, *105*, 119

el diapasón de Dios, 66

electricidad, *17*, 88–92, 96–97, 222–23

Electric Sky, The, 91

electromagnetismo, 16–18, *17*, 114, 131

electrones, xvii, 83, 85–86

embarazo, 2

emisiones qi, xiv

emociones, 123–24, 196–98

Emoto, Masuru, 36

encolumnar, 190, 192–93

energía, 14–19, *17*, 121–128

energía kundalini, *95–96*

energía sutil, xvii, 4–6, 16–19, 22–23, 25, 55, 101, 113, 117–18, 124–129

Energy Healing Experiments, The, 108

Englert, François, xiii

entrelazamiento, xii

entrenamiento auditivo integrativo, 77

entropía, 118–123

entropía negativa, 118, 119–20

envoltura de doble capa, 87, *105*

equilibrio de sonido, 187

escepticismo, el valor del, 6–8

Espectro Armónico Solar, 54–55, 65, 132

espectros, 98

espiral phi, 103, *104*

espíritu, 4, 16, 19, 22, 129, 131, 223

Espíritu Santo, 5, 16

espiritualidad, 4, 22, 45, 99

estómago, 124, 146–47, 149, 243

estrés, 8, 76, 115, 122, 150, 211

estructura de las revoluciones científicas, La, xii

éter, 16, 18, 99–106, *105*, 117, *120*, 126, 131

éter etílico, 99

éter luminífero, 18

experimento Michaelson-Morley, 100

Feinstein, David, 125

felicidad, 215

feng shui, 92

Feynman, Richard, 15

fibromialgia, 66, *159*, 228

Fishbein, Morris, 82

física cuántica, xii, xix, 28–29

frecuencia, 29–31

frecuencias coherentes, 37

frecuencias incoherentes, 37

frecuencias infrasónicas, 33–34, 73

frecuencias ultrasónicas, 33–34, 73, 74

Fröhlich, Herbert, xix, 116

frustración, 140, *141*, *158*, 242, *245*

fuerza ódica, 117–18

fuerza vital, 18–19, *104*, 108–9, *120*

Fuller, Buckminster, 119

Gauquelin, Michel, 4

Gaynor, Mitchell, 33, 79

genomas, xxi

Gilman, Robert, *120*

glándula pineal, 97, 163, 167, 244

gratitud, 156, *157*, 243

gravedad, 89–90, 102

guardián de la puerta, 207

Hawkins, David, 143
Healing Codes for the Biological
 Apocalypse, 65
HeartMath, 37, 93
Heaviside, Oliver, *17*–18
helado, 151
Hermes, 96
Hertz, Heinrich, *34*
hígado, 123–24, 146–47, 151–54, 243
Higgo, James, 28
Higgs, Peter, xiii
hipótesis de la anatomía de biocampo,
 1–4
historias de la creación, 32
hombro de la "chica buena", *158*
hombro del "sí, señor", *158*
homeopatía, 112–13
Horowitz, Leonard, 65
hueso hueco, 182–84
huesos, 40
Hunt, Valerie, 114–15

idá, 96
imanes, 108
impotencia, 137, 146–49, *148*, *161*,
 162, 212, 243, *245*
información, 121, 128
inspiración, 163
intención, 177, 182–84
intuición, 41, 98, 163, *164*, 167, 244
Inyushin, Victor, 92, 118
ionosfera, 88, 98
ira, 93, 98, 123–24, 147, *148*, 151–54,
 160, 210, 212, 243, *245*, *246*
IRMf (imágenes por resonancia
 magnética funcional), 72

Jenny, Hans, 36

ki, 16, 18, 125
koshas, 93, *94*
Kozyrev, Nikolai, 119
Kuhn, Thomas, xii

Laboratorio PEAR 124
Langmuir, Irving, 88
La prueba del cielo: El viaje de un
 neurocirujano a la vida después de
 la vida, 22
LaViolette, Paul, 103
Levitin, Daniel, 76
ley de la atracción, 122, 216
L-fields (campos vitales), 110
Life Force, The Scientific Reason,
 117
limpieza, 199
líneas ley, 92
Lipton, Bruce, 40
litotricia, 66, 71, 74
Lockhart, Maureen, 125
Luckman, Sol, 143, 145

macrobiótica, 214
madre, 124, 146–49, *148*, 154–55,
 155, *158*, 160, 190, 195, 243,
 245–46
magnetismo animal, 109
magnetosfera, 91
Manners, Peter Guy, 81–82
máquina de Rife, 81–82
marcapasos, 2
mareos espaciales, 97
Maret, Karl H., xi–xxi

Marx, Karl, 24
masajeador acústico, 81
materia, 128
matriz viva, xv
Maxwell, James Clerk, *17*
McCraty, Rollin, 93
McKusick, Eileen Day, 10–13, 25–27,
    43–53, 221–24
  comenzando a enseñar, 69–70
  descubriendo la anatomía del
    biocampo, 57–61
  diapasones Solfeggio, 64–65
mecanicistas, 108–9, 111
medicina, 19–20
medicina alternativa, 14, 73, 78–82
medicina bioeléctrica, 112
medicina complementaria y (MCA),
    112, 128
medicina convencional, 73–78
medicina energética, 5, 14–15, 18,
    222
Medicina energética: la base científica,
    108
Medisonix, 81
Medivibe, 173
mensajes ocultos del agua, Los, 36
mentalidad de pasto más verde, 134
mente ocupada, 137–39, *138*
Mercurio, 96
Mesmer, Franz Anton, 108–9
método Tomatis, 75, 77
miedo, 42, 52, 154, 185
moléculas, xvi–vii
Molecules of Emotion, 123
muerte, 21, 22–24, 107
muros, 142

música, 68, 77, 79, 80, 167, *168*
música de arpa, 76
musicoterapia, 72, 75–77
Myss, Carolyn, 45, 59

neutralidad, 214–15
neutrinos, 16, 102
no localidad, xii

od, 16, 18, 117–18
ondas, 131
ondas cerebrales, xv, 97
ondas de torsión, 103, 117, 123, 131
ondas escalares, 16, 117, 131
ondas maxwellianas-hertzianas, 117
ondas tesla, 16, 131
orgón, 16, 18
Oschman, James, xvi, 108
Our Invisible Bodies, 107
óxido nítrico (NO), 68, 79

padre, 124, 146–47, *148*, 151–52,
    154–56, 160, 190, 243 *245*, *246*
páncreas, 124, 146–47, 149 243
paradigmas, 24–25, 128
partículas, 29, 92, 102, 114–115,
    128–29
peinar, 54, 187–90, *188*
pensar demasiado, 135, *136*, 163,
    164, 244, *246*
péptidos, 123
Peratt, Anthony, 88, 90
percepción, 165, 167, 244
pérdida, 156, *157*, 243, *245*
pérdida del alma, 121, 123
Pert, Candace, 123, 206–7

pies, 132–33
pingalá, 96
Pitágoras, *104*
Planck, Max, 29, 98, 101
plasma, 85–95
plasma sanguíneo, 88
Platón, 103–4
poder frente a la fuerza, El, 143
polaridad, 118
Popp, Albert, 115
potenciación, 145
potencial cuántico, 126
Potencie su ADN, 143, 146
prana, 5, 16, 18, 32
preocupación, 163–65, *164*, 244
primer plexo, 135–39, *136*
proporción áurea, 103, 179
protones, xvi, 92, 118
Puleo, Joseph, 65
pulsar, arrastrar y soltar, 54, 57,
    189–91
pulsos binaurales, 80
purplewashing (lavado púrpura), 153,
    206–9

qi, 5, 125
Quackwatch, 127
queso, 151
químicos tóxicos, 153
quinto plexo, 160–163, *161*

radiación de microondas, xx
radiación electromagnética, 15, 153
Rauscher, Elizabeth, xix
regeneración infinita, *120*
registros akáshicos, *120*, 131

Reich, Wilhelm, 18
Reichenbach, Carl (Karl) Ludwig
    von, 18, 117
reiki, 127, *193*, 222
relaciones, 140, 162, 242
    abusivas o peligrosas, 150–51
    con el padre, 146–149, *148*, 151–52,
        155, 243, *245*
    con la madre, 146–149, *148*, *155*,
        195, 243, *245*
religión, 5, 13, 24
resonancia, 74–77
resonancia cuántica, xii
resonancia Schumann, 66, 97–98,
    175
Rife, Royal Raymond, 82
riñones, 71, 146–54, 243
ríos ancestrales, 190
ritmo suprarrenal, 124, 150
rodillas, 65, 134–35, 154, 241
Rosa, Emily, 127
Rosch, Paul John, 8
Rubik, Beverly, 111–115, 125
ruido, 38–39

Sagan, Carl, 84, 116
sanación a distancia, 126
sanación mediante el sonido, 14,
    78–79
Schwartz, Gary, 6–7, 108, 125, 127
Science Set Free, 21
*Scientific Elite: Nobel Laureates in the
    United States*, 21
Scott, Donald, 88, 90
Secrets of Anti-gravity Propulsion,
    103

segunda ley de la termodinámica, 90, 119

segundo plexo, 140–46, *141*

Selye, Hans, 8

séptimo plexo, 167–70, *168*

seudoescépticos, 6

sexto plexo, 163–167, *164*

sexualidad, 140, *141*, 146, 242

Sheldrake, Rupert, 21–22, 110–11, 121

shock, 52, 154

síndrome del 80 por ciento, 205–6

síndrome de piernas inquietas, 7

sintonización de biocampo. *Véase también* anatomía del biocampo; cuidado propio; diapasones

  casos prácticos, 227–33

  cómo surgió, 53–55

  introducción a, 1–4

  testimonios de mis alumnos, 234–40

sintropía, 119–22

sol, *86,* 91

sólidos, 103–4, *105*

sonido, xviii

  cimática, 35–36

  explicación de, 33–35, *34*

  frecuencias coherentes vs. incoherentes, 37–38

  uso terapéutico, 39–42

  ruido, 38–39

Sonidos que curan, 79

SQUID (dispositivo superconductor de interferencia cuántica), xiii–xiv, 93, 116

suprarrenales, 124, 146–51, 243

Swanson, Claude, 117, 123

Szent-Györgyi, Albert, xv–xvi, 119

Talbott, David, 88–89

tanatología musical, 76

tejidos, xii–xx

telescopio Hubble, 87, 89

tensión en la espalda, 7, 239

teoría del autocampo, xix

teoría del universo eléctrico (UE), 88–92

TEPT, 2, 165, *166*

terapia cimática, 81

terapia de reentrenamiento del tinnitus (TRT), 75

terapia de sonido, 4, 77–78

terapia de sonido vibroacústico, 77

tercer plexo, 146–56, 148

Tesla, Nikola, 103

Thornhill, Wallace, 88–90, 102

Tiller, William, 113, 114, 124

tiroides, 160, 163, 243

Tolle, Eckhart, 192, 218

Tompkins, Peter, 41

tono abierto, 186

tono cerrado, 186–87

toque terapéutico, xiv, 112, 126–27

tornillos metálicos, 2

toroide (toroidal), 1, 93–95, *104*–5, 131

trabajo de la luz, 203

trastornos de la articulación temporomandibular, 7, 239

trastornos digestivos, 2, 66, 142

tristeza, 139, 156–58, *157,* 160, 198, 212, 243, *245*

ultrasonido, 73–75
universo autoconsciente, 101–6

validación, 178
valor propio, 217–18
Vanilla Bean Café, 46–47, 61–63
variabilidad del ritmo cardíaco, 37
verdad, las caras de la, *9*–10
vergüenza, 140, *141*, 142–43, 212,
    242, *245*
vértigo, 2, 7
vesícula biliar, 124, 146–47, 154,
    243
vibración, xvi–xvii, 29, 33, 53
vida secreta de las plantas, La, 41

vidas pasadas, 133, 241
viento solar, 91, 98
vitalistas, 108–9, 111
vitamina D, 49

yang, 18, 96, 118
yin, 18, 96, 118
yugo de la esclavitud, 143

zanja izquierda, 156, *158*, 212
Zimmerman, John, xiv
zona de 10 cm, 191
zona de los 25 cm, 190
zonas de exclusión acuosa, xix
Zuckerman, Harriet, 21